# J. ROGUES DE FURSAC

# Manuel de Psychiatrie

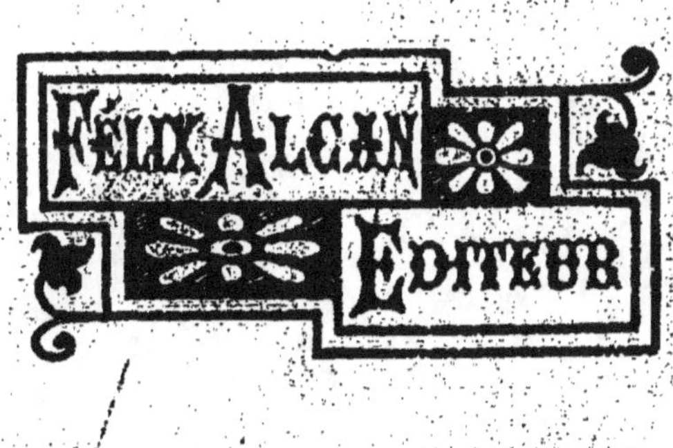

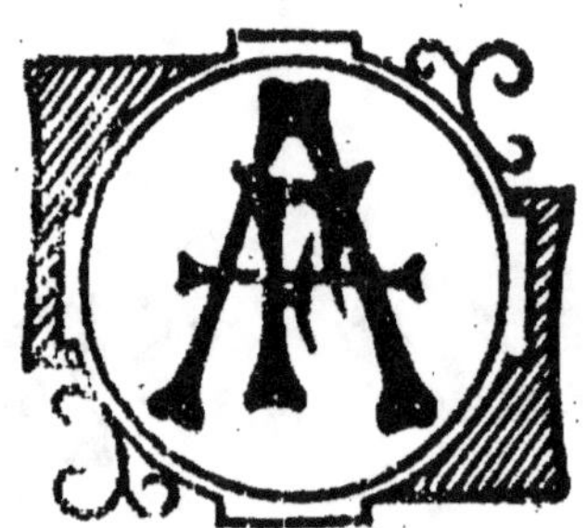

# MANUEL

## DE

# PSYCHIATRIE

# MANUEL

## DE

# PSYCHIATRIE

PAR LE

## D<sup>r</sup> J. ROGUES DE FURSAC

Ancien chef de clinique à la Faculté de médecine de Paris.

———

## PARIS

### FÉLIX ALCAN, ÉDITEUR

ANCIENNE LIBRAIRIE GERMER BAILLIÈRE ET C<sup>ie</sup>

108, BOULEVARD SAINT-GERMAIN, 108

—

**1903**

A

## M. Le Professeur JOFFROY.

Professeur de clinique des maladies mentales à la faculté
de médecine de Paris,
Membre de l'Académie de médecine.


*Mon cher Maître,*

*Dans ce petit livre, inspiré de vos leçons et imprégné
de vos idées, j'ai essayé de donner un aperçu de nos
connaissances actuelles en Psychiatrie. Permettez-moi
de vous en faire hommage.*

# AVANT-PROPOS

La psychiatrie est cette branche de la neurologie qui étudie les troubles mentaux et les modifications organiques qui leur sont associées.

Les troubles mentaux se rangent en deux catégories fondamentales, suivant qu'ils relèvent d'une *insuffisance* ou d'une *perversion* des facultés intellectuelles et morales.

L'insuffisance est congénitale ou acquise Dans le premier cas elle constitue *l'arrêt de développement*, dans le second *la paralysie psychique*. Quand la paralysie psychique n'est que temporaire, quand elle suspend, sans la détruire, l'activité mentale, elle prend le nom *d'inhibition psychique*; quand au contraire elle s'installe d'une façon définitive, elle constitue *l'affaiblissement intellectuel*. Celui-ci, nettement accusé, devient la *démence*.

La perversion des facultés intellectuelles et morales peut être, comme l'insuffisance, congénitale ou acquise. Elle traduit en général une *exaltation de l'automatisme mental* et porte des noms différents suivant la fonction atteinte : hallucinations, idées délirantes, impulsions, etc...

Les *maladies mentales* ou *psychoses* sont des affections dans lesquelles les troubles mentaux occupent une situation prépondérante. Elles se distinguent des infirmités psychiques telles que l'idiotie, la folie morale et beaucoup d'états démentiels en ce qu'elles sont l'expression d'un processus pathologique actif et non d'une altération permanente et fixe de l'esprit.

L'infirmité psychique, quand elle n'est pas congénitale, constitue l'aboutissant d'une maladie mentale. Le rapport entre les deux ordres de phénomènes est le même qu'entre l'ankylose d'une articulation et l'arthrite qui l'a produite : l'une est une maladie, l'autre une infirmité.

Quand les troubles mentaux paraissent exister seuls, à l'état de pureté, la maladie mentale est dite idiopathique et prend le nom de *vésanie*, quand ils sont liés à une altération des fonctions organiques, elle est dite symptomatique et prend le nom de folie *secondaire*. Cette distinction est superflue et la division qui en résulte artificielle. En effet, à mesure que les efforts des psychiatres se portent vers l'étude des troubles somatiques, le nombre des vésanies se restreint de plus en plus. Les différents processus psychopathiques que M Krapelin a réunis dans sa démence précoce ont été pendant longtemps et sous des rubriques diverses rangés parmi les vésanies. Or, la liste des signes physiques notés dans cette affection (troubles des réflexes tendineux, des pupilles, des sécrétions internes, de la nutrition générale) s'allonge de jour en jour, de sorte que la démence précoce doit être considérée non comme une maladie mentale pure, mais comme une affection de tout l'organisme à manifestations *surtout* mais *non exclusivement* cérébrales. Il en est de même de la confusion mentale, des états mélancoliques et l'époque ne paraît pas éloignée, où pour le plus grand bien de la psychiatrie, la conception des vésanies sera reléguée dans l'histoire.

Deux termes nous restent encore à définir : *aliénation mentale* et *folie*. Bien qu'ils soient souvent employés l'un pour l'autre, leur signification n'est cependant pas absolument identique.

Au sens étymologique du mot (*alienus*) l'aliéné est un individu étranger à lui-même, auquel échappe la direction de sa propre activité, qui, en un mot, n'est pas responsable de ses actes. Malheureusement cette définition repose sur la notion métaphysique du libre arbitre et ne saurait trouver place dans une science médicale dont le premier devoir est de rester sur le terrain de l'observation et de s'en tenir aux notions positives.

Le mieux paraît être d'adopter, comme l'ont fait la plupart des psychiatres modernes, une définition essentiellement pratique et de désigner par aliénation mentale l'ensemble des états pathologiques dans lesquels les troubles mentaux, quelle que soit du reste leur nature, présentent un caractère antisocial. Tout individu atteint d'une affection psychique n'est donc pas nécessairement un aliéné. Ce nom s'applique seulement à l'individu qui, du fait d'une maladie ou d'une infirmité mentale, est susceptible d'entrer en conflit avec la société et se trouve, par conséquent, inapte à vivre dans son sein.

Folie a un sens moins étendu qu'aliénation mentale. Dans le langage actuel il s'applique aux états d'aliénation mentale qui résultent d'une psychose, ou, en d'autres termes, dans lesquelles les troubles mentaux sont l'expression d'un processus pathologique actif. Un idiot ou un dément est un aliéné, mais, sauf complications, n'est pas un fou.

Ce manuel est divisé en deux parties. La première traite de la psychiatrie générale et comprend l'étude des causes, des symptômes et du traitement des troubles mentaux envisagés indépendamment des affections dans lesquelles ils se rencontrent. La deuxième est consacrée à la psychiatrie spéciale, c'est-à-dire à l'étude individuelle des psychoses.

J'ai cru devoir donner une certaine extension à la psychiatrie générale, tout au moins relativement au cadre restreint de l'ouvrage. Une connaissance précise sinon étendue des troubles psychiques élémentaires les plus importants m'a surtout paru indispensable pour comprendre la genèse et l'évolution des psychoses.

# PRINCIPAUX OUVRAGES D'ENSEMBLE

## A CONSULTER EN PSYCHIATRIE

### FRANÇAIS OU TRADUITS EN FRANÇAIS

MARCÉ. *Traité ..atique des maladies mentales.* — GRIESIN-
GER. *Traité des maladies mentales.* — MEYNERT. *Les maladies du
cerveau antérieur.* — GUISLAIN. *Leçons orales sur les phrénopa-
thies.* — BAILLARGER. *Recherches sur les maladies mentales.* —
BALL. *Leçons cliniques sur les maladies mentales.* — CULLERRE.
*Traité pratique des maladies mentales.* — *Traité de Médecine de
Charcot, Bouchard et Brissaud. Art. Psychoses* par BALLET. —
RÉGIS. *Manuel pratique de médecine mentale.* — SOLLIER. *Guide
pratique des maladies mentales.* — SCHÜLE. *Psychiatrie clinique.*
— DAGONET. *Traité des maladies mentales.* — MAGNAN. *Leçons
cliniques sur les maladies mentales.* — TOULOUSE. *Les causes de la
folie. Prophylaxie et assistance.* — SÉGLAS. *Leçons cliniques sur
les maladies mentales et nerveuses.* — KRAFFT-EBING et LAURENT.
*Traité clinique de Psychiatrie.* — GARNIER et COLOLIAN. *Traité
thérapeutique des maladies mentales et nerveuses.* — ROBIN.
*Thérapeutique appliquée. Art. Maladies mentales,* par MAGNAN,
MAIRE, PÉCHARMAN, BLIN, SOLLIER, CHASLIN, PRITTI. — BALLET.
*Leçons cliniques sur les névroses et les psychoses.* — KÉRAVAL.
*La pratique de la médecine mentale.*

### ALLEMANDS

MEYNERT. *Klinische Vorlesungen über Psychiatrie.* — ZIEHEN.
*Psychiatrie.* — KRÆPELIN. *Psychiatrie. En Lehrbuch für Studi-
rende und Ærzte.* — WERNICKE. *Grundriss der Psychiatrie in kli-

nischen. *Vorlesungen.* — KRÄPELIN. *Einführung in die psychiatrische Klinik.* — WEYGANDT. *Atlas und Grundriss der Psychiatrie.*

## ITALIENS

AGOSTINI. *Manuale di Psichiatria.* — MORSELLI. *Manuale di semejotica delle malattie mentali.* — FUNAÏOLI. *Sulle cause e sulla profilassi della pazzia.*

## ANGLAIS

Ouvrages de SPITZKA, de SAVAGE, de CLOUSTON, de HACK TUKE.

# MANUEL DE PSYCHIATRIE

## PREMIÈRE PARTIE

### PSYCHIATRIE GÉNÉRALE

---

### CHAPITRE PREMIER

#### ÉTIOLOGIE

« Si l'on étudie d'un peu près l'étiologie des maladies mentales, on reconnaît bientôt que, dans la très grande majorité des cas, la maladie est produite, non par une cause unique et spécifique, mais bien par une série de conditions fâcheuses qui préparent d'abord, puis enfin par leur action simultanée déterminent l'explosion de la folie »[1].

Un individu issu d'une souche névropathique, tuberculeux, alcoolique et surmené, fait un accès de mélancolie. Incriminerons-nous le surmenage, l'alcool, la tuberculose ou l'hérédité ? Il est probable que toutes ces causes ont agi, mais il est difficile de faire exactement la part de chacune et de démêler au milieu de ces facteurs multiples un agent pathogène spécifique. S'il est parfaitement légitime à priori de distinguer en psychiatrie des causes prédisposantes et des causes déterminantes, il est fort difficile d'établir dans la pratique, si une cause donnée appartient à l'un ou l'autre groupe. Un même agent morbide, l'alcool par exemple, peut dans tel cas créer une prédisposition

---

1. Griesinger. *Traité des maladies mentales.* Trad. Doumic, p. 156.

qu'une cause ultérieure développera et dans tel autre, mettre au jour une prédisposition déjà existante.

La division des causes des maladies mentales en deux catégories, l'une comprenant les causes *prédisposantes*, l'autre, les causes *déterminantes* est donc schématique. Comme elle présente cependant de grands avantages au point de vue didactique, je suivrai l'usage et l'adopterai, après avoir mis le lecteur en garde contre ce qu'elle a de trop absolu.

### § 1. — Causes prédisposantes

Les maladies mentales, dit M. Joffroy « demandent pour se développer un terrain spécial modifié de longue date »[1].

Un cerveau ne succombe en effet à l'action pathogène des causes que nous étudierons plus loin sous le nom de causes déterminantes, que si sa résistance est inférieure à la normale. La prédisposition latente ou évidente, congénitale ou acquise est indispensable pour qu'une maladie mentale puisse germer et se développer. Il ne saurait exister à proprement parler de psychoses du *cerebrum validum*.

Les causes prédisposantes jouent ainsi dans l'étiologie des maladies mentales un rôle essentiel. Elles se divisent en *générales* et en *individuelles*.

Causes prédisposantes générales. — Leur action porte sur des collectivités et non sur des individus isolés ; telles sont la race, le climat, le milieu social, les professions, l'âge, le sexe, l'état civil.

L'influence des *races* sur la production des psychoses est peu connue[2] faute de données statistiques suffisantes.

---

1. Joffroy. *De l'aptitude convulsive*. Gazette hebdomadaire de médecine et de chirurgie, 11 février 1900.

2. Buschan. *Einfluss der Rasse auf die Häufigkeit von Geisteskrankheiten*. Communication faite au Congrès des aliénistes alle.

La race juive passe pour fournir une proportion élevée de névropathes et de psychopathes. Il paraît établi que certaines psychoses sont particulièrement rares dans quelques-unes. Telle est la paralysie générale, qui est tout à fait exceptionnelle chez les Arabes et chez les nègres de l'Afrique.

L'étude du *climat* ne nous fournit également que des indications rares et peu précises. S'il est incontestable que certaines affections telles que le crétinisme, se montrent surtout fréquentes dans certaines contrées (Valais), il est au contraire tout à fait hypothétique que les montagnards soient plus que les habitants des plaines exposés à la folie, comme l'ont avancé quelques auteurs [1].

A priori, le climat des pays chauds doit exercer une influence débilitante sur le système nerveux et favoriser le développement des troubles mentaux surtout chez les Européens. Je n'ai trouvé aucune statistique établissant directement le fait. Mais un argument très probant à cet égard me paraît être le nombre beaucoup plus considérable des suicidés dans les troupes françaises et anglaises tenant garnison dans les pays chauds que dans celles de la métropole. Tandis qu'en France même le chiffre des suicides est de 29 pour 100 000 soldats, il atteint en Afrique 69 pour le même nombre d'hommes. Dans l'armée anglaise la proportion est de 23 pour 100 000 aux Iles britanniques, et de 48 aux Indes [2].

L'influence des *saisons* a été mieux étudiée. D'après

mands à Dresde, 1894. — Meilhon. *La folie chez les Arabes.* Ann. médico-psych., 1896. T. III et IV. — Goltzingor. *Les maladies mentales en Abyssinie.* Revue russo de psychiatrie 1897, n° 33. Analysé in Revue neurologique 1898, n° 3, p. 83. — Duncan Greenlers. *Les maladies mentales chez les naturels de l'Afrique du Sud.* The Journ. of. mont. Sc., 1895.

1. Lombroso. *L'homme de génie.*

2. *Arch. de médecine et de pharmacie militaire.* Novembre, 1892.

M. Garnier[1] qui a pris pour base de son travail le nombre des admissions à l'infirmerie spéciale du dépôt de 1872 à 1888, la fréquence de l'aliénation mentale atteint son maximum en juin, et son minimum en janvier et février. Pendant tout le printemps la courbe des admissions est ascendante, elle est au contraire descendante en été et en automne. La chaleur n'est donc pas le principal facteur que nous puissions incriminer, puisque le maximum ne coïncide pas avec la température la plus élevée de l'année[2].

Il est intéressant de constater le parallélisme à peu près complet qui existe entre la courbe annuelle de l'aliénation mentale et celle du suicide. La statistique de Jeck[3] qui porte sur 100000 cas de suicide environ, nous montre en effet que le point le plus élevé de la courbe est en juin et le plus bas en février, exactement comme pour l'aliénation mentale.

Les *facteurs sociaux* jouent, dans l'étiologie des maladies mentales, un rôle important, établi d'une façon pour ainsi dire schématique, par l'histoire de la race nègre en Amérique avant et après l'émancipation. Avant l'émancipation, les nègres astreints à un travail souvent très rude, mais placés en dehors de la lutte pour l'existence, tranquilles et insouciants, soumis à des règles de moralité rigoureuses, étaient à peu près exempts de troubles mentaux. « La folie, dit Witmer, était presque inconnue chez eux[4] ». Depuis leur émancipation, qui leur a donné non

1. Garnier. *La folie à Paris*, 1890, p. 18.

2. Je passe volontairement sous silence les grands phénomènes cosmiques dont l'action est mal connue. Les temps orageux favoriseraient l'agitation chez les aliénés... Quant à l'influence des phases lunaires, elle est au moins fort hypothétique. V. Toulouse. *Causes de la folie*, p. 147.

3. *Selbstmord und Jahreszeit*. Gazette de Francfort, 24 sept. 1898. Analysé in Centralblatt für Nervenheilk. u. Psychiat., 20 déc. 1898.

4. Witmer. *Geisteskrankheiten bei der farbigen Race in den vereinigten Staaten*. Allgemeine. Zeitschrift für Psychiatrie, 1891.

seulement les droits, mais aussi les charges d'hommes libres, qui leur a permis de s'abandonner sans frein à tous les excès, l'aliénation mentale s'est implantée dans leur race, et, à ce point de vue, ils n'ont plus aujourd'hui rien à envier à leurs anciens maîtres.

La civilisation, par le surmenage qu'elle impose aux individus, par la misère physique et morale qu'elle cache sous ses dehors brillants, par l'émigration de plus en plus active des habitants des campagnes vers les grandes villes, contribue à créer des prédisposés à la folie. Il n'est donc pas étonnant que le nombre des aliénés soit en progression constante dans les pays dits civilisés. Cette progression n'est cependant pas aussi considérable qu'elle le paraît. En effet, pour l'apprécier exactement, il faut tenir compte de deux facteurs trop souvent négligés : l'accroissement de la population et les progrès de l'assistance permettant d'hospitaliser des malades qui autrefois vivaient en liberté et ne figuraient pas dans les statistiques. Aussi, tout en envisageant le caractère sérieux de cette progression, convient-il de ne pas en exagérer la portée.

D'après une statistique d'Esquirol[1] la proportion des célibataires aliénés serait plus considérable que celle des individus mariés. Comme le fait remarquer M. Toulouse, beaucoup d'individus restent des célibataires, parce qu'ils sont déjà des anormaux et quelquefois des candidats à l'aliénation mentale. Le célibat lui-même ne saurait donc être incriminé. Le mariage apporte d'ailleurs un certain nombre de facteurs propres à favoriser l'apparition des troubles mentaux, chez l'homme par les charges nouvelles qu'il lui impose et chez la femme par les accidents multiples que la maternité entraîne avec elle[2].

---

1. Cité par Toulouse. *Causes de la folie*, p. 82.

2. L'influence de la puerpéralité sera étudiée plus loin avec quelques détails.

Les *enfants naturels* seraient plus que les enfants légitimes exposés à la folie. Ce fâcheux privilège tient sans doute à la situation anormale que la société fait à ces malheureux, mais dans bien des cas aussi à une influence héréditaire. Il est probable en effet que les parents d'enfants naturels sont souvent des anormaux (Joffroy).

Tous les *âges* ne prédisposent pas également à la folie. Rares pendant l'enfance, en raison du développement encore rudimentaire des fonctions psychiques, les troubles mentaux n'y sont cependant pas inconnus [1]. La folie atteint son maximum de fréquence entre 36 et 40 ans chez l'homme, à l'âge où la lutte pour l'existence est à son plus haut degré d'intensité ; de 25 à 35 ans chez la femme, à l'âge où les charges de la maternité pèsent le plus lourdement.

Deux autres maxima, en rapport avec l'évolution physiologique, coïncident l'un avec la puberté (14 à 24 ans) [2], l'autre avec l'apparition de la sénilité (70 ans, d'après Ziehen) [3]. Chez la femme enfin, un autre maximum se montre à l'époque de la ménopause.

En un mot, toutes les périodes de l'existence exigeant un effort de l'organisme exposent l'individu aux troubles mentaux, que cet effort soit nécessité par sa propre évolution ou lui soit imposé par les exigences de la vie.

Les *professions* dont l'exercice est lié à l'emploi de certains poisons (plomb, phosphore), à de mauvaises conditions hygiéniques, peuvent favoriser l'apparition de la folie [4]. Les employés de chemin de fer fourniraient une forte proportion de paralytiques généraux. Peut-être

1. Manheimer. *Les troubles mentaux de l'enfance*, 1900. — Rodiet. *L'alcoolisme chez l'enfant.*

2. Ziehen. *Les psychoses de la puberté.* Congrès internat. de médecine. Paris, 1900. Marro. *Même sujet.* Ibid.

3. Ziehen. *Psychiatrie*, p. 210.

4. Quenzell. *Ueber Bleipsychosen.* Neurol. Centralblatt, 1899.

doit-on incriminer avec M. Huppert l'ébranlement continu du système nerveux par la trépidation des machines, ou avec M. Sprengeler la lourde responsabilité qui pèse sur les employés les plus modestes, ou encore avec M. Hoppe [1] les excès alcooliques si fréquents dans cette corporation.

La *misère physique* et *morale*, l'*isolement*, le *manque d'occupation suivie* sont autant de facteurs prédisposants et constituent souvent pour les anciens malades sortis de l'Asile de puissantes causes de rechutes.

Le nombre des aliénés est à peu près le même dans les deux *sexes*. Si certains facteurs étiologiques, surmenage, alcoolisme, prédominent dans le sexe masculin, l'état puerpéral et la lactation rétablissent l'équilibre. Peut-être même le nombre des femmes aliénées dépasse-t-il légère-ment celui des hommes.

PRÉDISPOSITION INDIVIDUELLE. — La prédisposition à con-tracter les maladies mentales n'est qu'une manifestation d'un état pathologique plus général qui a reçu le nom de *dégénérescence*. La dégénérescence porte sur l'orga-nisme tout entier et devient, sous ses diverses formes, psy-chopathies, névropathies, manifestations arthritiques, la caractéristique d'une grande famille pathologique, dans laquelle les aliénés ne constituent qu'un simple groupe.

La prédisposition peut être soit congénitale, soit ac-quise. Si, le plus souvent en effet, on appartient à la fa-mille des dégénérés dès la naissance, on peut encore y prendre place plus tard, sous l'influence des maladies in-fectieuses, des intoxications et peut-être aussi d'une édu-cation physique et morale défectueuse.

« La *prédisposition congénitale* existe chez plus de la moitié ou environ chez les deux tiers des aliénés [1]. » L'hé-

---

1. Hoppe. *Beitrag zur Kenntniss der progressiven Paralyse*, Allg. Zeitschr. f. Psychiatrie, T. 58, Fasc. 6. L'auteur rapporte les opinions précitées de Huppert et de Sprengeler.

rédité morbide en constitue la cause la plus fréquente, mais non la seule. Beaucoup d'auteurs confondent l'hérédité et la prédisposition congénitale [1], à tort cependant car, ainsi que le dit M. Féré, « on peut être dégénéré sans être héréditaire [2]. » L'hérédité suppose chez l'ascendant l'existence du caractère normal ou pathologique transmis au descendant. Or, une mère brightique par exemple, mais sans tare psychopatique, peut donner naissance à un fils dégénéré, prédisposé à l'aliénation mentale. Il n'y a point là hérédité au sens exact du mot et cependant il y a dégénérescence congénitale.

L'hérédité est *directe*, quand elle passe du générateur au produit; *atavique*, quand elle saute une génération; *collatérale* quand les ascendants directs étant épargnés, la tare se retrouve chez un ou plusieurs collatéraux. Elle est *similaire*, quand l'anomalie présentée par le descendant reproduit celle de l'ascendant. Dans le cas contraire, elle est *dissemblable*. Cette dernière forme est de beaucoup la plus fréquente, ce qui a fait dire avec raison à Hunter [3] « qu'il n'existe pas de maladies héréditaires à proprement parler, mais seulement une prédisposition héréditaire à les contracter ». Toutes les formes possibles de dégénérescence se rencontrent chez les ascendants ou chez les collatéraux des aliénés : névroses, psychoses, maladies nerveuses à lésions organiques connues, troubles du caractère et de la moralité, manifestations arthritiques, goutte, diabète, etc.

L'hérédité est *convergente* quand le père et la mère appartiennent l'un et l'autre à une famille dégénérée. La fréquence relative de cette forme tient à ce fait curieux que les psychopathes semblent se rechercher (Féré). Logi-

---

1. Morselli. *Manuale delle malattie mentali*, p. 38.

2. Féré. *La Famille névropathique*, p. 38. Paris, F. Alcan.

3. Cité par Féré in *la Famille névropathique*, p. 8. Paris, F. Alcan.

quemment la dégénérescence ainsi accumulée, doit avoir des conséquences particulièrement graves. Quelquefois elle produit le génie.

C'est à l'hérédité convergente que doit être attribuée la fâcheuse influence de la *consanguinité*. Les mariages consanguins ne créent pas les tares, comme on le croit généralement dans le public. Ils se bornent à accentuer les tendances de la famille, que celles-ci soient heureuses ou non et ne peuvent ainsi exercer une mauvaise influence que dans les familles dégénérées [1].

La dégénérescence aurait, d'après Morel, une tendance à s'accentuer de génération en génération. Le terme de cette évolution rétrograde serait l'idiot qui, frappé de stérilité ou placé dans des conditions sociales ne lui permettant pas de se reproduire, constituerait le dernier rejeton de la race dégénérée. Cette marche progressive se rencontre assez souvent [2]. La loi de Morel [3] n'a cependant rien d'absolu. La dégénérescence peut être efficacement combattue chez l'individu par une hygiène physique et morale appropriée et dans la race par les croisements favorables. Si toute famille présentant une tare héréditaire était fatalement vouée à la déchéance et à la mort, l'espèce humaine serait depuis longtemps éteinte.

Sans être héréditaire, la dégénérescence peut résulter d'une influence pathogène agissant sur l'un des parents au moment de la conception ou chez la mère pendant la grossesse. Les *intoxications* endogènes ou exogènes, chroniques ou aiguës, les maladies infectieuses, le surmenage, les émotions vives deviennent ainsi, par leur action sur les parents, de puissants facteurs de dégéné-

1. Peiper, *Consanguinität in der Ehe und deren Folge für die Descendenz.* Allg. Zeitschr. f. Psych., T. 58, Fasc. 5.

2. M. Doutrebente en a publié un exemple remarquable (Ann. méd. psych. 1869, II, p. 385).

3. Morel. *Traité des maladies mentales,* p. 675.

rescence. *L'alcoolisme chronique* du père ou de la mère se rencontre avec une fréquence toute particulière dans les antécédents des aliénés et des névropathes. Il produit toutes les formes possibles de dégénérescence, mais crée plus particulièrement cette disposition morbide spéciale que M. Joffroy appelle *l'aptitude convulsive*. Beaucoup d'enfants « hérédo-alcooliques » meurent en bas âge avec des convulsions et parmi les survivants plus de 50 % deviennent épileptiques [1].

Les maladies infectieuses, les traumatismes éprouvés par la mère pendant la grossesse ont souvent une influence nuisible sur le développement psychique de l'enfant. Il en est de même de la misère physiologique, des émotions pénibles. Les « enfants du siège » c'est-à-dire nés dans la population parisienne après le siège de Paris et la Commune, donnent une très forte proportion de prédisposés à l'aliénation mentale.

Dans les cas de *grossesse gémellaire* [2], l'influence des facteurs de dégénérescence se manifeste quelquefois d'une façon identique chez les deux jumeaux qui présentent au même âge les mêmes troubles mentaux [3]. Il est probable que la gémellarité est par elle-même un facteur de dégénérescence, la nutrition des deux fœtus s'effectuant dans de moins bonnes conditions que celle d'un fœtus unique.

Toutes les causes qui viennent d'être énumérées, l'hérédité comprise, agissent sur le germe, l'embryon ou le fœtus en produisant un trouble du développement. Leur

---

1. Voir la statistique de Martin citée par Joffroy. *De l'aptitude convulsive*. Gazette hebdomadaire de médecine et de chirurgie. 11 février 1900.

2. Serge Soukhanoff, *Sur la folie gémellaire*. Ann. méd. psych. Sept.-Oct. 1900.

3. La même similitude peut se présenter chez les enfants d'une même famille, en dehors de la gémellarité. (Trénel; *Maladies mentales familiales*. Ann. méd. psych., janvier 1900. — Fouque. *Maladies mentales familiales*. Thèse de Paris, 1899).

influence pathogène porte non seulement sur le système nerveux dont elle diminue la résistance et entrave le développement, mais encore sur tout l'organisme, déterminant des malformations que nous étudierons plus tard sous le nom de signes physiques de dégénérescence.

Toutes les causes peuvent produire indifféremment toutes les formes de dégénérescence, de sorte que la plupart du temps il est impossible de conclure des troubles dégénératifs constatés chez le sujet à la nature de l'agent pathogène qui les a provoqués. Le fait tient à ce que l'agent pathogène « quel qu'il soit, agit toujours de la même façon », c'est-à-dire en déterminant « un défaut d'énergie embryogénique ». « Nous n'avons donc plus à nous étonner que les dégénérés par hérédité ne diffèrent pas des dégénérés par trouble de nutrition des générateurs, si les dégénérescences résultent en général des troubles de l'embryogénèse, qui se réduisent en somme à des troubles de la nutrition[1] ».

La *prédisposition acquise* résulte de l'influence des mêmes causes que la prédisposition congénitale[2]. Mais leur action au lieu de s'exercer d'une façon médiate par l'intermédiaire des générateurs, s'exerce directement sur l'individu lui-même.

Elle est d'autant plus profonde et plus durable que le sujet est plus jeune. Les maladies infectieuses, les troubles de nutrition de l'*enfance* entraînent souvent des accidents cérébraux et méningés qui se traduisent par des convulsions et entravent le développement du système nerveux, créant soit une tare effective soit une prédisposition qui ne se manifestera que beaucoup plus tard, dans le cours de l'existence, quelquefois même dans la vieillesse.

Enfin la prédisposition peut encore s'acquérir dans la

---

1. Féré, *Loc. cit.*, p. 231.
2. Toulouse. *Les causes de la folie*, p. 30.

*jeunesse* et à l'*âge adulte*. Mais à mesure que leur action est plus tardive, il est plus difficile de distinguer les causes prédisposantes des causes déterminantes. Qu'on se rappelle l'exemple de l'alcoolisme cité au début de ce chapitre, qui agit tantôt comme cause prédisposante, tantôt comme cause déterminante, sans qu'il soit toujours possible d'établir avec précision son mode d'action.

## § 2. — CAUSES DÉTERMINANTES

Si, comme nous l'avons montré plus haut, d'accord avec beaucoup de psychiatres, tous les aliénés sont des prédisposés, il ne s'en suit nullement que tous les prédisposés deviennent des aliénés. Sauf dans les cas où il existe une infirmité psychique congénitale, comme l'idiotie, la folie morale, l'épilepsie, la plupart des psychoses sont acquises et surviennent chez des individus jusque-là sains d'esprit ou du moins indemnes de troubles mentaux évidents et graves. Force nous est ainsi d'admettre qu'une cause nouvelle est venue développer une tendance morbide latente jusque-là.

L'étude des *causes déterminantes* présente donc un grand intérêt pratique. Nous ne pouvons, en effet, agir contre la prédisposition que d'une manière indirecte et générale, par des mesures d'hygiène physique et morale dont l'effet se fera surtout sentir sur les générations à venir. Les *causes déterminantes* nous sont, au contraire directement accessibles ; nous pouvons dans bien des cas soit les écarter, soit les combattre. Un exemple fera mieux comprendre ma pensée : trois individus apportent en naissant une hérédité également chargée. L'un mène une existence calme, régulière, exempte de surmenage et d'excès. La prédisposition chez lui reste latente et sa vie s'écoule sans troubles mentaux. Le deuxième s'adonne à l'alcoolisme, arrive à présenter les stigmates propres à cette intoxication, mais conscient du danger, devient abstinent et recouvre la santé. Le troisième enfin se livre aux mêmes excès que le précédent, mais au lieu de s'arrêter à temps sur la pente fatale, demeure un ivrogne impénitent et, devenu dément, finit ses jours dans un asile d'aliénés. Ces trois individus ont eu un sort bien différent, parce que le premier a échappé à la cause déterminante, parce que le second a su la combattre, tandis que le troisième s'est entièrement abandonné à son influence.

Les causes déterminantes se divisent en *physiques* et en *morales*.

CAUSES DÉTERMINANTES PHYSIQUES. — Il faut se féliciter du mouvement actuel qui porte les médecins, psychiatres et neurologistes, vers l'étude des causes toxiques, auto-toxiques et infectieuses. Nous verrons dans le cours de ce manuel, que bien des données nouvelles, intéressantes et fructueuses, en sont déjà le résultat.

Les *germes des maladies infectieuses* élaborent des toxines dont l'action ne diffère pas essentiellement de celle des poisons chimiques, comme l'alcool ou la cocaïne. Les maladies infectieuses et les intoxications forment ainsi, en psychiatrie, deux groupes étiologiques et même cliniques très voisins.

Nous distinguerons les troubles mentaux qui sont contemporains de l'infection elle-même de ceux qui lui succèdent. Les premiers seuls ont une physionomie propre et méritent le nom de *psychoses infectieuses*. Quelquefois ils se manifestent dès la période prodromique, le plus souvent ils surviennent au moment de l'acmée et s'atténuent ou s'aggravent parallèlement aux autres symptômes infectieux.

Les *psychoses consécutives aux maladies infectieuses* relèvent de l'épuisement général qui accompagne la convalescence. Elles se présentent surtout sous forme de confusion mentale primitive et de psychoses chroniques évoluant vers la démence (démence précoce). Dans ce dernier cas, la maladie mentale n'éclate souvent que plusieurs semaines ou même plusieurs mois après la maladie infectieuse. J'ai vu dans le service de M. Joffroy une catatonie qui avait débuté trois mois après une scarlatine très grave. Peut-être l'affection primitive détermine-t-elle un trouble de la nutrition générale, qui, évoluant silencieusement, ne se manifeste qu'au bout d'un temps plus ou moins long.

La confusion mentale et les psychoses chroniques post-infectieuses ne présentent aucun caractère spécifique et ne méritent pas de constituer des entités morbides autonomes. Elles sont identiques dans leur symptomatologie et dans leur évolution à la confusion mentale et aux psychoses chroniques qui relèvent du traumatisme, du surmenage, des auto-intoxications ou de toute autre cause.

Toutes les maladies infectieuses aiguës sont susceptibles de provoquer des troubles mentaux : *fièvres éruptives, septicémie, érysipèle, fièvre typhoïde, blennorrhagie*[1]. Les psychoses postinfectieuses sont très fréquentes à la suite de la *grippe*. Bien connues depuis les épidémies de ces dernières années elles ne présentent aucun caractère spécifique, ainsi que l'ont reconnu les premiers auteurs qui les ont étudiées[2] (Pick, Schmitz).

Les troubles mentaux qui se voient souvent au cours du rhumatisme articulaire aigu sont toujours la conséquence des accidents méningés qui tantôt accompagnent les fluxions articulaires et tantôt alternent avec elles[3].

Les accidents psychiques dus à l'*impaludisme* se ran-

---

1. Joffroy. *Fièvre typhoïde et folie*. Congrès de Médecine mentale, 1891. — Colombani. *Troubles psychiques dans les affections génito-urinaires de l'homme*. Thèse de Paris, 1900.

2. Schmitz. *Ueber Geistesstörungen nach Influenza*. Allg. Zeitsch. f. Psychiatrie, 1891.

3. Griesinger. *Traité des maladies mentales*. — V. Mabille et Lallemand. *Les folies diathésiques*, 1891.

gent en trois classes. Dans la première, ils s'associent à l'accès paludéen et rentrent alors de plein droit dans les délires fébriles. Dans la seconde ils remplacent l'accès fébrile et constituent ainsi une forme de malaria larvée. Dans la troisième ils compliquent la cachexie des formes pernicieuses.

Ils ne présentent aucun caractère pathognomonique, seule la connaissance des antécédents du malade et la répétition des accès permettent de porter un diagnostic[1].

Les troubles mentaux de la *rage* feront l'objet d'une description spéciale.

Parmi les *infections chroniques*, deux méritent surtout d'attirer notre attention. Ce sont la syphilis et la tuberculose.

La *syphilis* est, comme nous le verrons plus loin, un facteur de premier ordre dans l'étiologie de la paralysie générale. Elle peut encore entraîner des troubles mentaux par les lésions localisées qu'elle détermine (artérites, gommes, plaques de méningite).

La fréquence de la *tuberculose*, de la tuberculose pulmonaire en particulier, dans les asiles d'aliénés est connue depuis longtemps. Esquirol déjà en faisait mention chez les mélancoliques. D'après M. Hagen[2] la mortalité due à la phtisie est cinq fois plus considérable parmi les aliénés que parmi les individus sains d'esprit, trois fois seulement en France d'après M. Brouardel. Des statistiques plus récentes semblent montrer que ces proportions alarmantes sont un peu exagérées. D'après M. Heimann, la tuberculose pulmonaire ne serait pas notablement plus fréquente dans la

---

1. Lemoine et Chaumier. *Des troubles psychiques dans l'impaludisme* (Ann. méd. psych., 1887). — Kraft-Ebing, *Zur Intermittens larvata*. Arbeiten ans dem Gesammtgebiet der Psych. und Neuropath. Fasc. I, 1897. — Daniel Pasmanik : *Ueber Malaria psychosen*. (Wiener medic. Wochensch., 1897, nos 12 et 13.

2. Cité par Heimann. *Die Todesursachen bei Geisteskranken*. (Allg. Zeitsch. f. Psychiatrie. T. LVII, Fasc. 4.)

population des asiles que dans la population normale. Il ne faut pas se dissimuler cependant que certaines psychoses, par les troubles de la nutrition dont elles s'accompagnent, en favorisent le développement.

Mais en aliénation mentale, la tuberculose n'est pas seulement *effet*, elle peut encore être *cause*.

M. Chartier[1] a fait une étude intéressante des troubles mentaux liés à la phtisie. Il distingue quatre cas :

*a*. La psychose naît au cours de la phtisie;

*b*. Elle alterne avec des poussées tuberculeuses et constitue une sorte d'équivalent tuberculeux;

*c*. Elle apparaît après la guérison au moins apparente de l'affection pulmonaire;

*d*. La psychose se développe et évolue chez un sujet atteint de tubercules latents, c'est-à-dire ne se révélant par aucun des symptômes habituels de l'infiltration des poumons par le bacille de Koch.

En Angleterre on décrit sous le nom de folie tuberculeuse une forme clinique particulière évoluant en trois phases. La première comprend des troubles du caractère : « insociabilité, irritabilité; absence totale de ressort et de joie de vivre »[2]; la seconde des accidents aigus : idées de persécution, état maniaque; la troisième enfin un état de demi-stupeur. M. Chartier bien qu'admettant l'existence de cette forme, ne la considère pas comme spécifique et se rattache à l'opinion généralement acceptée en France « qu'on peut observer, en coïncidence avec la tuberculose latente, la plupart des formes connues d'aliénation mentale[3] ».

Au point de vue symptomatique cependant la tuberculose se traduit de préférence par des phénomènes mélan-

---

1. Chartier. *De la phtisie et en particulier de la phtisie latente dans ses rapports avec les psychoses.* Thèse de Paris 1899.
2. Clouston cité par Chartier *loc. cit.*, p. 14.
3. *Loc. cit.* p. 70.

coliques [1]. Ce fait mérite d'être rapproché de la tristesse anormale si souvent constatée chez les tuberculeux au début de leur affection.

Quelle que soit la forme affectée, les troubles mentaux reconnaissent probablement toujours la même pathogénie et résultent de l'action exercée sur le système nerveux par les toxines tuberculeuses et par les modifications de la nutrition générale.

Les tumeurs *cancéreuses* s'acccompagnent quelquefois d'accidents psychiques prenant surtout la forme de la confusion mentale [2].

Toutes les *intoxications*, exogènes ou endogènes, sont susceptibles de déterminer des accidents psychiques, quelques-unes cependant avec une fréquence particulière.

Parmi les poisons d'origine externe dont l'action porte volontiers sur le système nerveux, citons par ordre de fréquence l'*alcool*, très loin derrière lui la *morphine*, plus loin encore l'*oxyde de carbone* le *plomb*, le *mercure*, la *cocaïne* [3]; parmi les intoxications d'origine interne, autrement dit les *auto-intoxications*, l'urémie, le myxœdème, l'acromégalie [4]. L'importance qu'on atribue aux auto-intoxications grandit de jour en jour. Nous verrons que d'après une ingénieuse conception de M. Kräpelin, la paralysie générale serait une maladie par auto-intoxication. Beaucoup de démences précoces semblent reconnaître une pathogénie analogue.

1. Dufour et Rabaud. *Bulletin de la Société anatomique*, Mars 1899.

2. Klippel. *Les accidents nerveux du cancer*. Arch. gén. de Médecine, 1892.

3. La *pellagre* qui est vraisemblablement une maladie toxique s'accompagne surtout d'accidents mélancoliques. Parmi les poisons pouvant déterminer des accidents psychiques citons encore la belladone, l'acide salicylique et ses composés, le corps thyroïde. (Marais, Thèse, 1900).

4. Joffroy. *Sur un cas d'acromégalie avec démence*. Progrès médic. Février, 1898. — Brunet, *État mental des acromégaliques*. Thèse de Paris 1899.

Dans un groupe très voisin du précédent se rangent les maladies par *trouble de la nutrition*, qui peuvent aussi se compliquer d'accidents psychiques. La goutte donne lieu à des troubles mentaux qui tantôt précèdent ou suivent l'accès et tantôt le remplacent, constituant de véritables métastases [1].

Depuis fort longtemps l'association des troubles mentaux et du *diabète* a été notée par les auteurs. Jusqu'à Marchal de Calvi, on crut que la glycosurie était la conséquence de l'affection nerveuse ou psychique. Cet auteur montra que le plus souvent le rapport est inverse, que cette dernière est effet et non cause [2].

M. Laudenheimer [3], dans un travail fort intéressant et très documenté, divise les cas où le diabète et les troubles mentaux coexistent, en quatre catégories :

1° Le diabète et les troubles mentaux coïncident sans aucun lien étiologique;

2° Le diabète est la conséquence de la maladie mentale;

3° Le diabète est la cause de la maladie mentale;

4° Le diabète et la maladie mentale sont deux effets d'une même cause.

Au point de vue clinique, les troubles mentaux du diabète revêtent souvent la forme mélancolique. Il n'y a cependant à cet égard aucune règle absolue.

1. Régis et Chevalier-Lavaure. *Des auto-intoxications dans les maladies mentales.* Congrès de médecine mentale, 1894. — Séglas. *Communication sur le même sujet.* Ibid. — Mabille. *L'albuminurie chez les arthritiques et les auto-intoxications dans les maladies mentales.* Ibid. — Von Solder. *Des psychoses aiguës dans la coprostase.* Jahrb. f. Psych. 1898, fasc. 1 et 2. — *Delle auto intossicazioni nella Patogenesi delle Neurosi e delle Psichosi.* Il Manicomio moderno. T. XIV, fasc. 3.

2. Cotard. *Aliénation mentale et diabète.* — Bernard et Féré. *Des troubles mentaux chez les diabétiques.* Arch. de neurol. 1882, T. IV.

3. Rudolf Laudenheimer. *Diabetes und Geistesstörung.* Berlin. klin. Wochenschr. 1898, nos 21, 24.

En dehors du diabète vrai on trouve assez fréquemment chez les aliénés la *glycosurie simple* qui est souvent intermittente et suit les états affectifs intenses.

Le *surmenage*, l'*inanition*, les *maladies cachectiques* sont par l'épuisement général et les troubles de la nutrition qu'ils déterminent, des facteurs importants dans l'étiologie des troubles mentaux. Leur expression clinique la plus habituelle est la confusion mentale[1].

L'épuisement chronique se traduit au point de vue psychique par l'état neurasthénique dont l'étude appartient surtout à la neurologie.

La plupart des *lésions organiques* sont susceptibles de retentir sur les fonctions psychiques. La folle urémique montre l'importance des lésions rénales dans l'étiologie des maladies mentales. Les affections vasculaires généralisées (artérites, athérome) par l'entrave qu'ils apportent à la nutrition cérébrale sont les principaux facteurs des démences séniles, alcooliques et apoplectiques.

Les *maladies du cœur*[2] sont fréquentes chéz les aliénés ; Une statistique de Strecker[3] portant sur 1000 autopsies pratiquées dans les asiles d'aliénés, montre que 61,7 p. 100 parmi les hommes et 42,7 p. 100 parmi les femmes présentent des lésions cardiaques. Celles-ci sont assez souvent la conséquence des psychoses, notamment de celles qui s'accompagnent d'excitation chronique (Krafft-Ebing). Quelquefois aussi elles les précèdent et prennent une part plus ou moins active à leur éclosion.

Les *insuffisances valvulaires* et les altérations du myocarde agissent à la fois directement par des troubles de

<hr>

1. Coulon. *Du rôle des artérites dans la pathologie du système nerveux.* Congrès des médecins aliénistes et neurologistes. Angers, 1898.

2. Fischer. *Ueber Psychosen bei Herzkranken.* Allg. Zeitschr. f. Psychiatrie, T. LIV. Fasc. 6. — Pelgmann. *Toxämische Delirien bei Herzkranken.* Deutsche medic. Wochensch., 1899, n° 19.

3. Strekor. *Virchow's Archive.* T. 126.

la circulation cérébrale et indirectement par des accidents secondaires d'insuffisance rénale et hépatique.

Tout le monde connaît les modifications du caractère auxquelles sont sujets les hépatiques [1], les dyspeptiques, les personnes qui souffrent de carie dentaire (Poinsot) [2]. Les maladies de l'estomac, de l'intestin, du foie surtout engendrent quelquefois de véritables psychoses. Il en est de même des affections des organes génitaux dont l'importance, bien qu'elle ait été fort exagérée, surtout chez la femme, n'en est pas moins très réelle. Les modifications physiologiques de ces organes peuvent également s'accompagner de troubles dans la sphère psychique.

Les troubles psychiques légers, qui marquent souvent les *périodes menstruelles,* prennent dans certains cas les proportions de véritables psychoses. L'apparition des règles chez la jeune fille est quelquefois aussssi l'origine d'un processus psychopathique plus ou moins grave. Diverses formes mentales font leur apparition à cette époque : psychoses périodiques, démence précoce, accidents hystériques [3].

On donnait autrefois aux troubles mentaux qui accompagnent les lésions viscérales, le nom de folies réflexes. On supposait qu'une impression partie de l'organe lésé et transmise au cerveau, troublait l'équilibre psychique et engendrait la folie. Esquirol attachait une importance considérable au déplacement du côlon transverse. En réalité la pathogénie de ces accidents est tout autre et consiste

1. Léopold-Lévi. *Hépatotoxhémie nerveuse.* Arch. gén. de méd. Mai, juin, juillet 1897. — Cullerre. *Hépatisme et psychoses.* Arch. de neurol. Novembre 1898. — Klippel. *Insuffisance hépathique dans les maladies mentales.* Arch. gén. de méd., 1892.

2. Poinsot. *Création et fonctionnement du service dentaire à l'asile Sainte-Anne (asile clinique).* Travaux du troisième Congrès dentaire international, huitième section, Paris, 1900.

3. Hogar. *Zur Frage der sogenannten menstrualpsychosen.* Allg. Zeitsch. f. Psychiatrie. T. LVIII. Fasc. 2 et 3.

vraisemblablement dans une auto-intoxication ou une infection dont l'organe malade est le point de départ.

*L'état puerpéral*[1] est une cause fréquente d'aliénation mentale. Les psychoses puerpérales ne forment un groupe homogène ni au point de vue étiologique, ni au point de vue clinique. La cause de la maladie est soit une infection, soit une auto-intoxication, soit une anémie profonde consécutive à une hémorragie. Ces divers facteurs peuvent agir simultanément. La forme clinique est souvent une confusion mentale, une démence précoce. Quelquefois la puerpéralité ne fait que réveiller une psychose latente, (folie hystérique, épileptique, folie périodique). En résumé, il existe non une folie puerpérale, mais « des folies, ou mieux des psychoses puerpérales » (Ballet)[2].

On distingue les psychoses puerpérales proprement dites des psychoses de la grossesse et des psychoses de la lactation. Les premières sont les plus fréquentes. Voici d'ailleurs les proportions données par Aschaffenburg[3].

```
Grossesse . . . . . . . . . . . . . . . . . .    22,7 p. 100
État puerpéral (accouchement) . . . . . . . .    57,6 p. 100
Lactation . . . . . . . . . . . . . . . . . .    17,7 p. 100
```

Les *traumatismes* sont souvent mentionnés dans les antécédents des aliénés. Il n'est pas toujours facile d'apprécier leur influence, car en général ils précèdent de fort loin l'éclosion de la maladie. Stolper[4] distingue trois catégories de psychoses traumatiques.

---

1. Castin. *Des Psychoses puerpérales dans leurs rapports avec la dégénérescence mentale.* Thèse, Paris, 1899.

2. *Leçons cliniques sur les névroses et les psychoses.*

3. Aschaffenburg. *Ueber die klinischen Formen der Wochenbettpsychosen* (Allg. Zeitsch. f. Psychiatrie. T. LVIII. Fasc. 2 et 3.)

4. Cité par V. Muralt. *Katatonische krankeitsbilder nach Kopfverletzungen.* (Allg. Zeitsch. f. Psychiatrie. T. LVII. Fasc. 4).

1° Trauma-psychose : le traumatisme est la cause unique de la maladie ;

2° Prédisposition-trauma-psychose : le traumatisme ne fait que mettre en jeu une prédisposition préexistante ;

3° Trauma-prédisposition-psychose : le traumatisme crée une prédisposition qu'une cause ultérieure viendra mettre en jeu.

En réalité la prédisposition intervient dans toutes les formes de psychoses, traumatiques ou non, de sorte que les deux premières catégories de Stolper se confondent.

Les psychoses traumatiques[1] peuvent se présenter sous une infinité de formes cliniques : catatonie (von Muralt), paralysie générale (Vallon), folie périodique, neurasthénie.

Comme les psychoses puerpérales, les psychoses *post-opératoires* reconnaissent une pathogénie complexe[2]. Elles peuvent résulter du shock opératoire lui-même, de l'anémie qui suit les hémorragies abondantes, d'une infection, d'une intoxication médicamenteuse. Il faut aussi tenir grand compte de l'inquiétude qui précède l'opération, et qui peut atteindre des proportions considérables, chez les dégénérés surtout (Joffroy).

Au point de vue clinique les psychoses post-opératoires revêtent des formes variées et ne constituent pas une entité morbide autonome.

Toutes les *maladies nerveuses organiques*, tabes, sclérose en plaque, lésions cérébrales en foyer etc....; toutes

1. Kaplan. *Kopftrauma u. Psychose.* Comptes rendus de la Société de psychiatrie de Berlin. Publié in *Centralblatt. f. nervenheilkunde und Psychiatrie.* 24 mai 1899.

2. Truelle. *Étude critique sur les psychoses dites post-opératoires.* Thèse, Paris, 1898. — Picqué. *Du délire psychique post-opératoire.* Ann. médic. psychol. (Juillet-Août, 1898). — Joffroy. *Folie post-opératoire.* (Presse médicale. Mars, 1898.)

les *névroses, épilepsie, hystérie, goitre exophtalmique*[1], *chorée*[2], *paralysie agitante* peuvent s'accompagner de troubles mentaux. Les lésions en foyer, l'épilepsie et l'hystérie dont les manifestations psychiques présentent des caractères spécifiques, feront l'objet de chapitres spéciaux.

La *neurasthénie* congénitale ou acquise constitue un terrain propice à l'apparition de certains accidents psychiques passagers ou durables : obsessions, angoisse essentielle. Aux troubles neurasthéniques s'associent toujours des troubles psychasthéniques qui touchent de très près à la dépression mélancolique.

Les *névralgies* enfin pourraient, d'après Krafft-Ebing[3], engendrer de véritables psychoses transitoires.

CAUSES MORALES. — Le public exagère volontiers leur importance prenant souvent une des premières manifestations de la maladie pour sa cause. On dit d'un individu que « la jalousie, la colère, l'ont rendu fou » alors que la jalousie, la colère étaient déjà chez lui des phénomènes pathologiques. On pourrait appliquer à ces passions ce que M. Féré dit très justement de l'amour : « pour devenir fou d'amour, il faut avoir un amour de fou ».

Les émotions violentes ont cependant une action sur la production des troubles mentaux, tout au moins comme cause adjuvante. J'ai donné des soins à une démente précoce dont l'affection a débuté quelques semaines seulement après un incendie dans lequel elle faillit périr.

L'influence des émotions prolongées ou répétées est plus nette encore. Les grands mouvements populaires, les

---

1. Joffroy. *De la folie choréique.* Sem. médic. 1893. — Ladame. *Troubles psychiques dans la chorée dégénérative.* Arch. de Neur., 1900.

2. Joffroy. *Des rapports de la folie et du goitre exophtalmique.* Ann. méd. psych. 1890.

3. Krafft-Ebing. *Arbeiten* 1897. I, p. 81 et Allgem. Zeitsch. f. Psychiat. T. LVIII. Fasc. 2 et 3.

guerres entraînent une élévation dans le nombre des aliénés. Il est vrai que la part des émotions est ici assez difficile à établir. Beaucoup d'autres causes en effet coopèrent avec elles. Je citerai seulement comme les plus importantes, les excès alcooliques, le surmenage, les privations.

Les *inquiétudes de longue durée,* la perplexité habituelle, entrent aussi pour une certaine part dans l'étiologie des psychoses. Ces phénomènes se montrant surtout chez des individus d'esprit pusillanime, sont souvent déjà des symptômes morbides et là encore on est exposé à prendre l'effet pour la cause.

Il en est de même des *pratiques religieuses exagérées,* de *l'extrême sensibilité,* qui presque toujours traduisent un état mental défectueux.

L'isolement passe pour provoquer des troubles mentaux chez les prisonniers. Il n'est pas impossible que l'interruption de tout commerce avec leurs semblables, le manque d'occupation susceptible d'éveiller l'intérêt, exercent une influence fâcheuse sur leur état mental. Mais pour apprécier sainement l'action de ces causes, il ne faut pas perdre de vue que la plupart des détenus sont congénitalement des anormaux et que quelques-uns sont avant leur incarcération de véritables aliénés [1].

Les troubles mentaux peuvent se communiquer d'un individu à un autre. Ce fait constitue la *contagion mentale* et repose sur la suggestion (folie induite des Allemands.)

Souvent les idées délirantes ne se transmettent qu'à un seul individu. Nous avons alors le délire à deux.

Voici comment les choses se passent en général. Un

---

1. Kirn. Allg. Zeitsch. f. Psychiat. XVIII, 13. — Rüdin. *Klinische Formen der Gefangniss psychosen.* (Allg. Zeitsch. f. Psychiatrie. T. LVIII, Fasc. 2 et 3). — Taty. *Aliénés méconnus et condamnés,* Congrès des médecins aliénistes et neurologistes, X° Sess. Marseille, 1899. — Pactet et Colin. *Les aliénés devant la justice* (Encyclopédie des aide-mémoire).

individu devient aliéné et impose ses idées à un membre de sa famille ou de son entourage. Celui-ci, toujours un débile, les accepte sans les discuter et en arrive quelquefois à éprouver lui-même des hallucinations. Son délire est essentiellement fonction de celui du premier, il subit les mêmes fluctuations et disparaît, quand l'influence de l'autre malade cesse de se faire sentir. Le mécanisme est le même quand la contagion s'étend à un groupe plus ou moins nombreux d'individus, dans les psychoses à forme religieuse par exemple. Dans tous les exemples rapportés, l'épidémie délirante s'est rapidement éteinte, aussitôt l'influence du chef supprimée[1].

1. Régis. *De la folie à deux.* Thèse, Paris, 1880. — Marandon de Montyel. *La folie à deux.* Gaz. des Hôpit., 1894. — Dorvoy. *Remarques sur la contagion et l'infection psychique.* Ann. Journ. of Insanity. Oct. 1899. — Ninas-Rodriguez. *Épidémie de folie religieuse au Brésil.* Mai-juin 1898. — Falret. *Études cliniques sur les maladies mentales et nerveuses.* Paris 1890, p. 545. — Michel Dolinos. *Les emmurés de Tornovo.* Analyse d'un travail de Sikorski. Revue scient. 1898. 3 sept.

# CHAPITRE II

## SÉMÉIOLOGIE. — TROUBLES DE LA PERCEPTION

### INSUFFISANCE DES PERCEPTIONS. — ILLUSIONS HALLUCINATIONS

« Les sens, dit Jean Muller, nous informent des états divers de notre corps p.. 'a sensation spéciale que nous transmettent les nerfs sensoriels. Ils nous font connaître aussi les qualités et les mutations des corps qui nous entourent en tant qu'elles déterminent des états particuliers de ces mêmes nerfs[1]. » Les sens, en d'autres termes, sont les instruments dont nous nous servons pour connaître notre propre corps et le monde extérieur.

Leur fonctionnement nécessite : 1° la réception par un organe périphérique d'une impression soit interne, soit externe ; 2° la transmission de cette impression au cerveau ; 3° son élaboration par les cellules de l'écorce qui la transforment en phénomène de conscience, sensation d'abord, puis perception. Seule cette dernière opération intéresse la psychiatrie.

Nous étudierons successivement :

I. L'insuffisance des perceptions ;

II. Les illusions (perceptions inexactes) ;

III. Les hallucinations (perceptions imaginaires). Les hallucinations et les illusions sont souvent confondues sous le nom de *troubles psycho-sensoriels.*

---

1. Jean Muller. *Manuel de Physiologie.* Trad. Jourdan. T. II, p. 251.

## § 1. — INSUFFISANCE DES PERCEPTIONS

L'insuffisance des perceptions à son degré le plus léger se rencontre chez les mélancoliques, les déprimés, les confus au début, pour qui les impressions extérieures sont vagues, incertaines, étranges. Les malades se plaignent que tout est changé en eux et autour d'eux : les objets, les personnes n'ont plus leur aspect habituel ; le son de leur propre voix les étonne.

A un degré plus marqué les impressions extérieures n'éveillent plus dans l'esprit du sujet aucune idée claire et précise ; les questions ne sont pas comprises, ou ne sont comprises que si elles sont très simples, très courtes, énergiquement posées et répétées à plusieurs reprises. Les excitations extérieures, même les plus vives ne sont que vaguement perçues et ne déterminent souvent aucune réaction en rapport avec leur nature ou leur intensité.

Enfin la paralysie complète d'une ou de plusieurs formes de l'activité psycho-sensorielle s'observe soit associée à un trouble profond de la conscience, comme dans la confusion mentale à forme stupide, soit isolée, comme dans l'amaurose ou la surdité hystérique.

L'insuffisance des perceptions constitue un élément important de l'obnubilation de la conscience que nous étudierons bientôt.

Sa pathogénie est étroitement liée à un trouble de l'idéation. Une perception normale comporte en effet deux éléments : 1° une impression sensorielle ; 2° une série d'associations d'idées qui permettent à l'esprit de la reconnaître et presque toujours de la compléter et de la préciser. Si la deuxième opération ne s'effectue plus normalement, les sensations demeurent vagues et indécises, il y a insuffisance des perceptions.

## § 2. — ILLUSIONS (PERCEPTIONS INEXACTES)

On peut définir l'*illusion* : une perception qui altère les qualités de l'objet perçu et le présente à la conscience sous une forme autre que la forme réelle. Un individu qui entend des paroles injurieuses dans le chant des oiseaux ou dans le bruit des roues d'une voiture éprouve une illusion.

Les illusions sont fréquentes chez les individus normaux. Il n'est personne pour qui les plis d'un rideau vus dans une demi-obscurité n'aient dessiné des formes plus ou moins fantastiques. Mais l'esprit aidé du témoignage des autres sens reconnaît le caractère anormal de l'image : l'illusion est consciente. Chez l'aliéné au contraire, elle est prise pour une perception exacte et exerce, comme telle, une influence plus ou moins marquée sur l'ensemble des fonctions intellectuelles.

Les illusions portent sur tous les sens et présentent pour chacun des caractères analogues à ceux des hallucinations. Aussi m'abstiendrai-je de les décrire ici. Je dirai seulement quelques mots des illusions de la vue, qui présentent certaines particularités.

Les illusions de la vue se montrent dans la plupart des psychoses, mais surtout dans les psychoses toxiques et dans les délires liés aux infections. Elles prennent, quand elles portent sur les personnes, le nom de « fausses reconnaissances ». Beaucoup d'aliénés voient parmi leurs compagnons d'asile ou dans le personnel de l'établissement des parents ou des amis. Cette forme d'illusions atteint quelquefois des proportions telles qu'ils se croient dans leur milieu habituel.

Les illusions naissent volontiers au milieu des impressions vagues, celles de l'ouïe au milieu de bruits confus et celles de la vue dans une demi-obscurité.

Comme la perception incomplète, la perception inexacte c'est-à-dire l'illusion, est la conséquence d'un trouble de l'idéation : des associations anormales remplacent les associations normales absentes et complètent l'image en l'altérant.

### § 3. — HALLUCINATIONS (PERCEPTIONS IMAGINAIRES)

« Un homme qui a la conviction intime d'une sensation actuellement perçue, alors que nul objet extérieur propre à exciter cette sensation n'est à la portée de ses sens, est en état d'hallucination » (Esquirol).

« Par hallucinations on entend des images sensorielles subjectives qui sont projetées au dehors et qui, par là, deviennent objectivité et réalité » (Griesinger).

« L'hallucination est une perception sans objet » (Ball).

Ces trois définitions sont identiques quant au fond. Celle de Ball me paraît la meilleure à cause de sa forme concise.

Les hallucinations peuvent porter sur tous les sens. Il y a donc autant d'espèces d'hallucinations que de sens différents.

Leurs propriétés sont les unes communes à toutes les hallucinations, les autres particulières à chaque espèce.

#### A. — PROPRIÉTÉS COMMUNES A TOUTES LES HALLUCINATIONS.

Les hallucinations exercent sur la personnalité psychique du malade une influence variable suivant les sujets, les affections et les différentes périodes d'une même affection.

D'une façon générale cette influence est d'autant plus marquée 1° que les troubles mentaux ont un caractère plus aigu (psychoses aiguës, périodes d'exacerbation des psychoses chroniques); 2° que l'activité intellectuelle est moins affaiblie. Conformément à ces deux règles dont la clinique démontre l'exactitude, les hallucinations perdent de leur importance à mesure que le délire diminue d'intensité soit que le malade entre en convalescence, soit qu'il tombe dans la démence. Dans ces deux cas elles peuvent persister plus ou moins longtemps, sans exercer aucune influence sur son émotivité ni sur ses réactions.

*Influence des hallucinations sur les fonctions psychiques.* — *Attention.* — Les hallucinations forcent l'attention du sujet. S'il s'agit d'hallucinations de l'ouïe par exemple, il est obligé de les écouter, souvent malgré lui, et quel que soit leur degré de netteté, qu'elles consistent en mots et en phrases prononcés distinctement ou en un murmure à peine perceptible.

Le malade a quelquefois conscience de la domination tyrannique qu'il subit. « Je suis bien obligé de les écouter, disait un de ces malheureux, quand ils (ses persécuteurs) m'entreprennent, je ne peux plus ni travailler, ni suivre une conversation, *je suis tout en leur pouvoir.* » Les hallucinations ressemblent ainsi beaucoup aux idées obsédantes et aux idées autochtones qui seront étudiées plus loin.

*Jugement.* — Les hallucinations peuvent coexister avec un jugement sain et être tenues par le malade pour des phénomènes pathologiques. Ce sont alors des *hallucinations conscientes.* Les exemples n'ent sont pas très rares et consistent surtout en hallucinations de la vue. Un cas célèbre est celui du libraire Nicolaï : « Les visions commencèrent en 1791, après l'omission d'une saignée et d'une application de sangsues dont il avait contracté l'habitude pour cause d'hémorroïdes. Tout à coup après une vive émotion il aperçut devant lui la forme d'une personne morte, et le même jour il lui passa devant les yeux diverses autres figures, ce qui se répéta les jours suivants.

« Les visions étaient involontaires et il ne pouvait pas faire naître à volonté l'image de telle ou telle personne. La plupart du temps aussi, les fantômes représentaient des personnages inconnus. Ils se montraient le jour comme la nuit et revêtus de couleurs, mais plus pâles que celles des objets naturels. Au bout de quelques jours, ils commencèrent aussi à parler. Un mois après le début de cette affection, des sangsues furent posées au siège ; le même jour, les figures pâlirent et devinrent moins mobiles ; elles finirent par s'effacer au point que Nicolaï n'aperçut plus pendant quelque temps que certaines parties de quelques-unes d'entre elles [1]. »

Quelques individus jouissent de la faculté de provoquer volontairement leurs hallucinations. Gœthe était de ce nombre. « Lorsque je fermais les yeux, dit-il, et qu'en baissant la tête je me figurais voir une fleur dans le milieu de mon organe visuel, cette fleur ne conservait pas un seul instant sa forme première : elle se décomposait aussitôt et de son intérieur naissaient d'autres fleurs à pétales colorés ou parfois verts ; ce n'était pas des fleurs naturelles, mais des figures fantastiques, régulières cependant, comme les rosaces des sculpteurs. Il m'était impossible de fixer cette création *mais elle durait tant que je voulais sans croître ni diminuer* » [2].

Dans la très grande majorité des cas, le jugement troublé lui-même est impuissant à rectifier l'erreur psycho-sensorielle : l'*hallucination est prise pour une perception vraie*. Si quelquefois, au début de la maladie, le sujet éprouve quelques doutes, cette incertitude passagère est bientôt remplacée par une foi aveugle dans la perception imaginaire. « Nous voyons, dit M. Wernicke, que la réalité des hallucinations est maintenue contre le témoignage de tous les autres sens et que le malade a recours aux explications les plus fantastiques, plutôt que de mettre en doute l'exactitude de sa perception [3]. » Un individu seul en rase cam-

---

1. Jean Muller. *Loc. cit.*
2. Jean Muller. *loc. cit.*
3. Wernicke. *Grundriss der Psychiatrie*, p. 126.

pagne entend une voix l'appeler voleur. Il inventera les hypothèses les plus bizarres plutôt que de se croire victime d'un trouble pathologique.

Certains malades, les débiles et les déments surtout, acceptent leurs hallucinations sans en chercher l'origine ni le mécanisme. D'autres, au contraire, s'efforcent d'en donner des explications qui varient suivant la nature du délire, le degré d'instruction et d'intelligence du sujet et les idées de l'époque. Au moyen âge, les troubles psycho-sensoriels des aliénés étaient souvent mis sur le compte d'une intervention diabolique, et cela non seulement par le malade lui-même, mais aussi par son entourage. Les hallucinés de nos jours ont plutôt recours aux grandes inventions du temps (courants électriques, téléphone, rayons X, télégraphie sans fil, etc.). Quelques-uns imaginent des appareils ou des forces fantaisistes. Un malade attribuait des troubles de la sensibilité générale au passage d'un courant « magnéto-électro-psychologique ». Une autre recevait des visions d'un projecteur « théologo-céleste ».

*Affectivité.* — Les hallucinations sont tantôt agréables, tantôt pénibles, quelquefois, chez les déments, indifférentes.

Dans le premier cas elles se traduisent au dehors par un aspect satisfait, par une expression de bonheur, quelquefois par des attitudes extatiques.

Dans le second, le plus fréquent, les malades deviennent tristes, sombres ou au contraire agités et violents, en proie à l'anxiété ou à la colère.

Les deux sortes d'hallucinations, agréables et pénibles, se rencontrent parfois chez le même sujet. Tantôt elles se suivent sans ordre aucun et vont de pair avec une humeur variable et un délire incohérent, comme chez les maniaques et chez les paralytiques généraux. Tantôt elles se succèdent avec une certaine régularité : les hallucinations pénibles sont combattues par des hallucinations agréables. Les malades parlent souvent de leurs persécuteurs qui les insultent, les menacent et les maltraitent et de leurs défenseurs qui les consolent, les rassurent et réparent le dommage causé par les premiers. Une persécutée entendait une voix l'appeler « coquine ». Aussitôt une autre voix répondait : « Il a menti, c'est une brave femme ». Certains racontent comment, ayant chaque nuit les membres brisés, les viscères arrachés, ils se lèvent cependant sains et saufs, grâce aux bons offices de leurs défenseurs qui remettent tout en état. Ces deux modes d'hallucinations constituent ce que les malades appellent quelquefois l'*attaque* et la *défense*.

Les hallucinations indifférentes n'ont que peu d'intérêt. Elles se rencontrent à la période terminale des processus démentiels et aussi au début de la convalescence des psychoses aiguës. Dans ce dernier cas, elles deviennent rapidement des hallucinations conscientes et s'effacent.

*Réactions.* — L'action des hallucinations sur la volonté est fonction de l'état du jugement et de l'émotivité. Si le jugement est sain, si elles sont considérées comme phénomènes pathologiques, elles n'entraînent aucune réaction, de même si elles n'ont aucun retentissement affectif.

Acceptées par le malade comme perceptions réelles et associées à un état affectif marqué, elles exercent au contraire un empire souvent considérable sur sa volonté et le portent à se défendre contre les mauvais traitements dont il se croit l'objet ou à obéir aux ordres qui lui sont donnés (hallucinations impératives). De là bon nombre d'actes violents ou délictueux commis par les aliénés et cet axiome bien connu en psychiatrie que tout halluciné est un malade dangereux.

Les réactions que provoquent les hallucinations sont souvent brusques et irraisonnées, à caractère impulsif, surtout chez les débiles et chez les malades dont la conscience est profondément obnubilée (delirium tremens, délire épileptique). Mais elles peuvent aussi porter tous les caractères de la réflexion. Certains persécutés, exaspérés par des hallucinations pénibles, préparent leur vengeance avec des précautions infinies.

L'influence des hallucinations sur la volonté est souvent si puissante que rien ne peut la combattre, ni la pensée du devoir, ni l'amour de la famille, ni même l'instinct de conservation. Un malade passant près d'une rivière entend une voix lui commander : « Jette-toi à l'eau », il obéit sans hésitation et pour se justifier, déclare simplement : « Ils me l'ont commandé, j'ai été forcé d'obéir ».

COMBINAISON DES HALLUCINATIONS ENTRE ELLES. — Quelquefois l'hallucination n'affecte qu'un seul sens. Telle est l'hallucination de l'ouïe au début des délires systématisés. En général, cependant, le trouble pathologique porte sur plusieurs sens, soit que les hallucinations se succèdent ou coexistent sans aucun lien, soit qu'elles s'associent et produisent des scènes complexes d'aspect fantastique ou analogues à celles de la vie réelle. Elles prennent dans ce dernier cas le nom d'*hallucinations combinées*. Le malade voit et entend des personnages imaginaires, ressent les coups qu'ils lui portent, s'efforce de rejeter les substances empoisonnées qu'ils font pénétrer dans sa bouche, etc. Cet état, très voisin du rêve, coïncide toujours avec une obnubilation intellectuelle marquée.

DIAGNOSTIC DES HALLUCINATIONS. — Deux éventualités peuvent se présenter : 1° le malade renseigne directement le médecin sur son état ; 2° il ne donne lui-même aucune indication, soit qu'il s'y refuse (réticence), soit que l'obtusion intellectuelle l'en empêche.

Dans le premier cas le diagnostic de l'hallucination est en général facile. Il est cependant nécessaire de s'assurer que le phénomène pathologique est bien une hallucination et non une illusion, autrement dit une perception sans objet et non une perception inexacte. Seul, un examen détaillé des circonstances dans lesquelles le phénomène s'est montré préviendra l'erreur. Encore sera-t-on souvent obligé de rester dans le doute : il est bien difficile, en effet, quand un sujet s'entend appeler voleur au milieu des mille bruits de la rue, de savoir s'il a éprouvé une hallucination ou une illusion. La certitude est au contraire beaucoup plus grande si la perception morbide a surgi au milieu d'un calme absolu, la nuit par exemple.

Dans le second cas, le diagnostic doit être fait sans le secours du malade ou même en dépit de ses dénégations. On ne pourra le fonder que sur ses attitudes, sur ses mouvements, quelquefois sur les moyens de défense auxquels il a recours, et qui varient suivant le sens affecté. L'oreille orientée un certain temps dans la même direction, le regard fixe ou se mouvant suivant une ligne déterminée sans que nul objet réel l'attire, l'obstruction des oreilles avec des corps étrangers, les attitudes passionnelles, l'aspect effrayé doivent faire présumer l'existence des hallucinations. Je dis *présumer*, car des signes extérieurs ne permettent pas d'établir avec exactitude l'état de conscience d'un aliéné. Il faut se méfier des analyses psychologiques trop subtiles, si l'on ne veut s'exposer à des affirmations téméraires et de nature à fausser le diagnostic et le pronostic.

RAPPORT DES HALLUCINATIONS ET DES AUTRES TROUBLES MENTAUX. — Quelle place occupent les hallucinations dans la genèse des psychoses ? Sont-elles primitives ou secondaires ?

Il n'est pas impossible que quelquefois, notamment dans les intoxications, dans les lésions localisées, l'hallucination apparaisse la première et entraîne les autres troubles mentaux. La clinique nous apprend cependant que le cas doit rarement se présenter. Une anamnèse soigneuse et détaillée montre presque toujours que les hallucinations ont été précédées d'autres symptômes : dépression, obtusion intellectuelle, obnubilation de la conscience, idées délirantes.

On conçoit difficilement du reste qu'une ou plusieurs hallucinations survenant chez un individu indemne de tout autre trouble mental ne soient pas aussitôt rectifiées par le jugement aidé du témoignage des autres sens. On comprend très bien au contraire l'influence de la perception imaginaire sur l'attention, l'émotivité, le jugement et la volonté, si elle ne fait que réfléter ou plutôt objectiver les préoccupations et les idées morbides du sujet, c'est-à-dire si elle est secondaire. Le mélancolique qui se sent un grand coupable voit et entend les gendarmes qui vont l'arrêter. Le persécuté qui se croit en butte à la malveillance d'ennemis imaginaires perçoit des voix qui l'insultent. Le paralytique général à délire expansif et joyeux éprouve des sensations agréables. Les hallucinations sont ainsi l'*expression et non la cause* des idées délirantes, et c'est pourquoi elles s'harmonisent si bien avec l'état mental du sujet.

Quelques psychiatres[1] décrivent encore le *délire hallucinatoire* comme une entité morbide autonome, dont les caractères essentiels seraient la multiplicité et le caractère primitif des hallucinations. Si l'idée que je viens d'exposer est exacte, les hallucinations n'étant jamais ou presque jamais primitives, ne peuvent servir à caractériser une affection. Par conséquent le délire hallucinatoire ne saurait garder son autonomie. Aussi la plupart des auteurs s'accordent-ils à le démembrer et à en répartir les débris entre la confusion mentale, la paralysie générale, la démence précoce et les psychoses toxiques.

ÉTIOLOGIE GÉNÉRALE DE L'HALLUCINATION. — Nous ne possédons sur ce point que des notions très incomplètes.

1. Farnarier. *La psychose hallucinatoire*, Paris, 1899.

Les hallucinations se montrent volontiers dans les états où la conscience est affaiblie, comme dans le délire épileptique et dans les psychoses toxiques. C'est à l'affaiblissement de la conscience qu'il faut rapporter les hallucinations *hypnagogiques*, c'est-à-dire les hallucinations, conscientes le plus souvent, qui, chez certains sujets nerveux, précèdent le sommeil.

Elles se montrent volontiers en l'absence de sensations réelles, celles de l'ouïe dans le silence et celles de la vue dans l'obscurité. C'est ainsi que l'isolement cellulaire en usage dans les établissements pénitenciers prédisposerait aux psychoses à forme hallucinatoire (Kirn).

Il arrive qu'une hallucination surgit d'une façon en quelque sorte automatique, à l'occasion d'une impression déterminée. Un malade avait dans la bouche un goût de soufre chaque fois qu'on prononçait devant lui le nom d'un de ses persécuteurs. Ces hallucinations ont été étudiées par Kahlbaum sous le nom d'*hallucinations réflexes*.

Les hallucinations peuvent relever dans une certaine mesure d'un trouble périphérique portant soit sur l'organe sensoriel lui-même soit sur le nerf conducteur. Elles sont dans ce cas souvent *unilatérales*. « Max Busch aurait notablement amélioré l'état mental d'un individu atteint d'hallucinations auditives surtout intenses à gauche, par le traitement d'une otite moyenne avec perforation du tympan survenue dans l'enfance[1] ». On a vu des hallucinations visuelles apparaître à l'occasion d'une lésion oculaire, comme la cataracte, et guérir par un traitement approprié. Ces lésions périphériques ne sont pour ainsi dire que le prétexte des hallucinations et ne sauraient en être considérées comme la véritable cause. Celle-ci réside

---

1. Cité par Legay. *Essai sur les rapports de l'organe auditif avec les hallucinations de l'ouïe*. Thèse de Paris 1898, p. 25.

dans un état particulier d'éréthisme des centres de perception, tel qu'ils réagissent par des phénomènes hallucinatoires à une excitation périphérique anormale[1].

Les hallucinations périphériques sont très analogues au phénomène de Liepmann : si chez un alcoolique en voie de guérison on exerce une légère pression sur les globes oculaires on détermine parfois des hallucinations, alors même que le sujet n'en présente plus spontanément. L'excitation périphérique transmise au cerveau ne fait évidemment que provoquer la décharge nerveuse dont l'hallucination est l'expression clinique. Le fait qu'une foule de malades présentent des lésions fort graves et fort anciennes des organes sensoriels, sans pour cela être hallucinés, montre bien également que ces affections n'ont dans l'histoire des troubles psycho-sensoriels qu'une importance secondaire.

Enfin on peut encore faire naître des hallucinations par *suggestion*. Il suffit parfois d'attirer l'attention du malade sur un point déterminé, pour qu'il y découvre des objets, des personnages ou des figures imaginaires. Le cas est fréquent chez les intoxiqués, notamment les alcooliques et les cocaïniques et chez certains déments. Un malade, dont M. Thivet a bien voulu me communiquer l'observation, lit des mots entiers sur une surface blanche qu'on lui présente.

## B. — CARACTÈRES PROPRES
### A CHAQUE ESPÈCE D'HALLUCINATIONS

HALLUCINATIONS DE L'OUÏE. — A l'état pathologique comme à l'état normal les sensations auditives occupent dans l'ensemble des fonctions psychiques une place de premier ordre. Aussi de toutes les hallucinations celles de l'ouïe

1. Joffroy. *Les hallucinations unilatérales*. Arch. de neurol. 1898, n° 2. — Mariani. *Un cas d'hallucination unilatérale*. Riforma medica, 1899, n°° 30 et 31.

sont-elles les plus fréquentes et les plus importantes au point de vue clinique.

M. Séglas[1] les range en trois catégories : « les hallucinations auditives *élémentaires*, amenant la perception de sons bruts; les hallucinations auditives communes qui font entendre des sons rapportés à des objets déterminés; enfin les hallucinations auditives verbales où les malades entendent des mots représentant des idées. »

M. Wernicke[2] réunit les deux premières catégories sous le nom d'*akoasmes* et désigne la troisième, la seule qui selon lui mérite d'être étudiée à part, sous le nom de *phonèmes*.

Les *akoasmes* comprennent des bruits imaginaires de nature variable : bourdonnements, sifflements, cris, plaintes, sons de cloche, détonations d'armes à feu, etc... Ils ont la même valeur clinique que les hallucinations en général et n'agissent sur l'esprit qu'autant que celui-ci les interprète.

Les *phonèmes* (hallucinations auditives verbales de M. Séglas) ont au contraire une signification par eux-mêmes, puisqu'ils consistent dans l'audition de « mots représentant des idées ». Leur action est donc beaucoup plus immédiate et beaucoup plus puissante que celle des akoasmes.

Leur complexité varie depuis le mot isolé jusqu'au discours le plus compliqué. Tantôt les mots ou les phrases sont prononcés indistinctement et ressemblent à un vague murmure, tantôt ils présentent une netteté remarquable. « Il me semble, disent souvent les malades, qu'on parle tout près de moi... j'entends mes ennemis comme je vous entends, disent-ils encore ». Cette netteté contribue beau-

1. *Leçons cliniques sur les maladies mentales et nerveuses* p. 5. — *Pathogénie et physiologie pathologique de l'hallucination de l'ouïe*, Congrès des médecins aliénistes et neurologistes, 1897.

2. *Loc. cit.*, p. 189.

coup à leur faire accepter la voix imaginaire comme une voix réelle et à donner à l'hallucination auditive l'influence considérable qui lui est propre.

Les *invisibles*, comme les malades appellent souvent les voix imaginaires, se localisent parfois avec une extraordinaire précision. « Les aliénés manifestent un pouvoir de localisation qui ne se rencontre qu'à l'état pathologique[1] ». La distance à laquelle ils croient entendre les voix est très variable, très rapprochée ou au contraire éloignée de plusieurs centaines de kilomètres. Beaucoup rendent responsables de leurs hallucinations les personnes voisines : ainsi s'expliquent les agressions subites auxquelles se livrent ces malades. D'autres les rapportent à des objets inanimés. Une persécutée accusait son aiguille, une autre ses chaussures. D'autres encore incriminent des instruments invisibles dont se servent leurs ennemis (phonographes, téléphones, cornets acoustiques).

Comme toutes les hallucinations celles de l'ouïe varient avec la nature du délire, tristes dans les délires pénibles, agréables et joyeuses dans les délires expansifs. En général le vocabulaire des « invisibles » est assez peu choisi et comprend surtout des mots grossiers et même orduriers. Des hallucinations pénibles et d'autres agréables ou consolantes peuvent alterner suivant le mode « d'attaque » et de « défense » indiqué plus haut. Quelquefois chaque espèce d'hallucinations est perçue par une oreille différente.

Les voix peuvent répéter les propres pensées du malade avant même qu'il ait eu le temps de les exprimer. « Ils savent avant moi ce que je veux répondre, disait un persécuté... Quand je lis, disait un autre, ils lisent en même temps que moi et me répètent chaque mot ». Beaucoup se plaignent qu'on leur vole leur pensée[2].

1. Wernicke. *loc. cit.*, p. 205.
2. Bechterew. *Ueber das Hören der eigenen Gedanken*, Arch. f. Psychiat., t. XXX.

Assez souvent les voix créent des néologismes dont le sens reste absolument énigmatique pour le sujet lui-même ou auxquels il donne une signification conforme à son délire.

Le timbre des voix est très variable. Quelquefois le malade perçoit une voix unique et toujours la même, le plus souvent des voix multiples : voix d'hommes, de femmes, d'enfants, tantôt inconnues, tantôt familières et lui servant dans ce cas à établir l'identité de ses persécuteurs.

Bien qu'elles se rencontrent dans une foule d'affections mentales aiguës ou chroniques, les hallucinations de l'ouïe sont toujours d'un pronostic sérieux, quand elles prennent une situation prépondérante par leur nombre, leur netteté et leur intensité. Quand elles apparaissent au cours d'une psychose aiguë, elles présagent souvent une durée particulièrement longue de la maladie.

HALLUCINATIONS DE LA VUE. — Les hallucinations de la vue sont surtout l'apanage des intoxications, des délires fébriles et de certaines névroses (hystérie, épilepsie, chorée).

Elles varient beaucoup de netteté, parfois si précises, que le malade peut les dessiner, souvent au contraire vagues et indécises.

Comme les *voix*, les *visions* peuvent être prises pour des réalités par le sujet qui cherche soit à les éloigner ou à les fuir soit au contraire à les saisir. Elles vont alors de pair avec une obnubilation intellectuelle plus ou moins accusée.

Beaucoup d'hallucinés par contre les considèrent comme des *phénomènes artificiels*. Ils font d'autant mieux la différence entre le monde réel et leurs visions qu'ils sont plus conscients et plus lucides, car, en dehors des états où la conscience est profondément troublée, les hallucinations de la vue « portent rarement le cachet de la réalité[1] ».

1. Wernicke. *Loc. cit.*, p. 191.

Il leur manque les caractères propres aux sensations visuelles normales : perspective, netteté des contours, variété des teintes. Souvent l'image morbide apparaît sur un seul plan, floue et grisâtre. Il n'est donc pas étonnant, que n'ayant pas les attributs des perceptions vraies, elle ne soit pas acceptée comme telle et n'exerce pas sur l'esprit du malade le même empire que le phonème.

Certains considèrent leurs hallucinations de la vue comme des ombres ou des images *qu'on leur fait voir artificiellement* au moyen d'appareils de projection, de courants électriques. D'autres les attribuent à l'influence pernicieuse des poisons que leurs ennemis leur font absorber.

Les hallucinations de la vue peuvent prendre, rarement toutefois, la forme d'hallucinations visuelles verbales. Les malades voient des mots et des phrases écrits sur les tables, sur les murs. Une choréique délirante que j'ai observée dans le service de M. Joffroy lisait son propre nom sur un tablier. Tout le monde connaît les mots fameux *Mane, Thécel, Pharès* que les convives virent apparaître au festin de Balthazar.

HALLUCINATIONS DU GOUT ET DE L'ODORAT. — Les sens du goût et de l'odorat demeurent étroitement associés à l'état pathologique comme à l'état normal. Aussi est-il d'usage d'étudier ensemble leurs hallucinations.

La valeur clinique de celles-ci diffère suivant qu'elles coexistent avec des troubles psychiques et somatiques de caractère aigu, ou qu'elles se montrent au cours d'une psychose chronique.

Dans le premier cas, elles résultent souvent de la sécheresse et de l'inflammation des muqueuses nasale et buccale. Elles disparaissent avec les altérations de ces muqueuses et peuvent être modifiées d'une façon très heureuse par des soins appropriés. Leur importance pour le pronostic est minime.

Il en est tout autrement dans le second cas, quand elles surviennent indépendamment de ces causes, au cours des affections chroniques. Elles indiquent presque toujours une altération profonde de la personnalité et l'évolution des troubles mentaux vers la démence.

Les hallucinations du goût et de l'odorat sont le plus souvent pénibles. Les malades se plaignent de sentir des odeurs nauséabondes. On leur *envoie* des émanations putrides. On leur fait manger des matières fécales. On leur verse des poisons dans la bouche, etc. Elles entraînent certaines mesures de défense, telles qu'un crachotement perpétuel, l'obstruction des fosses nasales avec de l'ouate ou du papier et, ce qui constitue un symptôme plus grave, le *refus d'aliments*.

HALLUCINATIONS DU TACT, DE LA SENSIBILITÉ THERMIQUE ET DE LA SENSIBILITÉ A LA DOULEUR. — On les confond souvent en un seul groupe sous le nom d'*hallucinations de la sensibilité générale*.

Les hallucinations du *tact* sont fréquentes dans certaines psychoses toxiques (delirium tremens, délire cocaïnique) et dans les psychoses chroniques à forme de délire systématisé. Les malades éprouvent des sensations de souffle, de contact, sentent des araignées courir le long de leur corps, des fils multiples et ténus les enserrer.

Très voisines des précédentes sont les hallucinations du *sens génital* qui se rencontrent dans les névroses, surtout dans l'hystérie, dans la manie et dans une foule de psychoses aiguës ou chroniques. Elles consistent en sensations imaginaires tantôt pénibles, tantôt voluptueuses. Quand elles coexistent avec une lucidité parfaite, elles sont en général d'un pronostic très grave.

Les hallucinations du *sens thermique* et du *sens de la douleur* sont l'apanage des psychoses chroniques à forme de délire systématisé. Les malades se plaignent qu'on les brûle, qu'on leur traverse le corps avec un fer rouge, qu'on leur arrache les chairs, qu'on leur fait éprouver des commotions analogues à des décharges électriques.

Hallucinations motrices. — On peut définir l'hallucination motrice : la perception d'un mouvement imaginaire. Elle constitue un trouble de ce mode de sensibilité complexe que l'on désigne sous le nom de sensibilité musculaire.

Des phénomènes analogues se rencontrent fréquemment chez des individus normaux : les sensations de pesanteur et de légèreté des membres que nous éprouvons dans le rêve sont avec raison rattachées par M. Beaunis [1] à des anomalies de la sensibilité musculaire; les *illusions des amputés* s'accompagnent souvent d'hallucinations motrices.

Ces dernières sont fréquentes chez les aliénés. Certains se sentent soulevés de leur lit, secoués par des soubresauts continus et involontaires. Quelques-uns comme les sorcières du moyen âge, s'imaginent s'envoler dans les airs.

Grâce à un processus bien connu en psychologie, la sensation tend à se transformer en acte, l'image motrice en mouvement. *L'hallucination motrice devient impulsion.* Le malade sent avec étonnement ses membres, sa langue, sa bouche devenir le siège de mouvements auxquels sa volonté ne prend aucune part. Un malade de Krishaber sentait par exemple ses jambes « mues comme par un ressort étranger à sa volonté ». Beaucoup de persécutés ou d'aliénés mystiques se disent transformés en automates que Dieu ou leurs ennemis, suivant le cas, font marcher et agir à leur gré.

Il est une catégorie d'hallucinations motrices qui méritent une étude particulière, en raison de leur fréquence,

_______________

1. *Les sensations internes*, 1889. Paris, F. Alcan.

de leur importance clinique et de leur haut intérêt psychologique. Ce sont les hallucinations motrices *verbales*, admirablement décrites par M. Séglas[1].

Elles se rapportent, comme le nom l'indique, à la fonction du langage. Le malade perçoit dans la langue et dans les lèvres des mouvements involontaires, identiques à ceux que produisent l'articulation des mots. Tantôt la sensation existe seule, tantôt elle acquiert une intensité telle, qu'elle devient mouvement et que le malade se met à parler malgré lui. Souvent les mouvements pathologiques sont à peine indiqués et tout se borne à un chuchotement imperceptible. Quelquefois l'impulsion est assez vive pour se traduire par des paroles prononcées à haute voix ou par des cris. Les propos tenus dans ce cas par le malade peuvent être en complet désaccord avec ses propres sentiments. Ce sont des injures à l'endroit de ses proches, des mots orduriers, des blasphèmes. D'autres fois ce sont les pensées mêmes du malade qui se produisent au dehors malgré lui. Pierracini appelle ce phénomène « la fuite de la pensée. » (Cité par Séglas).

Les hallucinations motrices verbales exercent sur la fonction du langage, même quand elles ne vont pas jusqu'à l'impulsion et qu'elles ne s'accompagnent d'aucun mouvement, une action inhibitrice si puissante que le sujet est dans l'impossibilité de parler. Ce fait s'accorde parfaitement avec la remarque de Stricker que deux images motrices verbales ne peuvent coexister dans le même temps. Déjà occupé par l'image motrice hallucinatoire, la conscience demeure fermée à l'image motrice normale. Les hallucinations motrices verbales sont ainsi une *cause de mutisme*.

L'hallucination motrice *graphique* se rapporte au lan-

<hr>

1. *Leçons cliniques* et *Les troubles du langage chez les aliénés.*
(Bibliothèque Charcot-Debove).

gage écrit. « C'est alors l'image graphique qui entre en jeu et par suite de l'état d'éréthisme du centre cortical spécial où elle se trouve localisée, le malade a la perception exacte d'un mot à l'aide des représentations des mouvements adaptés qu'il accomplirait réellement s'il écrivait le mot.[1] »

Quand l'éréthisme atteint un certain degré d'intensité, l'hallucination devient l'*impulsion graphique*, et donne lieu à l'*écriture automatique*, fréquente chez les médiums écrivains.

L'interprétation des hallucinations motrices varie suivant les malades. Quelques-uns se plaignent que leurs ennemis gouvernent leur langue au moyen de fils invisibles. D'autres ne se sentant plus maîtres de leurs propres organes en viennent tout naturellement à penser qu'une personnalité étrangère a pris place à côté de la leur ; une partie des possédés du moyen âge étaient sans doute des hallucinés moteurs.

Les hallucinations motrices impliquent en général un pronostic grave. Elles traduisent une désagrégation déjà avancée de la personnalité. Aussi les rencontre-t-on surtout dans les psychoses chroniques. Elles peuvent cependant se montrer dans certaines psychoses aiguës, dans la mélancolie (Séglas), dans le délire alcoolique (Vallon, Cololian)[2].

THÉORIES DES HALLUCINATIONS. — Je ne citerai que pour mémoire la théorie, dite psychologique, qui prétend faire de l'hallucination un phénomène de pure idéation. Depuis longtemps médecins et physiologistes l'ont reléguée dans l'histoire. Mais, si tous les auteurs admettent aujourd'hui l'existence d'un processus pathologique matériel qui est le

1. Séglas. *Les troubles du langage*, p. 246.
2. Cololian. *Les hallucinations psycho-motrices verbales dans l'alcoolisme*. Arch. de Neurol. Nov. 1899.

fondement de l'hallucination, ils sont loin d'être d'accord sur sa nature et sur son siège.

Pour Jean Muller l'hallucination est la conséquence d'une excitation anormale dont le siège principal est l'organe sensoriel périphérique.

Pour Meynert, elle résulte du fonctionnement automatique des centres cérébraux sous-corticaux, qui ne sont plus comme à l'état normal inhibés par l'écorce cérébrale.

La cause première de l'hallucination serait ainsi la suppression du pouvoir inhibiteur de l'écorce, qui est une des manifestations de la paralysie corticale. L'hallucination est donc la conséquence du triomphe des fonctions cérébrales inférieures sur les fonctions cérébrales les plus élevées.

Enfin pour Tamburini, dont l'opinion est aujourd'hui généralement admise, l'hallucination est produite par le *fonctionnement automatique d'un centre de projection psycho-sensoriel.*

Sous quelle influence l'automatisme du centre de projection entre-t-il en jeu ? Sous l'influence d'une irritation directe, résultant par exemple d'une tumeur ou d'une plaque de méningite exactement localisée à ce centre? Le fait existe. M. Sérieux[1] a observé des hallucinations motrices verbales chez une paralytique générale dont l'autopsie montra une prédominance des lésions de méningo-encéphalite au niveau du pied de la troisième circonvolution frontale gauche. La lésion ne doit cependant pas entraîner une altération trop profonde. « En effet, pour qu'un centre puisse produire l'hallucination, il est nécessaire qu'il ait conservé des conditions d'intégrité suffisante pour permettre son activité. » (Joffroy)[1].

---

1. *Sur un cas d'hallucination motrice verbale chez une paralytique générale.* Bull. de la soc. de méd. ment. de Belgique 1891.

1. *Les hallucinations unilatérales.* M. Siebert a également rapporté un cas où des hallucinations très violentes de l'odorat persistèrent longtemps, puis cessèrent peu à peu. A l'autopsie on trouva l'hip-

Le plus souvent le centre de projection n'est le siège d'aucune lésion appréciable. Il semble donc que, dans la généralité des cas, l'hallucination soit la conséquence non d'une excitation directe portant sur le centre psycho-sensoriel lui-même, mais plutôt d'une excitation indirecte venue d'un autre point de l'écorce. S'il en est ainsi, on comprend pourquoi l'hallucination est toujours un phénomène secondaire et pourquoi elle traduit, elle objective les préoccupations pathologiques du malade.

M. Wernicke donne sur la genèse de l'hallucination une théorie fort ingénieuse fondée sur son hypothèse générale de la *séjonction*. Sous ce nom il désigne l'interruption passagère ou définitive des voies suivies normalement par l'influx nerveux. Celui-ci ne pouvant s'écouler librement, s'accumule au-dessus du point lésé comme l'eau d'une rivière en amont d'un barrage. Quand l'accumulation porte sur un centre de projection psycho-sensoriel, elle y détermine un état d'excitation anormale dont l'hallucination est l'expression clinique...

pocampe détruit par une tumeur. L'auteur suppose que les hallucinations résultaient de l'irritation du centre en question par la tumeur et ne cessèrent que quand celui-ci fut détruit. Monatschr. für Psych. u. Neurol. T. VI.

# CHAPITRE III

## SÉMÉIOLOGIE (Suite.)

CONSCIENCE. — MÉMOIRE. — ASSOCIATIONS D'IDÉES VOLONTAIRES. — ATTENTION. — ASSOCIATION D'IDÉES AUTOMATIQUES. — JUGEMENT.

### § 1. — TROUBLES DE LA CONSCIENCE

La conscience peut être *affaiblie* : inconscience et obnubilation intellectuelle ; ou *exaltée* : hyperconscience.

AFFAIBLISSEMENT DE LA CONSCIENCE. — *L'inconscience* existe à l'état physiologique dans le sommeil sans rêve, à l'état pathologique dans le coma et la stupeur complète.

*L'obnubilation intellectuelle* représente l'élément fondamental de beaucoup de psychoses. Elle va toujours de pair avec un degré plus ou moins accentué de *désorientation*.

Une orientation complète suppose l'intégrité des trois notions suivantes :

1° Notion de notre propre personnalité (orientation autopsychique de Wernicke) ;

2° Notion du monde extérieur (orientation allopsychique du même auteur) ;

3° Notion du temps.

Ces trois notions peuvent disparaître ensemble ou isolément. Nous verrons plus tard que dans certaines affections, dans le délirium tremens notamment, la notion du lieu et du temps est abolie, tandis que la notion de la personnalité demeure intacte. Le malade ignore qu'il est dans une salle d'hôpital, méconnaît son entourage, ne peut indiquer même approximativement la date actuelle. Mais il sait qu'il est bien M. X..., exerçant telle profession, âgé de tant d'années, né à telle date, etc.

La désorientation allopsychique ou perte de la notion du monde extérieur marche souvent de pair avec des hallucinations multiples. Quelques auteurs voient entre les deux symptômes une relation de causalité : les hallucinations transportent le malade dans un monde imaginaire et lui font perdre la notion du monde réel. La clinique n'est pas favorable à cette hypothèse. Elle nous apprend en effet : 1° que l'orientation peut être parfaitement conservée en dépit d'hallucinations intenses et incessantes ; 2° que, inversement, elle peut être profondément troublée, sans qu'il existe aucune hallucination ; 3° que dans la plupart des cas où les deux ordres de symptômes se montrent associés, le trouble de l'orientation a précédé le trouble psycho-sensoriel.

INFLUENCE DE L'AFFAIBLISSEMENT DE LA CONSCIENCE SUR L'ÉTAT AFFECTIF ET SUR LES RÉACTIONS. — L'inconscience ou l'obnubilation se traduisent au point de vue affectif par l'indifférence, l'hébétude et au point de vue réactionnel par l'aboulie qui, dans les cas extrêmes, peut aller jusqu'à l'inactivité complète.

Compliquée de symptômes d'excitation, hallucinations et illusions, délire, angoisse, elle s'accompagne des phénomènes affectifs et des réactions propres à chacun de ces états. Il importe surtout de retenir que le trouble de la conscience imprime aux actes du malade un caractère impulsif plus ou moins accusé : de là leur aspect brutal et parfois féroce.

DIAGNOSTIC DE L'AFFAIBLISSEMENT DE LA CONSCIENCE. — L'inconscience se reconnaît en général à l'indifférence absolue du sujet qui ne réagit plus aux excitations même très vives. Cependant il faut dans bien des cas user d'une grande circonspection. Nous verrons en effet plus tard que certains malades, les *catatoniques*, présentent toutes les apparences de l'inconscience et n'en conservent pas moins une lucidité parfaite : le trouble de la conscience n'est ici qu'apparent. Bien souvent on est obligé d'attendre pour se prononcer avec certitude, que, l'accès passé, le malade renseigne lui-même sur son état antérieur, soit en déclarant qu'il n'a gardé aucun souvenir de ce qui s'est passé pendant l'accès, auquel cas l'inconscience était réelle, soit qu'il explique comment, tout en percevant les impressions extérieures, il était incapable de réagir, auquel cas l'inconscience n'était qu'apparente.

L'obnubilation se reconnaît en posant au sujet une série de questions sur son âge, sa profession, la date actuelle, le lieu où il se trouve, les personnes qui l'entourent.

États crépusculaires. — On désigne ainsi les états pathologiques où les troubles de la conscience dominent la scène.

Les états crépusculaires diffèrent beaucoup entre eux d'aspect et probablement aussi de nature. Tous cependant ont un caractère commun : ils laissent après eux une amnésie à peu près complète pour les faits qui se sont produits pendant leur durée. Mais l'état de conscience au moment du paroxysme lui-même est très difficile à déterminer et varie probablement beaucoup.

Souvent les malades en proie à un délire violent n'ont qu'une notion extrêmement confuse du milieu extérieur et leurs actes portent le caractère de l'automatisme complet : tels sont les épileptiques délirants.

D'autres fois, au contraire, le sujet accomplit des actes compliqués, comme ceux que nécessite un voyage, d'une façon posée et raisonnable, au point qu'il n'éveille pas l'attention autour de lui et ne conserve des actes accomplis aucun souvenir, l'accès passé.

Il est bien difficile d'admettre que dans les deux cas le trouble de la conscience est identique.

*Exaltation de la conscience.* — M. Morselli distingue deux sortes d'hyperconscience « l'hyperconscience avec introflexion diffuse, quand l'auto-conscience s'applique aux phénomènes organiques : de là les illusions et les hallucinations de la sensibilité générale ou de la cénésthésie chez les mélancoliques, les hypochondriaques et les paranoïques ; et l'hyperconscience avec introflexion condensée quand la perception s'isole avec une intensité anormale, sur des représentations et des émotions : de là, l'extase des états hallucinatoires soit spontanés, soit provoqués (hynoptisme) »[1]. D'une façon générale l'hyperconscience n'est jamais que partielle : certaines sensations ou certaines représentations absorbent à elles seules l'activité psychique consciente au détriment des autres.

## § 2. — TROUBLES DE LA MÉMOIRE

Le fonctionnement de la mémoire comprend trois opérations :

1° La fixation d'une représentation ;

2° Sa conservation ;

3° Sa réviviscence, c'est-à-dire sa réapparition dans le champ de la conscience.

Elles peuvent être troublées ensemble ou isolément ; de là trois sortes d'amnésie : *A.* Amnésie par défaut de fixation (plus simplement amnésie de fixation) ou amnésie antérograde ;

*B.* Amnésie de conservation.

*C.* Amnésie de reproduction.

1. Morselli. *Loc. cit.* p. 754.

Ces deux dernières portent sur les souvenirs antérieurement acquis et constituent l'*amnésie rétrograde*. Il y a donc deux variétés d'amnésie rétrograde, l'une par défaut de conservation, l'autre par défaut de reproduction.

*A.* Amnésie de fixation. Amnésie antérograde. — Le *pouvoir de fixation* (Merkfähigkeit des auteurs allemands) est subordonné à la netteté des perceptions. Aussi tous les états dans lesquels les perceptions sont vagues et indécises s'accompagnent-ils d'une amnésie de fixation plus ou moins accusée, tels sont les délires épileptiques et la confusion mentale primitive.

La netteté de la perception est donc une condition nécessaire du fonctionnement normal de la mémoire. On ne peut affirmer cependant qu'elle en soit la condition suffisante. Une impression très claire et très précise au moment même peut ne pas se graver dans l'esprit. C'est ainsi que dans la psychose polynévritique les malades comprennent parfaitement les questions qu'on leur pose, exécutent convenablement un ordre donné, au point de faire à un examen superficiel l'impression d'individus normaux, et cependant ne conservent de toute la période de leur maladie qu'un souvenir nul ou incomplet. Il semble donc que le fonctionnement du pouvoir de fixation exige, outre une netteté suffisante de la perception, une deuxième condition de nature encore indéterminée.

*B.* Amnésie rétrograde par défaut de conservation. — L'impression, fixée dans la mémoire, s'y conserve un temps plus ou moins long suivant ses caractères et suivant les aptitudes individuelles. Le souvenir d'un événement important persiste plus longtemps que celui d'un fait insignifiant. Certains individus ont une mémoire prodigieuse, d'autres une mémoire fort médiocre ou même à peu près nulle. Entre ces deux extrêmes les degrés sont infinis.

La disparition, sous l'influence d'une cause pathologique, des souvenirs antérieurement acquis, constitue ce que nous appelons l'*amnésie de conservation*. Cette forme d'amnésie *destructive* et, par conséquent, *incurable*, est le principal facteur de la démence et souvent le premier signe qui donne l'éveil à l'entourage du malade.

La disparition des souvenirs est plus ou moins complète suivant la nature de l'affaiblissement intellectuel. Tandis que beaucoup de déments précoces conservent pendant longtemps une mémoire relativement bonne, les paralytiques généraux et les déments séniles présentent dès le début de la maladie une amnésie très accusée.

L'amnésie de conservation s'associe en général aux deux autres formes d'amnésie, de fixation et de reproduction.

*C.* Amnésie rétrograde par défaut de reproduction. — A l'état normal, une impression fixée et conservée dans la mémoire, jouit de la propriété de renaître dans certaines conditions déterminées. A l'état pathologique, ce pouvoir de reproduction peut être suspendu : les souvenirs existent, mais endormis et ne sont plus évoqués. Ce mode d'amnésie associé en général à l'amnésie antérograde se rencontre dans beaucoup de psychoses aiguës, notamment dans la folie maniaque dépressive, dans la confusion mentale primitive, dans les psychoses toxiques. Son pronostic est évidemment beaucoup moins grave que celui de la forme précédente.

*Marche de l'amnésie.* — Le *début* peut être brusque ou insidieux, souvent brusque dans l'amnésie de reproduction pure ou associée à l'amnésie de fixation, presque toujours insidieux dans l'amnésie de conservation.

L'amnésie peut être *stationnaire*, *régressive* ou *progressive* ; stationnaire, quand certains souvenirs ayant été détruits, le déficit persiste sans s'accroître ; régressive, quand les souvenirs, simplement endormis, reparaissent peu à peu ; progressive, quand, le processus pathologique s'aggravant, le nombre des souvenirs détruits augmente de jour en jour.

Dans l'amnésie progressive, la disparition des souvenirs se fait non au hasard mais dans un ordre déterminé. « La destruction progressive de la mémoire suit, dit M. Ribot, une marche logique, une loi. *Elle descend progressivement de l'instable au stable :* elle commence par les souvenirs récents qui, mal fixés dans les éléments nerveux, rarement répétés et par conséquent faiblement associés avec les autres, représentent l'organisation à son degré le plus faible. Elle finit par cette mémoire sensorielle, instinctive, qui, fixée dans l'organisme, devenue une partie de lui-même ou plutôt lui-même, représente l'organisation à son degré le plus fort. Du terme initial au terme final, la marche de l'amnésie réglée par la nature des choses suit la ligne de la moindre résistance, c'est-à-dire de la moindre organisation [1] ». Dans la démence sénile où la loi de l'amnésie trouve son expression la plus parfaite, les souvenirs de la vieillesse s'effacent les premiers, puis ceux de l'âge mûr et enfin ceux de la jeunesse et de l'enfance. Quelques-uns de ces derniers peuvent demeurer debout longtemps après la ruine générale de la mémoire et des autres facultés intellectuelles. Il n'est pas rare de rencontrer des déments séniles avancés, qui, incapables de se rappeler l'existence de leur femme et de leurs enfants, racontent encore avec détails tel menu fait de leur enfance ou récitent sans se tromper des fragments d'auteurs classiques.

La loi de l'amnésie, tout en restant la même, est plus difficile à découvrir dans les affections où l'affaiblissement de la mémoire évolue très rapidement, où les souvenirs de même que les autres manifestations de la vie intellectuelle

1. Ribot, *Maladies de la mémoire.* Paris F. Alcan.

disparaissent en masse. Dans la paralysie générale, la marche de l'amnésie est beaucoup plus rapide et beaucoup moins régulière que dans la démence sénile. C'est là, comme nous le verrons, un élément de diagnostic important.

*Variétés d'amnésies.* — L'amnésie est dite *partielle* quand elle porte sur une seule classe de souvenirs, par exemple sur les noms propres, sur les nombres, sur certaines connaissances spéciales (musique, mathématiques) sur une langue étrangère. Un jeune homme au sortir d'une fièvre typhoïde grave avait complètement oublié l'anglais qu'il parlait couramment avant le début de la maladie. Les autres souvenirs étaient assez bien conservés. Quand elle porte sur les images verbales, l'amnésie détermine une forme particulière d'aphasie, l'*aphasie amnésique*.

Elle est *générale* quand elle frappe également toutes les classes de souvenirs. La plupart des amnésies progressives sont générales.

L'amnésie peut *se limiter à une certaine période de l'existence*. Dans ce cas elle débute presque toujours brusquement et se présente sous la forme d'amnésie antérograde ou d'amnésie rétrograde par défaut de reproduction.

LOCALISATION DES SOUVENIRS. — Le souvenir d'un fait une fois évoqué, il nous est possible en général de déterminer sa place dans le passé. Ce pouvoir de *localisation* disparaît dans certaines psychoses. Les malades ne peuvent dire à quelle date ou même en quelle année s'est produit tel fait, dont ils ont pourtant gardé le souvenir. Le défaut de localisation dans le passé, joint à un certain degré d'amnésie antérograde et rétrograde produit la *désorientation dans le temps*.

ILLUSIONS ET HALLUCINATIONS DE LA MÉMOIRE. — Dans l'illusion de la mémoire, un événement passé se présente à la conscience altéré dans ses détails et dans ses rapports avec le sujet, exagéré ou diminué dans son importance. C'est ainsi qu'un dément sénile prétendait avoir dirigé la construction d'une cathédrale gothique vieille de plusieurs siècles, tenant « le compas d'une main et le mousqueton de l'autre, pour se défendre contre les Sarrasins ». Renseignements pris, le malade travaillait, une trentaine d'années auparavant, à la restauration de ladite cathédrale.

L'illusion de la mémoire devient une véritable hallucination quand la représentation perçue comme souvenir ne répond à aucun fait antérieur. Un malade couché depuis plusieurs semaines raconte que la veille, il a assisté au couronnement de l'empereur de Russie, c'est là un souvenir sans objet, une hallucination de la mémoire.

Les illusions et les hallucinations de la mémoire forment la base des *récits imaginaires* [1] qui se rencontrent dans diverses psychoses, dans l'hystérie et la psychose polynévritique notamment.

Je mentionnerai en terminant une forme curieuse d'illusion de la mémoire, que l'on désigne sous le nom « d'illusion du déjà vu... Elle consiste à croire qu'un état nouveau en réalité a été antérieurement éprouvé, en sorte que, lorsqu'il se produit pour la première fois, il paraît être une répétition [2] ». Un malade prétendait que tous les faits dont il était témoin s'étaient produits un an auparavant, jour pour jour. Il fit grand bruit au mariage d'une de ses sœurs, demandant pourquoi on recommençait une cérémonie déjà accomplie l'an passé et ce que signifiait une semblable comédie [3].

1. Delbrück. *Die pathologische Lüge und die psychisch abnormen Schwindler.* — Kœppen. *Ueber die pathologische Lüge* (Pseudologia phantastica) Charité. Annal. Janvier 1898.

2. Ribot. *Loc. cit.* p. 149.

3. Arnaud. *Un cas d'illusion du déjà vu ou de fausse mémoire.* Ann. méd. psych. Mai-Juin 1896.

## § 3. — Associations d'idées et attention

Les associations d'idées peuvent être le fait soit de l'activité psychique volontaire soit de l'automatisme mental.

Associations d'idées volontaires. Attention. — Le rôle de l'attention consiste : 1° à diriger les associations ; 2° à régler le cours des représentations, c'est-à-dire à maintenir chacune d'elles un temps plus ou moins long dans le champ de la conscience ; 3° à inhiber les associations automatiques qui menacent de faire dévier la marche des associations volontaires.

L'affaiblissement de l'attention est étroitement lié au *ralentissement des associations d'idées volontaires*. Ce dernier symptôme se manifeste cliniquement par la lenteur des conceptions et expérimentalement par une augmentation du temps de réaction, c'est-à-dire du temps nécessaire pour qu'une sensation se transforme en un mouvement voulu et conscient[1].

L'affaiblissement de l'attention et le ralentissement des associations volontaires constituent les manifestations les plus précoces et les plus constantes de la paralysie psychique.

Leur intensité comporte trois degrés différents :

1er degré : capacité pour le travail intellectuel diminuée, fatigue rapide ;

2e degré : obtusion intellectuelle ;

3e degré : suspension complète de toute activité psychique volontaire.

L'affaiblissement de l'attention et le ralentissement des associations peuvent exister seuls comme dans certaines formes de mélancolie et surtout dans la stupeur où ils

1. Pierre Jamet. *Névroses et idées fixes.* Paris, F. Alcan. — Sommer, *Lehrbruch der psychopathologischen Untersuchungs. methoden.* 1899.

atteignent leur plus haut degré. Ils peuvent également s'associer à une exaltation de l'automatisme mental qui se traduit par une mobilité anormale de l'attention et un flux d'idées disparates (fuite des idées, incohérence) ou au contraire par l'apparition dans le champ de la conscience d'une représentation particulièrement tenace et exclusive (idée obsédante, idée fixe, idée autochtone).

MOBILITÉ ANORMALE DE L'ATTENTION[1]. — Une impression extérieure, quelle qu'elle soit, suffit à éveiller l'attention du malade, mais aucune ne parvient à la fixer. Ce symptôme existe sous son aspect le plus net dans la manie.

FUITE DES IDÉES. — INCOHÉRENCE. — Ces deux symptômes constituent deux degrés différents d'un même processus morbide.

La fuite des idées presque toujours liée à la mobilité de l'attention est constituée par une succession rapide de représentations qui défilent dans le champ de la conscience, sans ordre aucun, au hasard des impressions actuelles, des ressemblances superficielles, des coexistences dans le temps et dans l'espace, des similitudes de consonance ; un mot éveille ainsi l'idée d'un mot à peu près semblable ou de même terminaison (association par assonance). L'exemple suivant pris chez un maniaque dont les propos ont été quelques instants scrupuleusement notés montrera mieux qu'une description les caractères de ce phénomène pathologique ; « Oh ! la belle montre... Moi aussi j'ai une montre... Elle vient de Paris... Parfaitement... Paris est une belle ville... Ce n'est pas vous que j'ai rencontré sur le boulevard de Belleville... Vous m'avez demandé du feu... (*riant*) du feu sacré... (*lisant une adresse*) Beauvais : l'Oise, chef-lieu Beauvais, sous-pré-

[1] Elle résulte d'une exaltation de cette forme d'attention qu'on appelle *spontanée* par opposition avec l'attention *volontaire*.

fectures, Clermont, Compiègne et Senlis, l'Oise est une vilaine rivière, j'aime mieux la Seine qui se jette dans la Manche, etc. »

Longtemps la fuite des idées a été considérée, surtout dans la manie, comme le résultat d'une suractivité psychique réelle : on pensait que le malade impuissant à traduire par la parole les idées qui se pressent en foule à sa conscience est obligé d'en éluder un grand nombre, de faire de véritables ellipses; de là le décousu de son discours.

En réalité cette suractivité ne porte que sur les fonctions intellectuelles automatiques et coïncide toujours avec un affaiblissement de l'activité psychique supérieure. La cause essentielle du phénomène doit être cherchée dans la faiblesse de l'attention : une représentation A ne pouvant se fixer dans la conscience est aussitôt remplacée par autre représentation B, de sorte que *les idées fuient*.

Tandis que dans la fuite des idées, les représentations sont encore associées suivant des rapports superficiels, il est vrai, mais réels cependant, dans l'*incohérence*, elles se succèdent sans lien aucun, même apparent. Voici un exemple de ce phénomène, recueilli chez un dément précoce : « Je cherche la phrase. J'étais à Paris faisant des oublis, mais on ferme la porte, sachant bien que je me fais une vie autre qui dépend des draps de lit. Tout le monde sait bien avec des seaux à charbon, des chevaux qui paissent et une pipe en buis on peut faire bien autre chose que des malhonnêtetés. La blanchisserie est reliée au pont du Mont-Blanc à Genève parce que s'il y a des malhonnêtetés, il y a aussi mes yeux accrochés aux rideaux... » Ces quelques lignes suffisent à montrer le degré profond de désagrégation psychique que traduit ce phénomène.

Il n'est pas rare de voir les deux ordres de symptômes, fuite des idées et incohérence se succéder ou même se combiner chez le même sujet, notamment dans la manie et dans la confusion mentale primitive.

IDÉE OBSÉDANTE. — IDÉE FIXE. — IDÉE AUTOCHTONE[1]. — Nous avons dit que l'automatisme mental pouvait se traduire par l'apparition d'une idée particulièrement tenace, exclusive, occupant à elle seule le champ de la conscience dont rien ne peut la déloger[2].

Les trois formes sous lesquelles se présente ce phénomène ont été bien distinguées par M. Wernicke[3].

*L'idée obsédante* s'impose à la conscience malgré la volonté du malade, qui se rend compte de son caractère pathologique et qui cherche à l'éloigner. C'est une idée parasite jugée telle par le sujet lui-même.

Une mère est hantée par l'idée de tuer son enfant qu'elle aime profondément. Suivant sa propre expression elle ne peut plus penser à autre chose. Mais elle reconnaît que c'est là un phénomène morbide et demande qu'on l'en délivre : c'est une idée obsédante.

*L'idée fixe* au contraire s'harmonise avec les autres représentations. Aussi n'est-elle jamais perçue comme étrangère à l'esprit et ne fait-elle jamais sur le sujet l'impression d'un phénomène pathologique. Une mère qui vient de perdre son enfant est persuadée que si elle lui avait donné tel médicament, l'enfant ne serait pas mort. Cette idée ne la quitte pas, lui paraît parfaitement légitime et naturelle : c'est une idée fixe.

*L'idée fixe* forme la base de certains délires, notamment du délire des persécutés persécuteurs.

Elle est encore le point de départ d'une foule d'accidents hystériques. Dans ce dernier cas elle est souvent *subconsciente*, c'est-à-dire que son action s'exerce à l'insu du malade.

L'idée fixe n'est pas exclusive à l'aliénation mentale. On

1. Kéraval. *L'idée fixe*. Arch. de Neur., 1899 n°° 43 et 44.
2. On pourrait donner à cette forme d'automatisme mental le nom d'automatisme monoïdéique.
3. *Loc. cit.*, p. 108.

la rencontre à l'état normal associée à certaines tendances qui peuvent être parfaitement légitimes en soi. Tels sont le besoin de vengeance, l'ambition, etc...

*L'idée autochtone*, comme l'idée obsédante, se développe en dehors des associations normales. Toute la différence consiste dans l'interprétation qu'en donne le malade : tandis qu'il conçoit l'idée obsédante comme un phénomène pathologique, il voit dans l'idée autochtone l'influence malveillante le plus souvent d'une personnalité étrangère. S'il s'en plaint, c'est au commissaire de police non au médecin. Une mère croit que sa voisine lui envoie l'idée de tuer son enfant : c'est une idée autochtone.

Très voisine de l'idée obsédante, l'idée autochtone présente également une grande analogie avec l'hallucination. Comme cette dernière elle résulte du fonctionnement automatique d'un centre cortical. Mais au lieu de porter sur un centre psychosensoriel, l'excitation pathologique porte sur un centre psychique. Baillarger désignait les idées autochtones sous le nom *d'hallucinations psychiques* [1]. Ce terme est aujourd'hui tombé en desuétude, peut-être à tort.

Rien ne prouve plus clairement la parenté des deux ordres de symptômes que la transformation fréquente de l'idée autochtone en hallucination verbale, auditive ou motrice, rarement visuelle. L'analogie de l'idée autochtone et de l'hallucination verbale motrice a conduit M. Séglas [2] à considérer les deux phénomènes comme identiques de nature, la première n'étant qu'une forme rudimentaire de la seconde. Cette opinion paraîtra un peu exclusive, si l'on songe que l'idée autochtone peut tout aussi bien engendrer l'hallucination auditive [3] que l'hallucination

---

1. Marandon de Montyel. *Des hallucinations psychiques*. Gaz. hebd. de Méd. et de chirurg. mars, 1000.

2. *Leçons cliniques sur les maladies mentales et nerveuses.*

3. Wernicke. *Loc. cit.*

motrice, et que dans bien des cas, elle ne s'accompagne d'aucune sensation de mouvement, même rudimentaire.

L'hallucination psychique indique en général une désagrégation avancée de la personnalité et par conséquent comporte un pronostic sombre.

## § 4. — TROUBLES DU JUGEMENT

Le jugement est l'acte par lequel l'esprit affirme un rapport perçu entre deux ou plusieurs représentations.

Quand le rapport est imaginaire, le jugement aboutit à l'idée fausse. Celle-ci devient l'idée délirante quand elle choque l'évidence.

C'est à un trouble du jugement que doit être rapportée l'idée fausse que le malade se fait de son propre état croyant sa santé parfaite alors qu'elle est gravement atteinte. Cette inconscience de sa situation n'est pas toujours absolue et s'il est exact en général de dire que la folie est un mal qui s'ignore, il faut cependant reconnaître que quelquefois, surtout au début des psychoses, les malades ont conscience des modifications pathologiques qui s'opèrent en eux[1].

Quelques-uns se rendent spontanément auprès du médecin ou même réclament leur internement. Un périodique, plusieurs fois traité à l'asile de Clermont, avait au début de son accès une notion si juste de son état qu'il demandait télégraphiquement qu'on l'envoie prendre par des infirmiers.

*Caractères généraux des idées délirantes.* — L'ensemble des idées délirantes constitue le *délire*.

Celui-ci peut être créé de toutes pièces ou reposer sur des faits exacts mais mal interprétés.

Il résulte, dans ce dernier cas, d'*interprétations déli-*

1. Pick. *Ueber Krankheitsbewusstse in inpsychischen Krankheiten.* Arch. f. Psychiat. T. XIII. — Hollbronner. *Ueber krankheitseinsicht.* Allg. Zeitsch. f. Psychiat. T. LIV. fasc. IV.

*rantes*. Quand les interprétations délirantes portent sur les faits anciens, le délire est dit rétrospectif.

Parfois le délire succède au rêve, se confond avec lui et en présente tous les caractères (délire *onirique*); tel est le cas dans beaucoup de psychoses infectieuses et de psychoses toxiques.

Presque toujours les idées délirantes sont multiples. Même dans les cas désignés autrefois sous le nom de monomanie, l'idée morbide primitive entraîne un certain nombre d'idées morbides secondaires qui en sont la conséquence. Tantôt différentes conceptions délirantes coexistent simplement, sans aucun lien entre elles, tantôt elles se groupent de façon à constituer un tout plus ou moins logique et plus ou moins vraisemblable. Le délire est dit *incohérent*, dans le premier cas, *systématisé* dans le second.

Systématisées ou non les idées délirantes sont généralement, comme les hallucinations, en harmonie avec le ton émotionnel. Cette harmonie cesse quand le processus pathologique perd de son intensité, soit que la maladie tende vers la guérison, soit qu'elle se termine par l'affaiblissement intellectuel. Chez les déments, les idées délirantes n'entraînent souvent ni état affectif ni réaction. Un malade peut se dire empereur et accepter de balayer une salle, un autre se croire privé d'estomac et cependant manger de bon appétit.

On distingue trois grandes catégories d'idées délirantes :

Les idées mélancoliques ;

Les idées de persécution ;

Les idées de grandeur.

Nous nous bornerons à les passer rapidement en revue, réservant les détails pour les affections où elles se rencontrent.

IDÉES MÉLANCOLIQUES. — Très fréquentes au début des psychoses, elles peuvent également persister pendant toute la durée de l'affection, comme dans la mélancolie affective.

Les principales variétés sont :

*a.* Les idées d'humilité et de culpabilité. Ces dernières sont encore appelées idées d'auto-accusation ;

*b.* Les idées de ruine ;

*c.* Les idées hypochondriaques ;

*d.* Les idées de négation.

a. *Idées d'humilité et de culpabilité.* — Le malade se considère comme un être incapable, méchant, indigne des soins qu'on lui donne et s'accuse de fautes ou de crimes imaginaires. Souvent il va chercher dans son passé tel fait insignifiant auquel il attribue une extrême gravité : il a volé des pommes à l'âge de treize ans, il a oublié de faire le signe de la croix en entrant dans une église. L'idée de la faute commise entraîne celle du châtiment mérité : il s'attend à chaque instant à être arrêté, mis à mort, coupé en morceaux, précipité en enfer.

b. *Idées de ruine.* — Fréquentes chez les déments séniles ; les malades se croient sans ressources, dénués de tout ; on vendra leurs vêtements, on les trouvera un jour morts de faim sur une grand route.

c. *Idées hypochondriaques.* — Elles sont relatives à la personnalité même du sujet et portent soit sur la sphère physique : l'estomac est noué, la moelle épinière ramollie, tout l'organisme est vicié par une maladie incurable ; soit sur la sphère psychique, constituant dans ce cas l'hypochondrie morale : l'esprit est paralysé, l'intelligence détruite, la volonté annihilée.

d. *Idées de négation*[1]. — Elles se rapportent tantôt au sujet

---

1. *Leçons cliniques*, p. 276. — Cotard. *Du délire des négations.* Arch. de neurol., 1882. — Arnaud. *Sur le délire des négations.* Ann. méd. psych., nov, déc., 1892. — Séglas. *Le délire des négations.* Encycl. des Aide-mém. — Trénel. *Notes sur les idées de négation.* Arch. de neur., mars, 1899. — Castin. *Un cas de délire hypochondriaque à forme évolutive.* Ann. méd. psych., juin, 1900.

lui-même et ne sont alors que des idées hypochondriaques poussées à l'extrême : le cerveau, le cœur sont détruits, les os sont remplacés par de l'air, le corps n'est plus qu'un fantôme sans existence réelle ; tantôt au monde extérieur : le soleil est mort, la terre n'est plus qu'un fantôme, l'univers lui-même n'existe plus (idée de négation métaphysique.)

Par un processus singulier, paradoxal en apparence, les idées hypochondriaques et de négation entraînent les idées d'immortalité et d'énormité. Le malade se sentant, par la destruction de ses organes, placé en dehors des lois naturelles, juge qu'il ne peut plus mourir et qu'il est condamné à souffrir éternellement, ou épouvanté par la forme et les dimensions monstrueuses de son corps, s'imagine obscurcir l'atmosphère, remplir le monde, etc.

On désigne sous le nom de syndrome de Cotard un groupe de symptômes qui se rencontre dans certains cas de délire mélancolique chronique et dont voici les éléments constituants :

Idée de négation ;

Idée d'immortalité à laquelle se rattache l'idée de damnation ou de possession ; idée d'énormité ;

Anxiété mélancolique ;

Tendance au suicide ;

Analgésie.

Les caractères généraux du délire mélancolique traduisent l'inhibition psychique et l'état émotionnel pénible qui sont le fondement de l'état mélancolique. Les voici résumés d'après la remarquable étude de M. Séglas.

*a.* Le délire mélancolique est *monotone ;* les mêmes idées délirantes se répètent constamment, l'inhibition ne permettant guère la formation et l'apparition d'idées nouvelles.

*b.* C'est un délire *humble et passif.* Le malade n'accuse que lui-même et se soumet sans résistance aux mauvais traitements qu'il croit mériter.

*c*. Au point de vue de la localisation dans le temps, c'est un délire du *passé* et de l'*avenir* : le malade cherche dans le passé les fautes imaginaires qu'il a commises, et prévoit dans l'avenir les châtiments qui en seront la conséquence. Le persécuté au contraire localise son délire surtout dans le présent. Les persécutions dont il se plaint sont actuelles.

*d*. Au point de vue de l'évolution, le délire mélancolique est *centrifuge*. Le mal vient du sujet lui-même et s'étend graduellement sur son entourage, sur son pays, sur l'univers entier qui souffre par sa faute.

*e*. Le délire mélancolique est *secondaire*, c'est-à-dire qu'il est la conséquence de la tristesse et de la douleur morale. Il partage ce caractère avec la plupart des délires qui, presque toujours, ne sont que l'expression de l'état émotionnel du sujet[1].

Le délire mélancolique peut avoir deux conséquences graves sur lesquelles j'aurai plusieurs fois l'occasion d'insister : le suicide et le refus d'aliments.

IDÉES DE PERSÉCUTION. — Comme les idées mélancoliques, les idées de persécution ont un caractère pénible. Mais tandis que le mélancolique se considère comme une victime coupable et se soumet d'avance aux châtiments qu'il croit avoir mérités, le persécuté conscient de son innocence proteste et se défend.

On peut distinguer les idées de persécution en deux groupes suivant qu'elles sont ou non accompagnées d'hallucinations.

Dans le premier, elles s'associent à des hallucinations en général pénibles, parmi lesquelles les phomènes ou hallucinations auditives verbales et les hallucinations de la sensibilité générale occupent une place prépondérante. Au bout d'un certain temps, surviennent des phénomènes de désagrégation psychique : hallucinations

1. Séglas. *Leçons cliniques.*

motrices, idées autochtones, dédoublement de la personnalité.

Dans le second groupe les idées de persécution s'associent uniquement à des interprétations délirantes : le malade impute à la malveillance des événements dont le hasard seul est responsable, voit partout des manifestations hostiles à son endroit et attribue aux faits et aux actes les plus usuels et les plus indifférents une signification aussi grave que fantaisiste. Cette forme d'idées de persécution est fréquente au début des psychoses et constitue la base d'une affection connue sous le nom de délire des persécutés persécuteurs ou de folie raisonnante.

Certains malades ne connaissent pas leurs persécuteurs. D'autres accusent plus particulièrement certaines personnes, des collectivités (Jésuites, Francs-maçons). Quelques-uns portent leur haine sur un seul individu qui est à leurs yeux l'instigateur de tous les mauvais procédés dont ils sont victimes, « le grand maître des persécutions » comme disait l'un deux.

De toutes les idées délirantes, les idées de persécution sont les plus irréductibles, celles qui entraînent la conviction la plus absolue. Presque jamais les malades ne souffrent qu'on les discute. Elles ne comportent pas par elles-mêmes de pronostic précis, bien que d'une façon très générale elles soient plus graves que les idées mélancoliques.

De toutes les idées délirantes elles sont également celles qui présentent le plus de tendance à la systématisation et à l'évolution progressive. Un délire de persécution systématisé d'une façon parfaite doit comprendre :

1° Une idée précise des persécutions subies ;

2° La connaissance exacte des persécuteurs, du but qu'ils poursuivent et des moyens qu'ils emploient ;

3° Un plan de défense en harmonie avec la nature du délire.

Il faut toujours à l'examen d'un persécuté s'efforcer de mettre en relief ces différents points, très importants dans la pratique.

IDÉES DE GRANDEUR. — Les idées de grandeur se montrent surtout dans les états démentiels et portent souvent un cachet particulier d'absurdité que leur imprime l'affaiblissement intellectuel. Les malades sont immensément riches, tout-puissants ; ils sont papes, empereurs, créateurs de l'univers. En général, ils énoncent naïvement ces titres pompeux sans plus se soucier de la contradiction flagrante qui existe entre leur état présent et leur toute-puissance. « Si vous êtes Dieu, comment se fait-il que vous soyez enfermé demandait-on à un paralytique général ? — Parce que le médecin ne veut pas me laisser sortir », répondit-il simplement. Il n'est pas rare de voir un pseudo-pape obéir sans protestation aux ordres des infirmiers et aider de la meilleure grâce du monde aux besognes les plus modestes.

Souvent le costume est en harmonie avec le titre : uniformes de haute fantaisie, oripeaux multicolores, décorations nombreuses.

Lorsque l'affaiblissement intellectuel est moins accentué par exemple dans certains cas de démence précoce, le sujet manifeste plus de logique dans sa conduite. Il se renferme dans sa dignité, évite tout commerce avec les autres malades, décline d'un air ironique toute invitation au travail.

Les idées de grandeur se présentent également dans certaines psychoses aiguës, dans la manie par exemple et dans certaines formes de délire systématisé sans affaiblissement intellectuel (paranoïa originaire de Sander).

# CHAPITRE IV

## SÉMÉIOLOGIE (*suite*).

### AFFECTIVITÉ. — RÉACTION. — COENESTHÉSIE. NOTION DE PERSONNALITÉ

### § 1. — TROUBLES DE L'AFFECTIVITÉ

Les modifications pathologiques de l'affectivité se rencontrent au cours de toutes les psychoses. Elles sont toujours précoces et souvent primitives.

Les principales sont :

*a*) La diminution de l'affectivité : indifférence morbide.

*b*) L'exaltation de l'affectivité.

*c*) La tristesse morbide.

*d*) La colère morbide.

*e*) La joie morbide.

DIMINUTION DE L'AFFECTIVITÉ. — Dans sa forme la plus étendue l'indifférence porte à la fois sur tous les modes de l'affectivité, comme dans les états démentiels accusés (paralysie générale, démence sénile à leur période terminale) où elle s'associe à l'affaiblissement intellectuel général. Dans ses formes moins graves, elle se manifeste par la disparition des sentiments les plus élevés et les plus complexes avec conservation et souvent exaltation des sentiments d'ordre inférieur. Les tendances altruistes s'effacent les premières, tandis que les sentiments égoïstes persistent. Seule la satisfaction de leurs besoins matériels importe encore aux malades et dirige leur activité. Beaucoup ne se préoccupent à la visite de leurs parents que des provisions que ceux-ci leur apportent, mangent le plus qu'ils peuvent, bourrent leurs poches avec les restes et partent, sans prendre la peine de remercier ni même de dire adieu.

L'indifférence morbide peut être *consciente* ou *inconsciente*. Dans le premier cas elle est ressentie comme un phénomène douloureux. « Je ne sens plus, disent les malades, rien ne m'émeut, rien ne me réjouit, rien ne m'attriste ». Quelques-uns se plaignent de ne pouvoir souffrir. Cet état que l'on pourrait appeler d'*anesthésie psychique douloureuse* est fréquent au début des psychoses et persiste parfois durant toute l'affection (mélancolie affective, période dépressive de la folie périodique).

Dans le second cas, le plus fréquent, la modification de l'affectivité échappe aux malades. Il en est toujours ainsi dans les affections démentielles.

Les altérations des autres facultés telles que la mémoire, l'intelligence ne sont pas nécessairement proportionnées à celles de l'affectivité. Dans la démence précoce notamment, il n'est pas rare qu'une mémoire assez bonne, une intelligence relativement lucide coïncide avec une indifférence complète.

EXALTATION DE L'AFFECTIVITÉ. — Souvent combinée avec l'indifférence, comme il a été indiqué précédemment, elle se rencontre dans la plupart des affections mentales, congénitales ou acquises. Elle constitue la base de l'humeur irritable et mobile, de l'extrême susceptibilité que l'on constate si souvent chez les aliénés et chez les dégénérés en général.

Dans les psychoses acquises, elle est un symptôme précoce et précède parfois de longtemps les autres accidents. Un individu jusque-là calme, doux, bienveillant, devient désagréable, méchant, violent. « Il est tout changé », selon l'expression très juste dont se servent les parents.

L'irritabilité et la variabilité d'humeur se rencontrent presque toujours associées.

Les troubles de l'émotivité servent à caractériser tout un groupe important de malades que l'on englobe sous la rubrique un peu vague de « psychopathes constitutionnels ». Chez ces individus les émotions sont hors de proportion avec leur objet. La mort d'un animal les plonge dans un désespoir sans limites, la vue du sang leur occasionne des syncopes, l'affaire la plus simple les préoccupe au point de leur faire perdre le sommeil. Susceptibles au plus haut point, ils voient partout des intentions malveillantes, des reproches déguisés. Mais leurs sentiments, très intenses, sont peu durables : chagrins, enthousiasmes, ressentiments ne sont chez eux que feux de paille.

TRISTESSE MORBIDE. — La tristesse se présente à l'état pathologique comme à l'état normal, sous deux formes : la tristesse active, et la tristesse passive. Cette distinction est fondée sur l'existence ou plutôt sur l'intensité de la *douleur morale*. Tandis que dans la tristesse active celle-ci est très nette, souvent violente, dans la tristesse passive elle est obtuse, vague, à peine consciente. « Ce n'est pas, dit en effet M. Dumas, que l'élément douleur soit absent de la mélancolie passive; mais il n'existe pas à l'état aigu et isolé, sous forme de douleur morale. Il est confusément perçu [1]. »

TRISTESSE PASSIVE. — Son caractère fondamental est la *dépression* c'est-à-dire la lassitude, le découragement, la résignation. Elle s'associe toujours à un degré marqué d'*inhibition psychique*, *d'aboulie* et *d'anesthésie morale* et peut se compliquer d'idées délirantes et d'hallucinations. Elle s'accompagne de modifications organiques qui ont été très étudiés par les physiologistes (Darwin, Claude

_____

1. *La tristesse et la joie*, p. 20. Paris, Félix Alcan.

Bernard, Lange) et auxquelles M. Dumas a consacré un des chapitres les plus intéressants de son livre « La tristesse et la joie ».

La tristesse est toujours associée à un état de vaso-constriction périphérique et probablement cérébrale dans laquelle Lange a cru trouver la cause immédiate de cette émotion. Cette vaso-constriction est réelle et détermine la pâleur des téguments, l'algidité des extrémités, l'absence de pouls périphérique qui sont des caractères constants dans la dépression mélancolique. L'opinion de M. Lange est cependant trop exclusive. « Cette vaso-construction, qui se traduit dans les organes périphériques par la froideur et la décoloration des tissus, se traduit dans le cerveau par l'anémie cérébrale et concourt sans doute à entretenir l'inertie mentale et motrice, mais on ne peut affirmer avec certitude qu'elle en soit la seule cause. Morselli et Bordoni-Uffreduzzi ont montré depuis longtemps en effet, que les phénomènes d'activité intellectuelle peuvent se produire avant les modifications circulatoires du cerveau, d'où l'on peut conclure qu'ils commencent par en être la cause, avant d'en subir l'influence [1] ».

Dans les cas très rares où malgré la vaso-constriction périphérique, l'impulsion cardiaque conserve son énergie, conformément aux lois de Marey, la tension vasculaire s'élève : premier type de tristesse, tristesse à hypertension.

Mais presque toujours le cœur participe de l'atonie générale que la mélancolie projette sur toutes les fonctions de l'organisme, de sorte que la tension s'abaisse, en dépit de la vaso-constriction périphérique : deuxième type de tristesse, tristesse à hypotension (Dumas).

Les *troubles respiratoires* ne sont pas moins constants que les précédents. La respiration est superficielle irré-

---

1. Dumas, *loc. cit.*, p. 239.

gulière, entrecoupée de profonds soupirs. Le taux de l'acide carbonique expiré tend à s'abaisser.

La nutrition générale est ralentie et entraîne, pour peu que la dépression dure seulement quelques jours, un amaigrissement qui persiste aussi longtemps que le phénomène affectif lui-même. Le poids ne tend à devenir normal que si la tristesse s'efface, soit que le malade guérisse, soit qu'il devienne dément.

L'appétit est diminué, la langue saburrale, l'haleine fétide. Les digestions sont pénibles et s'accompagnent souvent de douleurs au creux épigastrique. Enfin il existe presque toujours de la constipation.

Le ralentissement des combustions, déjà démontré par l'abaissement du taux de l'acide carbonique, se traduit encore par des modifications quantitatives et qualitatives de la sécrétion urinaire. Le volume de l'urine quotidiennement émise diminué. Le chiffre de l'urée et celui de l'acide phosphorique s'abaissent. (Expériences de MM. Dumas et Serveaux).

La toxicité de l'urine chez les déprimés a fait l'objet d'études intéressantes sans doute, mais dont les résultats sont jusqu'ici peu concordants. Suivant certains auteurs elle serait augmentée, suivant d'autres diminuée. Cette question encore confuse doit être écartée de la psychiatrie pratique.

TRISTESSE ACTIVE. — Son caractère spécifique est la *douleur morale*, suffisamment accentuée pour devenir consciente d'elle-même. L'apparition de ce nouveau phénomène modifie dans une certaine mesure les symptômes fondamentaux qui viennent d'être étudiés à propos de la tristesse passive.

Comme la douleur physique, la douleur morale tend à limiter le champ de la conscience, à exclure les autres manifestations intellectuelles, à devenir en un mot l'*idée douleur* de Schüle. Dans certains cas l'action perturbatrice qu'elle exerce sur la conscience se traduit par un état assez marqué de désorientation et de confusion. Ces phénomènes, fonction de la douleur, diminuent en même temps qu'elle et, le paroxysme une fois passé, disparaissent.

Quand elle atteint une certaine intensité, la douleur morale se manifeste par l'*angoisse*. Ce phénomène consiste surtout en un sentiment d'oppression, de constriction, le plus souvent localisé à la région précordiale, assez souvent aussi au creux épigastrique ou à la gorge, plus rarement à la tête. Ce sentiment particulier est toujours accompagné d'un certain nombre de phénomènes somatiques dont les plus importants sont une pâleur des téguments et quelquefois une véritable cyanose, une respiration haletante, un tremblement généralisé, un pouls accéléré et irrégulier, une dilatation pupillaire souvent très nette.

L'angoisse est fréquente dans les états mélancoliques. Elle se montre également dans l'obsession. Elle peut encore survenir inopinément chez certains psychopathes (anxiété paroxystique de Brissaud).

Au point de vue réactionnel, la douleur morale comme la douleur physique peut se manifester soit par une sorte de paralysie psycho-motrice, telle que le malade reste immobile, les yeux hagards, sidéré pour ainsi dire par l'angoisse, soit par différents phénomènes d'excitation.

Dans ce dernier cas, le plus fréquent, la douleur, phénomène actif, entraîne une réaction, parvient dans une certaine mesure à vaincre l'inhibition psychique fondamentale et se traduit par deux symptômes souvent associés : l'agitation motrice et le délire.

Grâce à son influence tonifiante la douleur morale triomphe de l'inertie motrice du mélancolique et crée l'*agitation mélancolique* caractérisée par des mouvements qui, à l'état normal, sont le propre des désespoirs violents.

Le malade se tord les mains, se jette la tête contre les murs. L'agitation de l'angoisse est essentiellement une agitation d'opposition, de résistance. Les réactions sont tantôt automatiques, tantôt commandées par des idées délirantes : mouvements de fuite, refus d'aliments, tentatives de suicide.

Le *suicide* est une des conséquences les plus redoutables de la douleur morale. Si la plupart des mélancoliques, en effet, souhaitent la mort, l'aboulie qui caractérise l'état de dépression ne leur permet que bien rarement de réaliser leur désir. Recouvrant, sous l'influence de la douleur, une partie de leur énergie, ils l'utilisent pour attenter à leurs jours.

Le *délire* est une manifestation fréquente mais non constante de la douleur morale. Il manque dans certaines mélancolies et cela malgré une douleur très vive.

Par quel mécanisme se produisent les idées délirantes dans la mélancolie? L'opinion la plus classique est celle de Griesinger[1]. «Le malade se sent en proie à la tristesse : or il est habitué à n'être triste que sous l'influence de causes fâcheuses ; de plus la loi de causalité exige que cette tristesse ait un motif, une cause, et avant qu'il s'interroge à ce sujet, la réponse lui arrive déjà : ce sont toutes sortes de pensées lugubres, de sombres pressentiments, des appréhensions, qu'il couve et qu'il creuse jusqu'à ce que quelques-unes de ces idées soient devenues assez fortes et assez persistantes pour se fixer au moins pendant quelque temps. Aussi ce délire a-t-il le caractère de tentatives que fait le malade pour s'expliquer son état. »

Quel que soit l'intérêt de cette ingénieuse théorie, elle est peut-être trop exclusive. M. Kräpelin fait, en effet, remarquer que le délire ne présente pas toujours ce caractère d'explication cherchée par le malade. Beaucoup de mélan-

---

1. *Maladies mentales.* Trad. Doumic, p. 269.

coliques, au lieu d'accepter l'idée délirante la repoussent au contraire, au moins au début. D'autre part, l'apparition de l'idée délirante n'apporte pas le calme relatif auquel on serait en droit de s'attendre, si celle-ci constituait réellement l'explication cherchée par le sujet. Il semble donc que cette interprétation soit, malgré sa finesse, un peu superficielle. Je me rallie plus volontiers pour ma part à l'opinion de M. Dumas. La douleur morale provoque le délire parce qu'elle est un excitant, qu'elle lutte contre la dépression et arrive à la vaincre. Il n'y a donc pas entre la douleur morale et le délire un rapport logique, mais bien plutôt un rapport dynamique.

COLÈRE MORBIDE. — La douleur, associée à la représentation de sa cause et suffisamment intense pour triompher de la paralysie psychique qui, dans le principe, s'associe à l'émotion pénible, devient la colère.

Les réactions violentes et désordonnées qui se déploient dans la colère ont une origine purement automatique et coïncident souvent avec un trouble de la conscience et de la perception, ce que le langage populaire exprime ainsi : l'homme en proie à une colère violente est « hors de lui », « il ne se connaît plus ».

Comme toutes les émotions, la colère s'accompagne de modifications somatiques. Les principales sont : l'accroissement de l'activité cardiaque et l'élévation de la tension artérielle ; une vaso-dilatation périphérique, surtout sensible au visage qui prend un aspect congestionné ; le caractère précipité et convulsif des mouvements respiratoires ; l'exagération de la plupart des sécrétions, salivation abondante (écume), phénomènes d'ictère, diarrhée, polyurie ; parfois la suspension de la sécrétion lactée ; l'arrêt des menstrues ; une anesthésie cutanée plus ou moins marquée ; un tremblement généralisé.

La colère se rencontre, à l'état pathologique, dans toutes

les psychoses, sauf peut-être dans la mélancolie affective. Elle va souvent jusqu'à la fureur, notamment chez les idiots, chez les épileptiques et chez les malades en proie à un trouble profond de la conscience. Elle est toujours associée à l'irritabilité et à l'impulsivité morbides, dont elle n'est en quelque sorte que l'expression.

JOIE MORBIDE. — On l'appelle encore *euphorie morbide*. Elle se présente sous deux formes : l'une la joie calme s'oppose à la tristesse passive, l'autre la joie active, exubérante, à la tristesse active.

La première se manifeste à son degré moyen par un état de satisfaction, de bonheur vague. Elle se rencontre dans la paralysie générale et dans certaines formes de tuberculose. L'optimisme et la satisfaction étonnante de quelques phtisiques arrivés à la dernière période de leur affection sont des phénomènes bien connus.

Quand elle atteint son développement le plus complet elle devient l'*extase*, dans laquelle l'euphorie ne s'accompagne d'aucune réaction motrice. Tel est le cas dans certaines formes de délires mystiques.

Beaucoup plus fréquente que cette forme d'euphorie calme et tranquille, la *joie active*, bruyante, accompagnée de réactions motrices est un symptôme constant dans les formes de psychoses dites expansives : la paralysie générale avec excitation, la manie, certains délires toxiques.

Contrairement à la tristesse l'euphorie comporte des associations d'idées faciles et des réactions motrices rapides. Ces deux phénomènes ne sont pas toujours l'indice d'une activité psychique réelle. En effet, le plus souvent dans l'euphorie pathologique, les associations se font sans but, en dehors de toute activité psychique volontaire et les réactions motrices portent l'empreinte d'actes impulsifs, relevant de l'automatisme.

Poussée à un certain degré, la rapidité apparente des

associations devient la fuite des idées, étudiée plus haut[1].

L'aspect de l'euphorique s'oppose entièrement à celui du déprimé. Le visage est épanoui, la bouche souriante, la tête haute, le corps droit. Le discours très animé s'accompagne de gestes nombreux.

Les phénomènes physiques concomitants sont, en général, ceux de la joie, c'est-à-dire opposés à ceux de la tristesse.

En première ligne viennent les phénomènes cardio-vasculaires et respiratoires : vaso-dilatation périphérique (et probablement cérébrale), accélération du pouls, impulsion cardiaque plus énergique et suivant que celle-ci arrive ou non à compenser la vaso-dilatation périphérique, élévation ou abaissement de la pression sanguine ;

Respiration accélérée, ample, régulière ; élévation du taux de l'acide carbonique éliminé. Nutrition en général active, se traduisant par l'embonpoint du malade et l'augmentation des produits excrémentitiels de l'urine.

Ces différents phénomènes, constants dans la joie normale et fréquents dans l'euphorie morbide, manquent cependant dans certains cas. C'est que d'autres facteurs peuvent en effet contrebalancer l'influence favorable de la joie. Telle est l'agitation motrice intense qui, en dépit de l'euphorie, peut entraîner un amaigrissement rapide. Telles sont encore certaines affections somatiques. Le paralytique général ou le phtisique euphorique n'en sont pas moins des cachectiques et l'on ne peut guère s'attendre chez eux à un état général florissant.

Certaines anomalies sont plus difficiles à expliquer. Quelques maniaques au lieu de l'accélération du pouls caractéristique des états euphoriques présentent un ralentissement, très marqué quelquefois. J'ai noté chez une

1. Voir p. 59.

jeune fille maniaque, notablement agitée, moins de 45 pulsations par minute pendant plusieurs jours; je ne crois pas qu'il ait été donné d'explication satisfaisante de ce phénomène.

### § 2. — TROUBLES DES RÉACTIONS

Les différentes opérations psychiques que nous venons de passer en revue : perception, associations des idées, phénomènes affectifs se traduisent au dehors par des réactions. Comme les associations d'idées, les réactions sont de deux sortes : *volontaires* ou *automatiques*.

Entre l'acte volontaire accompli en pleine possession de soi-même et l'acte purement automatique existent tous les intermédiaires ; nous passons de l'un à l'autre par une gradation insensible, telle que la part de la volonté consciente diminue à mesure que celle de l'automatisme devient prépondérante, ou inversement.

Nous avons vu que dans l'association des idées, les associations conscientes et volontaires tendaient à inhiber les associations automatiques. De même ici la volonté consciente tend à inhiber les réactions automatiques.

Nous étudierons : 1° l'aboulie, ou paralysie des réactions volontaires; 2° les réactions automatiques.

ABOULIE. — La paralysie complète de la volonté donne lieu, suivant le cas, soit à la stupeur, soit à l'automatisme absolu. Moins accusée elle se traduit cliniquement par un sentiment de fatigue générale et de découragement, par la lenteur et l'incertitude des mouvements, par l'effort pénible que nécessite l'accomplissement de tout acte spontané ou commandé. L'appareil volontaire ressemble à un mécanisme rouillé qui ne fonctionne que difficilement.

Comme le ralentissement des associations d'idées, qui

dans la plupart des cas lui est associé, l'aboulie est une manifestation de la paralysie psychique.

RÉACTIONS AUTOMATIQUES. — Elles peuvent être paralysées au même degré que les réactions volontaires et donner lieu à l'inertie absolue de la stupeur, ou au contraire s'exalter en raison de l'affaiblissement de la volonté consciente.

Nous distinguerons : A. Des réactions automatiques positives ; B. Des réactions automatiques négatives.

A. — Les *réactions automatiques positives* se traduisent elles-mêmes de deux façons : par la *suggestibilité* ou par l'*impulsivité*.

On désigne par *suggestibilité* un état dans lequel les réactions sont commandées par les impressions extérieures. Son expression la plus parfaite est la catalepsie, dans laquelle les membres prennent et conservent les attitudes qu'on leur donne. Ce phénomène est désigné sous le nom de flexibilité cireuse (*flexibilitas cerea*).

Certains malades semblent n'avoir plus aucune volonté personnelle, mais être réduits à l'état de purs automates. Quelques-uns répètent exactement les paroles (écholalie) ou les gestes (échopraxie) des personnes présentes. D'autres n'agissent point spontanément, mais exécutent sans hésitation les actes qu'on leur commande. Tels sont les hypnotisés, certains catatoniques. Parfois il suffit de les mettre en mouvement pour qu'ils continuent à accomplir une série d'actes accoutumés.

La suggestibilité est la note dominante du caractère chez ces individus, crédules et débiles pour la plupart, dont les pensées s'orientent au gré des impressions actuelles, dont la volonté est nulle et qui se laissent dominer par les influences les plus diverses, bonnes ou mauvaises. Beaucoup de criminels appartiennent à cette catégorie.

Les réactions *impulsives* ou *impulsions* doivent être

distinguées en trois groupes : *a*) les impulsions passionnelles; *b*) les impulsions simples ; *c*) les phénomènes de stéréotypie.

*a*) Les *impulsions passionnelles* sont toujours liées à une irritabilité anormale. Elles sont déterminées par des motifs souvent insignifiants, et s'accomplissent en dehors de toute réflexion. Elles se rencontrent chez une foule de malades : les psychopathes constitutionnels; les épileptiques, les maniaques, etc. Un maniaque se sent poussé du coude par son voisin, il lui envoie immédiatement un soufflet sans réfléchir que celui-ci n'avait à son égard aucune intention malveillante, qu'il est peut-être inconscient, etc... C'est là une réaction automatique passionnelle.

*b*) Les *impulsions simples*, exclusivement automatiques, se produisent sans aucune participation affective et sans l'ombre d'un motif. Une malade jeta brusquement au feu, les gants, le chapeau et le mouchoir de sa fille qui la visitait au parloir d'une maison de santé. Plus tard dans un moment de rémission, elle se rappelait parfaitement l'acte et les circonstances dans lesquelles il avait été accompli sans pouvoir en fournir la moindre explication.

L'impulsion peut être *consciente*. Un malade se sent pris d'un besoin irrésistible de voler à un étalage un objet qui ne lui sera ni utile ni agréable, il refuse de céder à cette impulsion qu'il sent être pathologique. C'est là une impulsion consciente. Ce phénomène est très analogue à l'idée obsédante, dont il n'est qu'une accentuation.

*c*) La *stéréotypie* consiste dans une tendance anormale à conserver les mêmes attitudes ou à répéter les mêmes paroles ou les mêmes mouvements. De là trois sortes de stéréotypie.

Stéréotypie des attitudes;
— des mouvements;
— du langage : verbigération.

Tel malade demeurera des heures accroupi dans la situation la plus incommode ; tel autre se promènera la journée entière faisant alternativement trois pas en avant et trois pas en arrière : tel autre répétera indéfiniment la même phrase ou le même couplet.

B. Automatisme négatif. — Il forme la base du négativisme et consiste dans l'annulation d'une réaction volontaire normale par une tendance contraire pathologique.

Un malade est prié de donner la main ; la réaction volontaire qui tend à se produire et qui se manifesterait par l'exécution de l'acte commandé, est arrêtée, enrayée par une tendance contraire. Ce trouble volontaire est désigné par Kræpelin, qui l'a admirablement étudié, sous le nom de « Sperrung » mot qui se traduit en français par obstruction, *arrêt*. Le terme qui conviendrait le mieux serait peut-être celui d'*interférence psychique*. Les deux tendances opposées s'annulent, comme en physique des ondes de sens contraire.

A un examen superficiel le négativisme peut ressembler à l'aboulie. Ce sont cependant deux phénomènes très différents. Tandis que l'un, purement passif, résulte d'une paralysie permanente, durable, mais contre laquelle le malade lutte avec plus ou moins de succès, l'autre, phénomène actif, relève non d'une paralysie mais d'une perversion de la volonté. Le négativisme ne porte souvent que sur certaines catégories spéciales de réactions. Tel malade qui va et vient sans effort n'ouvrira pas la bouche. Tel autre qui fait sa toilette, mange seul, travaille même, demeure dans le mutisme le plus complet et ne fait aucune réponse, quelle que soit l'insistance que l'on mette à le questionner.

A un degré plus marqué l'automatisme négatif se traduit non seulement par l'arrêt de la réaction normale, mais encore par la *production de la réaction contraire*.

Essaie-t-on de fléchir la tête du malade, il l'étend et réciproquement. Commande-t-on au malade d'ouvrir les yeux mi-clos, il les ferme et si l'on veut les ouvrir mécaniquement, son orbiculaire se contracte dans un véritable spasme. Comme le fait remarquer M. Wernicke, tandis que la flexibilitas cerea se montre surtout aux membres, le négativisme atteint plutôt les groupes musculaires de la tête.

## § 3. — TROUBLES DE LA CŒNESTHÉSIE ET DE LA PERSONNALITÉ

TROUBLES DE LA CŒNESTHÉSIE. — On entend par cœnesthésie ou sentiment vital « la tonalité fondamentale qui résulte de l'état total de l'organisme, de la marche normale ou anormale des mouvements vitaux, particulièrement des fonctions végétatives. » (Höffding) Les excitations qui produisent ce sentiment sont vagues, mal localisées et sont perçues non individuellement, mais dans leur ensemble.

L'harmonie qui existe normalement entre les diverses fonctions organiques se traduit par un état vague de satisfaction et de bien-être. Toute cause tendant à la détruire produira donc dans la conscience un état de malaise et de souffrance plus ou moins défini et plus ou moins aigu. Aussi les troubles de la cœnesthésie sont-ils intimement liés aux troubles de l'affectivité : la plupart des états mélancoliques ont pour base une altération du sentiment vital.

TROUBLES DE LA PERSONNALITÉ. - Les altérations de la personnalité constituent le symptôme que nous avons appelé, avec M. Wernicke, la *désorientation autopsychique*.

Elles peuvent se ranger sous trois chefs principaux :

*a.* Affaiblissement de la notion de personnalité ;

*b.* Transformation de la personnalité ;

*c.* Dédoublement de la personnalité.

*a.* La *notion de la personnalité* peut être incomplète ou

nulle, soit qu'elle n'ait jamais été développée ou qu'elle n'ait été développée que d'une façon insuffisante, comme chez les arriérés, idiots ou imbéciles, soit qu'elle ait disparu ou se soit affaiblie sous l'influence d'une cause pathogène comme dans la confusion mentale, le délire épileptique, la dépression mélancolique avec stupeur.

b. La *transformation de la personnalité* est complète ou incomplète.

Dans le premier cas les malades ont oublié ou nient tout ce qui a trait à leur personnalité antérieure. C'est ainsi qu'une malade se donnait pour Marie Stuart, exigeait qu'on l'appelât Majesté et Reine d'Écosse et se composait des costumes semblables à ceux de l'époque. Elle entrait en fureur, quand on lui donnait son véritable nom et refusait obstinément la visite de son mari et de ses enfants qu'elle désignait sous le nom de « saltimbanques ». C'est ainsi encore qu'une hystérique se croyant transformée en chien, aboyait et marchait à quatre pattes et qu'une malade de la Salpêtrière se désignait par le terme de « la personne de moi-même ».

La transformation complète de la personnalité peut être *permanente,* constituant, suivant l'excellente expression de M. Ribot, une véritable aliénation de la personnalité, ou *transitoire,* de sorte que le *moi* nouveau disparaît à un moment donné pour faire place à l'ancien. Dans le cas où la personnalité normale et la personnalité[1] pathologique se remplacent mutuellement à plusieurs reprises, il y a variation par alternance (Ribot).

La *transformation incomplète* de la personnalité existe dans les cas infiniment nombreux où les malades sont conduits par leurs idées délirantes à s'attribuer des talents, des pouvoirs ou des titres fantaisistes sans pour cela abdiquer complètement leur *moi* réel. Tel délirant chronique,

1. Ribot. *Les maladies de la personnalité.* Paris, Félix Alcan.

ancien instituteur, se donne pour saint Pierre et explique comment il s'est incarné dans un personnage terrestre pour apporter le bonheur aux hommes. Tel paralytique général se dit empereur d'Asie régnant à Pékin, tout en reconnaissant qu'il habite Paris et qu'il est marchand de journaux.

MM. Garnier et Dupré ont décrit, sous le nom de *puérilisme mental paroxystique*[1], « une régression de la mentalité vers ses premiers stades », un état dans lequel le sujet redevient enfant au point de vue psychique, et cela d'une façon temporaire. Dans l'observation qu'ils rapportent, une femme de trente-trois ans prenait plaisir à se faire bercer et à jouer à la poupée et s'exprimait dans un langage tellement enfantin qu'on aurait cru « avoir devant soi, non plus une adulte de trente ans, mais une enfant de cinq ans ». Cet intéressant syndrome se rencontre dans les affections les plus diverses. On l'a noté dans l'hystérie, les tumeurs cérébrales, les abcès du cerveau.

c. Le *dédoublement de la personnalité* consiste dans le développement d'une personnalité nouvelle, parasite en quelque sorte, à côté de la personnalité réelle du malade.

Ce dédoublement est le point de départ de l'idée de possession, si fréquente dans les délires mélancoliques chroniques, et résulte d'une désagrégation psychique dont les facteurs les plus importants sont les idées autochtones (hallucinations psychiques) et les hallucinations motrices. Comme j'ai eu l'occasion de l'indiquer plus haut, le malade sentant lui échapper la direction de ses propres pensées et de ses propres mouvements, juge qu'une personnalité étrangère a pris possession de lui-même.

1. *Transformation de la personnalité. Puérilisme mental paroxystique.* Presse médicale, 1901. N° 101.

# CHAPITRE V

## PRATIQUE PSYCHIATRIQUE

### EXAMEN DU MALADE. — THÉRAPEUTIQUE GÉNÉRALE DES PSYCHOSES

#### § 1. — EXAMEN DU MALADE

Les éléments du diagnostic, du pronostic et du traitement, nous sont donnés en psychiatrie comme dans toutes les branches de la médecine par l'*anamnèse* et par l'*examen direct du malade*.

ANAMNÈSE. — Une anamnèse aussi complète que possible est la condition indispensable de tout diagnostic exact. Elle doit être établie à la fois sur les renseignements de l'entourage et sur ceux du malade, quand celui-ci est susceptible de faire des réponses exactes et porter à la fois sur les antécédents familiaux, et sur les antécédents personnels.

La connaissance des *antécédents familiaux* permet de déterminer les causes de dégénérescence héréditaire ou simplement congénitale à l'action desquelles le sujet s'est trouvé exposé.

La connaissance des *antécédents personnels*, plus importante encore, renseigne le médecin : 1° sur le caractère congénital ou acquis de la maladie; 2° dans le cas de psychose acquise, *a*) sur la nature du terrain (existence ou absence d'anomalies psychiques congénitales); *b*) sur les causes de l'affection; *c*) sur son mode de début et sur son ancienneté.

Il est d'usage, dans certains services hospitaliers, de faire remplir, par la famille ou le médecin ordinaire du malade, un questionnaire déterminé. Malgré les avantages très réels de cette pratique, elle ne saurait dispenser le médecin aliéniste d'interroger verbalement les personnes que leur situation met à même de le renseigner.

EXAMEN DIRECT DU MALADE. — Trois cas sont à envisager.

1° Le malade, conscient de son état, vient de lui même trouver le médecin : l'examen s'effectue dans les conditions habituelles ;

2° Le malade, inconscient de son état, mais dément et indifférent, se soumet passivement à l'examen : la tâche du médecin est seulement rendue un peu plus difficile par le manque de précision et d'exactitude des renseignements que le sujet lui fournit.

Dans ces deux premiers cas il est loisible de procéder à un examen méthodique conduit d'après un plan tracé d'avance ;

3° Le malade est inconscient de son état mais lucide. Certain de jouir d'une santé psychique parfaite, il ne comprend pas l'ingérence d'un médecin dans ses affaires et refuse de répondre à des questions qui lui paraissent oiseuses ou, pis encore, inspirées par la malveillance. Le rôle du médecin est ici très délicat.

Il doit s'efforcer d'entrer en rapport avec le sujet sans éveiller sa méfiance et le meilleur moyen pour y parvenir est certainement celui que M. Régis conseille : se présenter comme un médecin appelé pour une autre personne de la famille. Dans quelques cas rares, il peut être obligé d'abdiquer le caractère médical et de revêtir une personnalité d'emprunt pour le choix de laquelle il devra s'inspirer des indications particulières de chaque cas.

Dans de telles conditions, l'examen se bornera souvent à une simple conversation dirigée de façon à obtenir le plus grand nombre de renseignements possible sur l'état mental du sujet. Une règle importante et dont il ne faut pas se départir est de ne jamais heurter de front les idées délirantes du malade. Il peut être utile pour le diagnostic de rechercher dans quelle mesure le sujet accepte qu'on les discute ; mais toute tentative dans ce sens nécessite une extrême prudence, si l'on veut éviter d'irriter le malade et d'entraver l'examen.

Quel que soit le procédé adopté, interrogatoire méthodique ou conversation, les éléments recueil'is par le médecin devront permettre d'établir chez le malade :

1° Le degré de développement intellectuel ;

2° L'état de la conscience et de l'orientation;

3° La notion plus ou moins exacte que le sujet peut avoir de son état.

4° Les idées délirantes et leur degré de systématisation, quand il y a lieu;

5° Les modifications de l'affectivité et le caractère des tendances.

Quelques procédés courants permettent souvent d'obtenir ces renseignements d'une façon très rapide. Telles sont les questions portant sur la situation actuelle du sujet, son âge, sa profession, sa famille.

Les trois questions : « Quel âge avez-vous ? En quelle année êtes-vous né ? En quelle année sommes-nous ? » posées successivement nous renseignent, d'après l'exactitude des réponses obtenues : 1° sur l'orientation du malade dans le temps; 2° sur le fonctionnement de la mémoire aussi bien de la mémoire de fixation que de la mémoire de conservation et de reproduction; 3° sur l'état du jugement, par la présence ou l'absence de contradiction flagrante entre les renseignements fournis : tel malade déclarera, par exemple, être âgé de 50 ans et être né en 1882, tout en reconnaissant que nous sommes en 1902.

Deux épreuves, dites de la lecture et de l'écriture, sont également fort instructives.

La première consiste à prier le malade de lire à haute voix un texte de quelques lignes et à lui en demander quelques minutes plus tard un résumé, qu'il donne plus ou moins fidèle et complet. Cette épreuve nous renseigne sur les troubles : 1° de la perception; 2° de l'attention et des associations d'idées; 3° du pouvoir de fixation; 4° au point de vue somatique, sur les troubles de la parole.

La deuxième épreuve, celle de l'écriture consiste à faire écrire le malade soit spontanément, soit sous dictée, soit d'après copie. Elle nous renseigne non seulement sur l'état général de l'intelligence mais encore sur l'état des fonctions motrice (écriture tremblée, irrégulière) et souvent sur les idées délirantes du sujet.

C'est ainsi qu'un malade prié d'écrire à sa famille, commença sa lettre par ces mots très significatifs : « Au nom du Père, du Fils, et de l'Esprit. Nous, Empereur de l'Asie etc... »

SIMULATION ET DISSIMULATION. — Le médecin ne doit pas, quand il s'agit d'un aliéné, accepter sans contrôle les allégations du sujet soumis à son examen. Celui-ci peut en effet être soit un *simulateur*, soit un *dissimulateur*.

Il est souvent fort difficile de dépister la *simulation*. Sans doute la plupart des individus qui la pratiquent, peu au courant de l'aliénation mentale, ne réalisent guère les types de psychoses que nous connaissons : l'attitude, la mimique, les réactions, les propos présentent des caractères de contrainte, d'affectation, d'exagération voulue qui, dès le début, étonnent le médecin. Cependant les types cliniques sont encore trop mal fixés en psychiatrie, pour que l'on puisse, sans imprudence, conclure de l'aspect anormal des symptômes à leur simulation. L'affectation dans les actes et dans les propos, l'incohérence extrême, volontaire en apparence, se voient dans la catatonie; l'agitation de certains hystériques et même des maniaques s'accroît souvent quand les malades se sentent observés.

Les principaux éléments sur lesquels devra se fonder le diagnostic de simulation sont :

*a*) L'existence d'un mobile : poursuites judiciaires, condamnation ou peine auxquels l'individu cherche à échapper, service militaire auquel il cherche à se soustraire ;

*b*) L'apparition soudaine des phénomènes (agitation, délire, confusion, stupeur), sans prodromes, ce qui est fort rare dans les psychoses ;

*c*) L'observation continue du sujet dont la conduite est souvent en désaccord avec les idées délirantes ou les troubles affectifs simulés : un pseudo-mélancolique qui se déclare le plus grand criminel de la terre, demande la mort à grands cris et refuse les aliments, se cache dans un coin pour dévorer avec avidité un morceau de pain dérobé à un de ses camarades et repose le plus tranquillement du monde quand il est seul dans sa chambre, se croyant à l'abri de toute surveillance. Une semblable contradiction se rencontre dans certaines démences avérées, mais jamais au début des psychoses.

Cependant la certitude de la simulation, même fondée sur les aveux du sujet, n'implique pas nécessairement la responsabilité pleine et entière de ce dernier, loin de là. L'idée de simuler une maladie mentale ne peut guère germer que chez un individu psychiquement anormal. M. Joffroy cite volontiers à ce propos un mot spirituel de Lasègue : « Il faut être aliéné pour être simulateur ».

La *dissimulation*[1] est la contre-partie de la simulation. Certains aliénés, presque toujours des plus dangereux, persécutés à idées de vengeance ou mélancoliques à idées de suicide, s'efforcent de dissimuler leurs idées et leurs tendances morbides sous des dehors calmes et même enjoués. A les entendre ils n'ont jamais présenté ou du

1. Pasquet. *Les aliénés dissimulateurs.* Thèse de Paris, 1898.

moins ne présentent plus les troubles mentaux qu'on leur prête ; quelques-uns reconnaissent avoir été malades, mais affirment que tout est bien fini et qu'ils ne pensent plus « aux bêtises d'autrefois ». Ces malades sont encore appelés *réticents*. Une observation intelligente et de tous les instants permet seule de reconnaître la dissimulation, en tenant compte des attitudes, des gestes du malade, des soliloques ou des conversations avec les « invisibles » auxquelles il s'abandonne, quand il se croit seul, et enfin de ses écrits. Ce dernier point est surtout important : beaucoup d'aliénés réticents qui cachent leurs pensées dans la conversation, n'hésitent pas à les confier au papier soit sous formes de mémoires, soit sous forme de lettres aux journaux ou aux autorités.

## § 2. — INDICATIONS THÉRAPEUTIQUES GÉNÉRALES : MAISON DE SANTÉ. — INTERNEMENT. — TRAITEMENT DE L'AGITATION, DES IDÉES DE SUICIDE ET DU REFUS D'ALIMENTS.

De même qu'il n'existe aucun traitement applicable à toutes les affections de l'estomac ou du rein, de même il n'existe aucun traitement applicable à toutes les psychoses. Certaines indications thérapeutiques présentent cependant une importance et une fréquence telle qu'il est utile d'en faire une étude générale.

Les unes sont relatives au milieu dans lequel doit être placé le malade, les autres à certaines manifestations particulièrement graves des maladies mentales : l'agitation, les idées de suicide et le refus d'aliments.

MILIEU : MAISON DE SANTÉ, INTERNEMENT. — Il est nécessaire dans la plupart des psychoses de procurer au malade un repos physique et intellectuel absolu et de le soustraire dans la mesure du possible à ses préoccupations, délirantes ou justifiées.

Ces indications sont difficiles à remplir dans les conditions ordinaires de la vie. Les obstacles sont à la fois de nature matérielle et morale : matérielle, parce que peu de familles peuvent subvenir aux frais parfois énormes que comporte le traitement d'un aliéné à domicile ; morale, parce que les parents, peu au courant de la psychiatrie, et ne tenant que peu de compte des recommandations du médecin, aggravent l'état du malade en allant au-devant de tous ses caprices, sous prétexte de ne pas le contrarier, et en le fatiguant, sous prétexte de le raisonner ou de le distraire.

Le placement dans une maison de santé est donc, dans la plupart des cas, inévitable.

Deux cas sont à considérer suivant que le malade est inoffensif ou dangereux.

Dans le premier cas la maison de santé ne présente aucun caractère particulier et l'admission du malade s'effectue sans plus de formalité que dans un hôpital ou une maison de santé quelconque.

Dans le second cas le placement devient un *internement* ou une *séquestration* et, devant être accompli sous la surveillance et la responsabilité de l'autorité publique, exige certaines formalités.

Ces formalités sont réglées par le titre II de la loi du 30 juin 1838 dont je cite textuellement les deux premières sections.

# TITRE II

### DES PLACEMENTS FAITS DANS LES ÉTABLISSEMENTS D'ALIÉNÉS

SECTION PREMIÈRE. — *Des placements volontaires.*

ART. 8. — Les chefs ou préposés responsables des établissements publics et les directeurs des établissements privés et consacrés aux aliénés ne pourront recevoir une personne atteinte d'aliénation mentale, s'il ne leur est remis :

1° Une demande d'admission contenant les noms, profession,

âge et domicile, tant de la personne qui la formera que de celle dont le placement sera réclamé, et l'indication du degré de parenté, ou, à défaut, de la nature des relations qui existent entre elles.

La demande sera écrite et signée par celui qui la formera, et, s'il ne sait pas écrire, elle sera reçue par le maire ou le commissaire de police, qui en donnera acte.

Les chefs, préposés ou directeurs devront s'assurer, sous leur responsabilité, de l'individualité de la personne qui aura formé la demande, lorsque cette demande n'aura pas été reçue par le maire ou le commissaire de police.

Si la demande d'admission est formée par le tuteur d'un interdit, il devra fournir, à l'appui, un extrait du jugement d'interdiction;

2° Un certificat du médecin constatant l'état mental de la personne à placer, et indiquant les particularités de sa maladie et la nécessité de faire traiter la personne désignée dans un établissement d'aliénés et de l'y tenir renfermée.

Ce certificat ne pourra être admis, s'il a été délivré plus de quinze jours avant sa remise au chef ou directeur; s'il est signé d'un médecin attaché à l'établissement, ou si le médecin signataire est parent ou allié, au second degré, inclusivement, des chefs ou propriétaires de l'établissement, ou de la personne qui fera effectuer le placement.

En cas d'urgence, les chefs des établissements publics pourront se dispenser d'exiger le certificat du médecin.

3° Le passeport ou toute autre pièce propre à constater l'individualité de la personne à placer.

Il sera fait mention de toutes les pièces produites dans un bulletin d'entrée, qui sera renvoyé, dans les vingt-quatre heures, avec un certificat du médecin de l'établissement, et la copie de celui ci-dessus mentionné, au préfet de police à Paris, au préfet ou au sous-préfet dans les communes chefs-lieux de département ou d'arrondissement, et aux maires dans les autres communes. Le sous-préfet, ou le maire, en fera immédiatement l'envoi au préfet.

Art. 9. — Si le placement est fait dans un établissement privé, le préfet, dans les trois jours de la réception du bulletin, chargera un ou plusieurs hommes de l'art de visiter la personne désignée dans ce bulletin, à l'effet de constater son état mental et d'en faire rapport sur-le-champ. Il pourra leur adjoindre telle autre personne qu'il désignera.

Art. 10. — Dans le même délai, le préfet notifiera administrativement les noms, profession et domicile, tant de la personne placée que de celle qui aura demandé le placement, et les causes du placement : 1° au procureur du roi de l'arrondissement du domicile de la personne placée; 2° au procureur du roi de l'arrondissement de la situation de l'établissement; ces dispositions seront communes aux établissements publics et privés.

Art. 11. — Quinze jours après le placement d'une personne dans un établissement public ou privé, il sera adressé au préfet, conformément au dernier paragraphe de l'art. 8 un nouveau certificat du médecin de l'établissement; ce certificat confirmera ou rectifiera, s'il y a lieu, les observations contenues dans le premier certificat, en indiquant le retour plus ou moins fréquent des accès ou des actes de démence.

Art. 12. — Il y aura, dans chaque établissement, un registre coté et paraphé par le maire, sur lequel seront immédiatement inscrits les nom, profession, âge et domicile des personnes placées dans les établissements, la mention du jugement d'interdiction, si elle a été prononcée, et le nom de leur tuteur, la date de leur placement, les nom, profession et demeure de la personne parente ou non parente, qui l'aura demandé. Seront également transcrits sur ce registre : 1° le certificat du médecin, joint à la demande d'admission; 2° ceux que le médecin de l'établissement devra adresser à l'autorité, conformément aux art. 8 et 11.

Le médecin sera tenu de consigner sur ce registre, au moins tous les mois, les changements survenus dans l'état mental de chaque malade. Ce registre constatera également les sorties et les décès.

Ce registre sera soumis aux personnes qui d'après l'art. 4, auront le droit de visiter l'établissement, lorsqu'elles se présenteront pour en faire la visite; après l'avoir terminée, elles apposeront sur le registre leur visa, leur signature et leurs observations, s'il y a lieu.

Art. 13. — Toute personne placée dans un établissement d'aliénés cessera d'y être retenue aussitôt que les médecins de l'établissement auront déclaré, sur le registre énoncé en l'article précédent, que la guérison est obtenue.

S'il s'agit d'un mineur ou d'un interdit, il sera donné immédiatement avis de la déclaration des médecins aux personnes auxquelles il devra être remis, et au procureur du roi.

Art. 14. — Avant même que les médecins aient déclaré la guérison, toute personne placée dans un établissement d'aliénés cessera également d'y être retenue, dès que la sortie sera requise par l'une des personnes ci-après désignées, savoir :

1° Le curateur nommé en exécution de l'art. 38 de la présente loi ;

2° L'époux ou l'épouse;

3° S'il n'y a pas d'époux ou d'épouse, les ascendants;

4° S'il n'y a pas d'ascendants, les descendants;

5° La personne qui aura signé la demande d'admission, à moins qu'un parent n'ait déclaré s'opposer à ce qu'elle use de cette faculté sans l'assentiment du conseil de famille;

6° Toute personne à ce autorisée par le conseil de famille.

S'il résulte d'une opposition notifiée au chef de l'établissement par un ayant droit, qu'il y a dissentiment, soit entre les ascendants soit entre les descendants, le conseil de famille prononcera.

Néanmoins, si le médecin de l'établissement est d'avis que l'état mental du malade pourrait compromettre l'ordre public et la sûreté des personnes, il en sera donné préalablement connaissance au maire, qui pourra ordonner immédiatement un sursis provisoire à la sortie, à la charge d'en référer dans les vingt-quatre heures, au préfet. Ce sursis provisoire cessera de de plein droit à l'expiration de la quinzaine si le préfet n'a pas, dans ce délai, donné l'ordre contraire, conformément à l'art. 21 ci-après. L'ordre du maire sera transcrit sur le registre tenu en exécution de l'art. 12.

En cas de minorité ou d'interdiction, le tuteur pourra seul requérir la sortie.

Art. 15. — Dans les vingt-quatre heures de la sortie, les chefs préposés ou directeurs, en donneront avis aux fonctionnaires désignés dans le dernier paragraphe de l'art. 8, et leur feront connaître le nom et la résidence des personnes qui auront retiré le malade, son état mental au moment de sa sortie, et, autant que possible, l'indication du lieu où il aura été conduit.

Art. 16. — Le préfet pourra toujours ordonner la sortie immédiate des personnes placées volontairement dans les établissements d'aliénés.

Art. 17. — En aucun cas l'interdit ne pourra être remis qu'à son tuteur, et le mineur qu'à ceux sous l'autorité desquels il est placé par la loi.

Section II. — *Des placements ordonnés par l'autorité publique.*

Art. 18. — A Paris, le préfet de police, et dans les départements, les préfets, ordonneront d'office le placement, dans un établissement d'aliénés, de toute personne interdite ou non interdite, dont l'état d'aliénation compromettait l'ordre public ou la sûreté des personnes.

Les ordres des préfets seront motivés et devront énoncer les les circonstances qui les auront rendus nécessaires. Ces ordres, ainsi que ceux qui seront donnés conformément aux art. 19, 20, 21 et 23, seront inscrits sur un registre semblable à celui qui est prescrit par l'art. 12 ci-dessus, dont toutes les dispositions seront applicables aux individus placés d'office.

Art. 19. — En cas de danger imminent, attesté par le certificat d'un médecin ou par la notoriété publique, les commissaires de police à Paris, et les maires dans les autres communes, ordonneront à l'égard des personnes atteintes d'aliénation mentale, toutes les mesures provisoires nécessaires, à la charge d'en référer dans les vingt-quatre heures au préfet, qui statuera sans délai.

Art. 20. — Les chefs, directeurs ou préposés responsables des établissements, seront tenus d'adresser aux préfets dans le premier mois de chaque semestre, un rapport rédigé par le médecin de l'établissement sur l'état de chaque personne qui y sera retenue, sur la nature de sa maladie et les résultats du traitement.

Le préfet prononcera sur chacune individuellement, ordonnera sa maintenue dans l'établissement ou sa sortie.

ART. 21. — A l'égard des personnes dont le placement aura été volontaire, et dans le cas où leur état mental pourrait compromettre l'ordre public ou la sûreté des personnes, le préfet pourra dans les formes tracées par le deuxième paragraphe de l'art. 18, décerner un ordre spécial, à l'effet d'empêcher qu'elles ne sortent de l'établissement sans son autorisation si ce n'est pour être placées dans un autre établissement.

Les chefs, directeurs ou préposés responsables, seront tenus de se conformer à cet ordre.

ART. 22. — Les procureurs du roi seront informés de tous les ordres donnés en vertu des art. 18, 19, 20 et 21.

Ces ordres seront notifiés au maire du domicile des personnes soumises au placement, qui en donnera immédiatement avis aux familles.

Il en sera rendu compte au ministre de l'Intérieur.

Les diverses notifications prescrites par le présent article seront faites dans les formes et délais énoncés en l'art. 10.

ART. 23. — Si, dans l'intervalle qui s'écoulera entre les rapports ordonnés par l'art. 20, les médecins déclarent sur le registre tenu en exécution de l'art. 12, que la sortie peut être ordonnée, les chefs, directeurs ou préposés responsables des établissements, seront tenus, sous peine d'être poursuivis, conformément à l'art. 30 ci-après, d'en référer aussitôt au préfet qui statuera sans délai.

ART. 24. — Les hospices et hôpitaux civils sont tenus de recevoir provisoirement les personnes qui leur seront adressées en vertu des art. 18 et 19, jusqu'à ce qu'elles soient dirigées sur l'établissement spécial destiné à les recevoir, aux termes de l'art. 1er ou pendant le trajet qu'elles feront pour s'y rendre.

Dans toutes les communes où il existe des hospices ou hôpitaux, les aliénés ne pourront être déposés ailleurs que dans ces hospices ou hôpitaux. Dans les lieux où il n'en existe pas, les maires devant pourvoir à leur logement, soit dans une hôtellerie, soit dans un local loué à cet effet.

Dans aucuns cas, les aliénés ne pourront être conduits avec

les condamnés ou les prévenus, ni déposés dans une prison.

Ces dispositions sont applicables à tous les aliénés dirigés par l'administration sur un établissement public ou privé.

De toutes ces formalités, une seule nous intéresse ici : le certificat d'admission.

Le certificat, destiné à établir la légitimité de l'internement ne doit pas être une observation et ne comporte pas, nécessairement un diagnostic nosologique précis. Peu importe qu'un aliéné présente ou non de l'inégalité pupillaire et l'abolition des réflexes rotuliens. Peu importe également qu'il soit atteint de manie ou de démence précoce, si les symptômes qu'il présente le rendent dangereux pour lui-même, pour autrui ou pour l'ordre public.

Les indications de l'internement relèvent en effet surtout des tendances présentées par le malade : tel dément sénile, doux, facile à diriger pourra, sans aucun inconvénient, être traité dans sa famille ou dans un asile de vieillards ; tel autre, au contraire, irritable et violent doit être interné sans hésitation.

D'une façon très générale doivent être considérés comme des symptômes de nature à motiver l'internement : les tendances impulsives ; les idées de suicide ; les idées de persécution et les hallucinations qui déterminent des réactions violentes ; les états démentiels associés à des phénomènes d'excitation.

Le caractère et l'intensité des symptômes ne sont pas cependant les seuls facteurs qui doivent dicter la conduite du médecin. Celui-ci doit encore tenir grand compte de leur *durée probable*. Quand les troubles mentaux ne doivent pas selon toute vraisemblance persister plus de quelques jours et ne sont pas exposés à récidiver fréquemment, l'internement est injustifié : c'est le cas pour les délires fébriles.

**Translation du malade a la maison de santé.** — Sans doute, c'est un devoir pour le médecin d'amener le malade à accepter lui-même son placement dans la maison de santé. Malheureusement, quand il s'agit d'un internement, ce n'est pas toujours chose facile ni même possible. Si l'aliéné est lucide, délirant chronique ou persécuté-persécuteur par exemple, on est souvent obligé, pour éviter des scènes pénibles, de recourir à certains subterfuges, comme de lui proposer de le conduire dans un endroit où il souhaite se rendre ou de faire avec lui une excursion. Cette question, parfois délicate, ne comporte évidemment aucune solution universelle.

**Rapport médico-légal.** — Le rapport médico-légal a pour but d'éclairer les pouvoirs publics, le plus souvent l'autorité judiciaire sur l'état mental de l'individu soumis à l'examen de l'expert et en particulier sur sa *responsabilité*. Le mot « responsabilité » est pris ici non dans un sens métaphysique, mais dans un sens pratique, et doit être défini « la faculté de conformer d'une manière adéquate (le mieux possible), notre vie cérébrale au monde extérieur et spécialement d'adapter notre vie cérébrale à celle des autres hommes » (Forel [1]). Aux termes de cette définition, doit être déclaré irresponsable tout individu qui présente des anomalies psychiques qui l'empêchent de « s'adapter au monde extérieur et à la vie en société. » Ainsi comprise, la responsabilité comporte un nombre infini de degrés. En effet « entre ceux qui s'adaptent très bien et ceux qui ne s'adaptent pas du tout il y a tous ceux qui ne peuvent s'adapter qu'imparfaitement, par certains côtés, à la vie sociale : les gens qui n'ont qu'une responsabilité limitée. Entre les deux termes extrêmes sont donc toutes

1. Forel. *Ueber die Zurechnungsfähigkeit des normalen Menschen.* Munich, 1901. — Forel et Mahaim. *Crime et anomalies mentales constitutionnelles*, 1902. Paris. Félix Alcan.

les transitions imaginables comme entre la santé parfaite et la maladie » (Mahaim).

Le rapport médico-légal comprend :

1° L'étude de la personnalité du sujet et des modifications qu'elle a subies, s'il y a lieu ;

2° L'étude des faits qui lui sont imputés, dans le cas d'affaire criminelle, ou sur lesquels s'appuient les ayants droit pour obtenir l'interdiction du sujet ou pour faire annuler les dispositions ou les engagements pris par lui ;

3° Dans la mesure du possible un diagnostic et un pronostic précis ;

4° Enfin, des conclusions sur le degré de responsabilité qui doit être attribué au sujet.

Les renseignements qui doivent servir à l'expert pour établir son rapport proviennent de quatre sources principales.

1° Examen direct, et 2° observation prolongée du sujet. Celle-ci, pour être vraiment utile, doit avoir lieu dans une maison de santé. En effet, une foule de particularités qu'il importerait de relever dans la conduite et dans la conversation de l'individu soumis à l'expertise, échappent aux personnes qui n'ont aucune habitude des maladies mentales, aux gardiens de prison par exemple ;

3° Enquête de l'expert auprès des personnes qui sont disposées à lui fournir des renseignements ;

4° Enquête judiciaire, dont le médecin est obligé *a priori* d'accepter les données comme exactes, faute de pouvoir les contrôler. L'importance de l'enquête judiciaire est extrême, et, dans bien des cas, fournit l'élément essentiel du diagnostic. Par exemple dans le cas d'attentat commis par un aliéné persécuteur, dont tout le délire repose sur une seule idée fausse qui n'est pas toujours une idée absurde au premier abord, l'enquête judiciaire peut seule établir si les allégations du malade sont exactes ou non.

## TRAITEMENT DE L'AGITATION

C'est peut-être dans le traitement de l'agitation que la thérapeutique des maladies mentales a accompli depuis quelques années ses plus grands progrès.

Peu à peu les moyens de contention presque toujours inutiles et souvent barbares ont disparu des asiles.

L'honneur d'avoir introduit en France le no-restraint, ou traitement de l'agitation sans moyen de contention, revient à M. Magnan (1867).

Les moyens aujourd'hui en usage pour combattre l'agitation peuvent se ranger sous quatre chefs principaux :

L'alitement ;

L'hydrothérapie ;

L'isolement ;

Les médicaments.

ALITEMENT[1]. — D'abord appliqué aux mélancoliques (Guislain, Griesinger, Ball), l'alitement n'a été employé contre l'agitation que dans ces dernières années. C'est encore M. Magnan qui l'a introduit dans la pratique de la psychiatrie française, en montrant l'excellence de ses effets et la facilité relative de son emploi.

Le repos au lit présente le triple avantage de *ménager les forces du malade*, de *calmer l'agitation* et de *faciliter la surveillance*. Il se trouve indiqué dans la plupart des psychoses aiguës et dans les périodes d'exacerbation des psychoses chroniques. Pour être efficace, l'alitement ne doit pas être nécessairement continu, sauf dans les cas où la gravité de l'état général l'exige. Il est bon de faire lever les malades pendant deux ou trois heures quotidiennement et d'employer une partie de ce temps à une promenade

1. Pochon. Thèse de Paris, 1899. — Wizel. *Ann. médic. psych.*, 1901. — Sérieux et Farnarier. *Ann. méd. psych.*, 1903.

dont la durée et les conditions seront déterminées suivant les indications que comporte chaque cas.

L'alitement produit ses effets les plus heureux quand il est pratiqué sous forme collective, dans des dortoirs de petites dimensions contenant une dizaine de lits au plus. L'exemple des malades déjà soumis à ce mode de traitement exerce sur les nouveaux venus une influence salutaire, et contribue à le leur faire accepter. Dans de bonnes conditions deux ou trois jours suffisent en général pour habituer un maniaque même très agité à l'alitement et le calmer dans une certaine mesure. S'il se livre encore à des mouvements désordonnés, il quitte rarement son lit et le regagne sans difficulté sur la simple injonction de l'infirmier.

HYDROTHÉRAPIE. — La *douche*, très employée autrefois pour calmer l'agitation agissait surtout en suffoquant le malade. Il n'est donc pas surprenant qu'elle soit complètement abandonnée aujourd'hui.

Des multiples formes sous lesquelles est employée l'hydrothérapie, deux surtout sont d'un usage courant : l'enveloppement humide et le bain tiède prolongé.

*L'enveloppement humide* se pratique au moyen d'un drap imbibé d'eau froide et exactement appliqué sur toute la surface du corps. Sa durée varie de vingt minutes à quelques heures. Trop prolongé, il expose à des syncopes.

Les *bains tièdes prolongés* rendent de grands services, quand l'alitement ne suffit pas à calmer le malade. Dans la pratique courante leur durée ne dépasse pas cinq à six heures quotidiennement. Quelques médecins ont cependant obtenu de bons résultats du bain tiède permanent : le malade demeure alors dans sa baignoire pendant des jours et des semaines [1].

1. Sérieux. *Le traitement des états d'agitation par le bain permanent.* Revue de Psychiatrie. Février, 1902.

La plupart des aliénistes ont abandonné les anciennes baignoires à couvercles, destinées à emprisonner en quelque sorte le malade et se contentent de le faire maintenir par quelques infirmiers jusqu'à ce que l'action calmante du bain commence à se faire sentir.

Isolement. — Très combattu dans ces dernières années, l'isolement présente en effet des inconvénients, dont le plus grave est de laisser le malade abandonné à lui-même, privé de surveillance permanente, il est absolument contre-indiqué chez tous les malades sujets aux idées de suicide, et ne doit être autorisé d'une façon générale que si les autres moyens, alitement, bains prolongés ont échoué.

L'*isolement nocturne*, consistant à faire coucher le malade dans une chambre particulière convenablement aménagée est au contraire d'une grande utilité chez certains chroniques agités. Tel dément qui la nuit fait grand bruit dans son dortoir, repose tranquillement dès qu'il est seul.

Médicaments. — Je me bornerai à indiquer les médicaments les plus usités contre l'agitation et à donner quelques formules.

L'opium sous toutes ses formes est employé chez les aliénés : extrait thébaïque en pilules, extrait aqueux en injections sous-cutanées, laudanum, etc.

Les dangers de l'accoutumance ont généralement fait abandonner la morphine au moins dans les cas où un traitement prolongé est à prévoir.

Le *chloral* jouit d'une réputation méritée. Il s'administre en potion (2 à 3 grammes chez la femme, 3 à 4 grammes chez l'homme), et en lavement (4 à 5 grammes chez la femme et 5 à 6 grammes chez l'homme).

| | |
|---|---|
| Hydrate de chloral. . . . . . . . . . . . . . . . | 2-4 gr. |
| Sirop de groseille. . . . . . . . . . . . . . . . | 30 gr. |
| Eau, q. s. p. . . . . . . . . . . . . . . . . . . | 60 cmc. |

Potion à prendre en une ou deux fois.

|                              |            |
|------------------------------|------------|
| Hydrate de chloral           | 5 gr.      |
| Jaune d'œuf                  | 1          |
| Lait                         | 120 gr.    |

pour un lavement. Faire précéder d'un lavement simple.

On peut associer le chloral aux bromures :

|                              |            |
|------------------------------|------------|
| Hydrate de chloral           | 2 gr.      |
| Bromure de potassium         | 4 gr.      |
| Sirop de groseille           | 30 gr.     |
| Eau, q. s. p.                | 80 cmc.    |

Potion à prendre en une ou deux fois.

Le chloral doit être absolument prohibé chez les cardiaques.

Les bromures peuvent également s'employer seuls aux doses de 2 à 8 grammes.

Le *sulfonal*, le *trional*, le *tétronal* procurent un sommeil calme et prolongé dans le cas d'agitation moyenne, à la dose de 1, 2 et 3 grammes. Ils s'administrent surtout en cachets.

|                                      |         |
|--------------------------------------|---------|
| Sulfonal, trional ou tétronal        | 1 gr.   |

pour un cachet ; un, deux ou trois cachets, suivant le cas, le soir vers six heures, l'action de ces médicaments étant longue à se manifester.

Le *chloralose*, l'*hypnal*, le *somnal*, peuvent également rendre des services.

|                                      |                |
|--------------------------------------|----------------|
| Chloralose                           | 20 à 60 centig.|

en cachets.

|                              |            |
|------------------------------|------------|
| Hypnal                       | 2 gr.      |
| Eau chloroformée             | 100 gr.    |
| Sirop de menthe              | 30 gr.     |

Potion à prendre en deux ou trois fois (Debove et Gourin).

|                              |            |
|------------------------------|------------|
| Somnal                       | 2 gr.      |
| Sirop de groseilles          | 40 gr.     |
| Eau                          | 20 gr.     |

Potion à prendre comme la précédente (Debove et Gourin).

La *paraldéhyde* s'ordonne en potion, en lavement et en injection sous-cutanée à la dose de 2 à 5 grammes. Elle constitue un excellent hypnotique. Son seul inconvénient est l'odeur désagréable et persistante qu'elle dégage.

| | |
|---|---|
| Paraldéhyde. . . . . . . . . . . . | 2 à 5 gr. |
| Rhum . . . . . . . . . . . . . . | 20 gr. |
| Alcoolature de citron . . . . . . . . . | XX gouttes. |
| Sirop simple . . . . . . . . . . | 30 gr. |
| Eau distillée . . . . . . . . . . | 40 gr. |

Potion à prendre en une ou deux fois (Debove et Gourin).

| | |
|---|---|
| Paraldéhyde . . . . . . . . . . . . . | 4 gr. |
| Jaune d'œuf . . . . . . . . . . . . . | 1 |
| Lait . . . . . . . . . . . . . . . | 120 gr. |

pour lavement.

| | |
|---|---|
| Paraldéhyde . . . . . . . . . . . . | 5 gr. |
| Eau de laurier-cerise. . . . . . . . . . | 5 gr. |
| Eau distillée bouillie. . . . . . . . . . | 15 gr. |

en injection hypodermique.

L'*hyoscine* sous forme de chlorhydrate est un médicament très actif mais dont le maniement exige beaucoup de prudence. On l'administre en potion, en pilules et en injections sous-cutanées.

| | |
|---|---|
| Chlorhydrate d'hyoscine . . . . . . . . | 0 gr. 005 |
| Sirop de menthe. . . . . . . . . . | 30 gr. |
| Eau q. s. p. . . . . . . . . . . . . | 120 cmc. |

par cuillerées à bouche toutes les dix minutes jusqu'à cinq cuillerées.

| | |
|---|---|
| Chlorhydrate d'hyoscine. . . . . . . . | 0 gr. 02 |
| Eau. . . . . . . . . . . . . . . | 20 gr. |

en injections sous-cutanées. Une seringue de Pravaz contient 1 milligramme. On commence par une demi-seringue, il est rare que l'effet sédatif ne se produise pas avec une seringue entière.

## IDÉES DE SUICIDE

Le suicide des aliénés est, pourrait-on dire, le cauchemar de tous ceux qui s'occupent de psychiatrie pratique[1].

Toutes les formes d'aliénation, sauf peut-être la manie, peuvent entraîner des idées de suicide, mais la première place, à ce point de vue, revient aux psychoses à forme mélancolique (mélancolie affective, forme dépressive de la folie maniaque dépressive, certaines formes d'alcoolisme, etc.).

Quelle que soit la nature de l'affection, les idées de suicide peuvent résulter :

*a*) d'une hallucination impérative : une voix appelle le malade au ciel, lui ordonne de mourir pour expier ses crimes ;

*b*) d'une idée délirante : crainte de mourir de faim, d'être atteint d'une maladie incurable ; certains persécutés se suicident pour échapper aux mauvais traitements de leurs ennemis ;

*c*) d'un dégoût insurmontable de l'existence (tœdium vitœ), d'une douleur morale intolérable ;

*d*) d'une impulsion subite (catatonie) ;

*e*) d'une suggestion : suicide familial, épidémies de suicide ;

*f*) d'une idée fixe dont l'origine est inexplicable. Tel est le cas rapporté par M. Ferrari : Un officier avait déclaré à plusieurs reprises qu'il était ridicule de vivre au delà de soixante ans. Le dernier jour de sa soixantième année, après avoir gaiement passé la soirée avec des amis, il annonça son intention de se suicider. Effectivement, rentré chez lui, il se tua d'un coup de revolver.

Les moindres objets peuvent devenir entre les mains

1 Viallon. *Suicide et folie*. Ann. méd. psych., 1901.

des malades des armes meurtrières qu'ils tournent contre eux-mêmes. M. Magnan a rapporté le cas d'une mélancolique qui se perfora le cœur au moyen d'une aiguille mesurant à peine 8 centimètres de longueur. Certains aliénés ont recours à des procédés parfois horribles dont l'emploi ne peut s'expliquer que grâce à une anesthésie marquée : un malade de Baillarger appliqua son front contre une plaque de fonte rougie.

Dans les maisons de santé où les malades n'ont guère à leur portée d'instruments dangereux, le moyen le plus usité est la *pendaison*, ce qui s'explique par l'extrême simplicité du procédé.

A côté du suicide doivent se ranger les *auto-mutilations* auxquelles se livrent quelquefois les aliénés. On a vu des malades se couper les doigts, se lacérer et même s'arracher les organes génitaux au moyen de morceaux de verre, s'ouvrir l'abdomen.

Le *traitement* des idées de suicide se réduit à une surveillance étroite et constante, qu'il faut exercer sitôt qu'on soupçonne leur existence et continuer longtemps encore après leur disparition apparente. Nous avons vu que l'isolement devait être absolument prohibé. Le maintien du malade dans un quartier d'observation, l'alitement pendant les périodes aiguës sont fort utiles.


## REFUS D'ALIMENTS (SITIOPHOBIE)

Le refus d'aliments[1] peut être la conséquence :

*a)* d'idées délirantes associées ou non à des hallucinations : crainte d'être empoisonné, de ne pouvoir payer les aliments, idées hypochondriaques ;

*b)* du désir de se laisser mourir de faim ;

1 Pfister. *Die Abstinenz der Geisteskranken und ihre Behandlung.* Freiburg, 1899.

*c*) d'un dégoût insurmontable des aliments ;

*d*) du négativisme (catatonie, paralysie générale).

Il est *complet* ou *partiel*. Quelques malades n'acceptent que certains aliments, souvent parce qu'ils leur paraissent présenter plus de garanties au point de vue de leur sécurité, ou parce que les voix le leur ordonnent ainsi : un persécuté ne vivait que d'œufs, la coquille constituant selon lui une barrière infranchissable aux agents mystérieux employés par ses persécuteurs.

Il peut être encore *absolu* ou *relatif*. Souvent, avec un peu de persévérance, on réussit à faire accepter à un mélancolique une nourriture convenable et en quantité suffisante. Certains catatoniques refusent la portion qu'on leur offre et, quelques instants après, dévorent celle de leur voisin, sans qu'une idée délirante précise puisse expliquer leur conduite.

Quand le refus d'aliments menace d'avoir sur la santé du malade un retentissement fâcheux, ce qu'indique assez bien l'amaigrissement constaté par des pesées régulières, il faut recourir à l'alimentation artificielle ou gavage.

Le gavage peut se faire par deux voies, *nasale* et *buccale*.

Le *gavage par la voie buccale* constitue le procédé le moins douloureux et le moins dangereux pour le malade ainsi que le plus commode pour le médecin.

Les instruments nécessaires sont : un *ouvre-bouche*, un *tube de Faucher* et un *entonnoir en verre ou en métal*.

L'opération elle-même comprend quatre temps :

1° Ouverture de la bouche ;

2° Introduction du tube dans l'estomac ;

3° Fixation de l'entonnoir à l'extrémité du tube et manœuvres destinées à s'assurer que le tube a bien pénétré dans l'estomac ;

4° Introduction du liquide alimentaire.

Le premier temps présente quelques difficultés, dues

à la résistance parfois très vive du malade. En faisant usage de patience et en profitant des moindres interstices qui s'offrent entre les mâchoires, l'opérateur arrive cependant toujours à ses fins.

L'introduction du tube se fait en général facilement. L'extrémité, arrivée dans le pharynx, détermine un mouvement de déglutition réflexe, de sorte que l'instrument pénètre de lui-même dans l'œsophage. Il suffit ensuite de le pousser avec douceur pour le faire arriver dans l'estomac.

Bien que ses dimensions considérables rendent une fausse route à peu près impossible, le troisième temps a pour but de s'assurer que le tube est bien en place et n'a pas pénétré dans la trachée. Deux procédés permettent d'acquérir cette certitude : l'auscultation au niveau de l'entonnoir et l'introduction dans le tube de quelques gouttes d'eau pure. Si l'on entend le bruit que produisent les gaz de l'estomac, et si le liquide s'écoule librement, c'est que le tube est à sa place et qu'il n'est pas obstrué. Sinon, il faut retirer le tube, le nettoyer et recommencer l'opération.

Le liquide nutritif doit toujours s'écouler sous une faible pression. Sa composition varie suivant les cas. Le lait, les œufs, le jus de viande, les peptonés, les légumes verts en purée doivent en constituer la base.

Le gavage par la voie *nasale* présente plusieurs inconvénients :

1° Il est douloureux ;

2° Il provoque assez souvent l'irritation et l'inflammation de la muqueuse nasale ;

3° Les dimensions minimes du tube exposent aux fausses routes et ne permettent d'employer que des liquides très fluides.

On ne doit donc recourir à ce mode d'alimentation que dans des conditions très particulières, en cas d'affections buccales, par exemple, s'opposant à l'introduction du tube de Faucher.

Il n'est pas rare que, l'opération terminée, le malade rejette soit spontanément, soit sous l'influence d'efforts volontaires les aliments contenus dans l'estomac. On évite souvent ce contre-temps en cinglant le visage du malade avec quelques gouttes d'eau. En cas de vomissements rebelles on peut diminuer l'irritabilité de la muqueuse stomacale en introduisant avant le liquide alimentaire quelques gouttes d'une solution de cocaïne.

Il peut être utile de faire précéder l'alimentation d'un lavage de l'estomac.

# DEUXIÈME PARTIE

## PSOHYOHIATRIE SPÉCIALE

---

## CLASSIFICATION

L'anatomie pathologique est le seul critérium qui permet d'établir dans les maladies d'un organe des catégories répondant à la réalité. Les lésions de la plupart des psychoses nous étant inconnues, chaque école a le droit de se créer une classification conforme à ses tendances et plus ou moins ingénieuse, mais nécessairement artificielle.

De toutes celles que nous offre la psychiatrie, le mieux est de prendre la plus pratique, la plus commode, celle qui, étant donné un cas particulier, permet le plus facilement d'établir un pronostic et d'instituer un traitement. Celle de M. Krapelin me paraît présenter de grands avantages à ce double point de vue.

Je l'adopterai avec quelques modifications qui seront indiquées chemin faisant.

Voici, énumérées dans l'ordre que je me propose de suivre, les entités morbides décrites dans ce manuel :

I. Psychoses infectieuses ;
    Délire fébrile ;
    Délire infectieux ;
    Rage.

II. Psychose d'épuisement ;
    Confusion mentale ; délire aigu.

III. PSYCHOSES TOXIQUES :
Par *intoxication aiguë* :
Ivresse pathologique ;
Par *intoxication chronique* :
Alcoolisme ;
Morphinomanie ;
Cocaïnomanie.

IV. PSYCHOSES PAR AUTO-INTOXICATION :
*Aiguë* : urémie ;
*Subaiguë* : psychose polynévritique ;
*Chronique* :
Myxœdème ;
Démence précoce ; délire chronique ;
Paralysie générale.

V. PSYCHOSES LIÉES AUX AFFECTIONS CÉRÉBRALES DITES ORGA-
NIQUES :
Artério-sclérose ; tumeurs cérébales ; syphilis céré-
brale ; hémorragies ; ramollissements.

VI. PSYCHOSES D'INVOLUTION :
Mélancolie affective ;
Démence sénile.

VII. PSYCHOSES SANS ÉTIOLOGIE BIEN DÉTERMINÉE, PARAISSANT
LIÉES A LA PRÉDISPOSITION :
Folie maniaque dépressive ;
Délire des persécutés-persécuteurs.
*Psychopathes constitutionnels* :
Déséquilibrés ;
Pervertis et invertis sexuels.
Obsessions.

VIII. PSYCHOSES LIÉES AUX NÉVROSES :
Épilepsie ;
Hystérie.

IX. ARRÊTS DE DÉVELOPPEMENT PSYCHIQUE :
Idiotie et imbécillité ;
Folie morale.

# CHAPITRE PREMIER

## DÉLIRES D'ORIGINE INFECTIEUSE[1]

Les troubles mentaux qui se montrent au cours des maladies infectieuses sont déterminés par l'action combinée de plusieurs facteurs : élévation de la température, congestion des centres nerveux, empoisonnement de ces mêmes centres par les toxines microbiennes. Le plus important paraît être l'empoisonnement des centres nerveux.

Il est impossible, en effet, de méconnaître la ressemblance frappante qui existe au point de vue clinique entre les délires toxiques proprement dits et les délires infectieux, ressemblance telle que, sans les signes somatiques propres à chacun, il serait difficile et même impossible d'établir un diagnostic. Presque toujours, en effet, nous trouverons notés dans les descriptions qui vont suivre les mêmes symptômes : obnubilation de la conscience, confusion, illusions et hallucinations multiples, agitation motrice.

D'autre part, l'infection peut, en dehors de toute hyperthermie et vraisemblablement de toute lésion méningée, entraîner des troubles mentaux graves (délire infectieux proprement dit) qui ne peuvent guère s'expliquer que par une action toxique.

Après avoir décrit le délire fébrile, je dirai quelques

1. Klippel et Lopez, *Du rêve et du délire qui lui fait suite dans les infections aiguës.* Roy. de Psychiat., 1900. Avril. — Desvaux, *Délire dans les maladies aiguës.* Thèse de Paris, 1899.

mots du délire infectieux proprement dit. Je consacrerai également une courte description aux troubles mentaux de la *rage*, qui, bien que d'ordre infectieux comme les précédents, méritent par leur constance et leur physionomie particulière de faire l'objet d'une description spéciale.

DÉLIRE FÉBRILE. — Dans les affections fébriles, les troubles psychiques se réduisent en général à un léger degré de torpeur cérébrale et d'irritabilité d'humeur. Un peu d'agitation nocturne, quelques illusions, quelques idées délirantes nous conduisent insensiblement de ces cas bénins aux cas plus graves où un véritable délire apparaît.

Celui-ci est essentiellement constitué par *une obnubilation plus ou moins profonde associée à des idées délirantes confuses, à des troubles psycho-sensoriels multiples, à une agitation parfois très vive.*

Le délire est essentiellement variable et mobile, tantôt agréable, tantôt pénible; les troubles psycho-sensoriels prennent l'aspect combiné, avec prédominance des illusions et des hallucinations de la vue. Les images et les scènes se succèdent comme dans le rêve dont elles semblent la prolongation (délire onirique). Le malade se croit à la campagne, au théâtre, à l'église. Des cortèges pompeux défilent devant lui, au milieu du bruit des orgues, du parfum des fleurs et des encensoirs. Il cause avec des compagnons imaginaires, se défend contre des assassins, repousse le verre de lait qu'on lui présente parce qu'il est empoisonné. Souvent, sous l'empire des hallucinations, il cherche à frapper son entourage, à s'enfuir dans la rue, à passer par la fenêtre qu'il prend pour la porte.

Cependant comme dans le rêve, le sujet peut être arraché par une interpellation brusque et énergique au monde imaginaire au milieu duquel il vit. Ces éclaircies sont, en général, très passagères.

Souvent, surtout au début et dans les formes légère, les

délire s'efface le matin pour reparaître le soir et durer une partie de la nuit.

Le pronostic dépend moins de l'intensité du délire, que des symptômes physiques qui l'accompagnent. D'une façon générale cependant toute affection fébrile où se montre un délire intense doit être considérée comme grave.

Dans les cas mortels, le délire tombe peu à peu, le coma s'établit et remplace l'agitation.

Le délire fébrile est, comme l'ivresse, un excellent critérium pour apprécier la résistance d'un cerveau : il se produit avec une facilité d'autant plus grande que l'individu présente une prédisposition plus marquée aux troubles nerveux et mentaux, qu'il est plus *dégénéré*. Comme l'alcool, les poisons microbiens et les produits toxiques de l'organisme agissent surtout sur les cerveaux dont l'équilibre peu stable est facile à troubler.

Le *traitement* se confond avec celui de la maladie infectieuse. Il comporte une surveillance étroite. Les bains froids ont souvent sur les troubles mentaux une action très efficace.

Délire infectieux proprement dit. — M. Kræpelin et M. Aschaffenburg ont étudié sous le nom de *délire infectieux*, des troubles mentaux survenant au cours d'une infection, sans que la fièvre soit particulièrement intense, ou même avant que la fièvre existe (Initialdelirium).

Le délire infectieux se montre surtout dans la fièvre typhoïde, dans la variole, dans le typhus exanthématique. Les symptômes prennent quelquefois la forme de l'excitation maniaque, plus souvent de la confusion mentale ou du délire hallucinatoire.

Troubles mentaux de la rage. — Presque toujours ils ouvrent la scène. Longtemps avant l'apparition des symptômes rabbiques, même quand il n'a pas conscience du danger qui le menace, le sujet devient triste, sombre, fuit la société, présente par intervalles des accès d'angoisse. Parfois, entraîné par une impulsion irrésistible, il fait de véritables fugues, marche, court pendant des heures entières et rentre chez lui plus tranquille, soulagé pour un temps : il semble que l'éréthisme des zones motrices soit calmé. A noter encore d'inexplicables modifications de l'état émotif, de soudains accès de tendresse ou de gaieté, tranchant sur le fond morne et indifférent de l'humeur.

Le sommeil est interrompu par des sursauts brusques, agité par des cauchemars.

Les troubles affectifs persistent pendant toute la durée de la maladie. Mais, en dehors des accès et jusqu'à la période terminale, la lucidité demeure intacte, sauf dans quelques cas exceptionnels, où un délire continu s'établit, revêtant des formes variables : mystique, persécutée, mélancolique.

Au moment des *paroxysmes* on constate une anxiété très vive, une agitation qui va jusqu'à la fureur, une hyperesthésie psycho-sensorielle qui, dans les cas extrêmes, se traduit par des hallucinations : le malade voit des fleurs, des personnages fantastiques, entend des coups de fusil, des fanfares, etc.

Les phénomènes d'excitation s'atténuent et s'effacent quand survient la période de paralysie.

Le diagnostic se fonde sur l'existence de l'hyperesthésie psycho-sensorielle et surtout des spasmes spécifiques de la rage (spasme du pharynx).

Le *traitement*, qui n'est que palliatif, se réduit à l'emploi des antispasmodiques à haute dose.

# CHAPITRE II

## PSYCHOSE D'ÉPUISEMENT


### CONFUSION MENTALE PRIMITIVE, DÉLIRE AIGU

Bien décrite par Georget et par Delasiauve sous le nom de stupidité, la confusion mentale fut pendant de longues années oubliée dans notre pays, et ne reprit sa place dans la psychiatrie française que grâce aux récents travaux de M. Chaslin et de M. Séglas [1].

L'élément fondamental de cette entité morbide est la confusion mentale qui est ici *primitive, profonde, permanente.*

SYMPTÔMES ESSENTIELS. — Après quelques jours de prodromes sans caractères bien définis, céphalée, inappétence, modifications de l'humeur, la maladie éclate, constituée par des troubles psychiques et physiques.

A. *Troubles psychiques.* — Ce sont les symptômes de la confusion mentale plus ou moins accentuée et plus ou moins pure suivant la forme et la gravité de la maladie :

L'obnubilation de la conscience ;

L'affaiblissement de l'attention ;

Le ralentissement et le désordre des associations d'idées ;

L'insuffisance des perceptions ;

L'aboulie, caractérisée par l'indécision permanente, la lenteur et l'incertitude des mouvements.

---

1. Chaslin. *La confusion mentale primitive.* — Séglas. *Leçons cliniques.*

L'état des fonctions psychiques automatiques varie suivant la forme de l'affection : elles peuvent être relativement conservées (confusion mentale simple), exaltées (confusion mentale délirante), paralysées comme les fonctions mentales supérieures (confusion à forme stupide).

B. *Symptômes physiques.* — Les symptômes physiques sont constants et « revêtent, dans leur ensemble, les caractères de l'*affaiblissement général*, de l'*épuisement*, de la *dénutrition* » (Séglas).

L'*amaigrissement* est précoce et très accusé. Il relève à la fois d'une alimentation insuffisante, de troubles digestifs, et surtout d'une assimilation défectueuse des matières nutritives.

La *fièvre* existe quelquefois, surtout au début. Dans quelques cas, dans la forme stupide notamment, il y a *hypothermie*.

Le *pouls* petit, dépressible, les bruits du *cœur* sourds, parfois irréguliers, le ralentissement de la *circulation périphérique*, la cyanose des extrémités, les œdèmes traduisent une atonie générale de l'appareil cardio-vasculaire.

L'appétit est nul, la langue saburrale ; les digestions sont pénibles ; la constipation ne manque jamais.

On note souvent une albuminurie légère.

Le sommeil est rare, souvent remplacé par une rêvasserie analogue à celle des maladies infectieuses.

Suivant la gravité des accidents et la prédominance de tel ou tel ordre de symptômes, on peut distinguer dans la confusion mentale quatre formes principales :

Confusion mentale simple ;

—          —          délirante ;

—          —          à forme stupide ;

—          —          suraiguë (délire aigu).


CONFUSION MENTALE SIMPLE. — Les symptômes essentiels que je viens d'énumérer se rencontrent ici à l'état de pureté. Les phénomènes de paralysie psychique ont une moyenne intensité et les fonctions psychiques automatiques sont conservées.

Le malade a souvent une certaine conscience de son état. Il se trouve changé. « Il perd la tête..., son cerveau se vide... » Il se rend compte de son impuissance mentale, se plaint de ne pouvoir prendre une décision ni diriger ses pensées, d'être incapable d'évoquer des souvenirs, naguère encore très vivaces.

L'impuissance mentale, l'incertitude, l'insuffisance des perceptions se traduisent par un *étonnement perpétuel*. Les mêmes interrogations et les mêmes exclamations reviennent à chaque instant sur les lèvres du malade : « Qu'y a-t-il ?... Qu'est-il arrivé ?... Qui êtes-vous ?... Tout est changé autour de moi !... » Le confus ne reconnaît pas son entourage, ou, s'il le reconnaît, il n'est en mesure de rien affirmer. Peut-être est-ce son médecin habituel qui est là, à ses côtés..., cependant il n'en est pas certain... Son lit a un aspect singulier, son propre corps est transformé, méconnaissable. Un degré de plus, nous avons la désorientation complète, qui est un symptôme constant pour peu que la maladie présente une certaine gravité.

Les réactions sont lentes, indécises ; les mouvements lourds et maladroits.

Grâce à la conservation de l'automatisme mental les opérations psychiques qui s'accomplissent sans effort et en quelque sorte sans intervention de la volonté s'exécutent encore. On obtient ainsi du malade un certain nombre de réponses exactes et précises, portant sur son âge, sa profession, sa demeure etc.., Mais ces réponses présentent toujours le caractère de l'automatisme : elles sont brèves, rapides et ne peuvent être provoquées que par des questions brusques et concises.

Cette forme simple, schématique pour ainsi dire, de la confusion mentale primitive est assez rare.

Forme délirante. — Beaucoup plus fréquente que la précédente, elle emprunte son aspect particulier à une exaltation plus ou moins marquée de l'automatisme qui se traduit; α, par la fuite des idées et l'incohérence; β, par des idées délirantes et des troubles psycho-sensoriels; γ, par une agitation plus ou moins vive.

Les *idées délirantes* ne comportent aucune systématisation, celle-ci exigeant chez le malade une lucidité au moins relative. Elles revêtent des formes variées, qui souvent se remplacent mutuellement chez un même sujet : idées de grandeur, transformation de la personnalité, idées mélancoliques, idées de persécution. La forme pénible est cependant la plus habituelle. Quelquefois le délire est absurde comme celui d'un dément sénile ou d'un paralytique général.

Les *troubles psycho-sensoriels* consistent en illusions et en hallucinations agréables ou plus souvent pénibles portant sur tous les sens, mais de préférence sur la vue et l'ouïe. Ils peuvent se combiner de façon à créer un monde imaginaire, essentiellement mobile et changeant, ou au contraire coexister sans aucun lien apparent.

Parfois les illusions et les hallucinations incessantes donnent à la maladie un cachet particulier. La plupart des cas décrits sous le nom de délire hallucinatoire, doivent être rattachés à cette forme de confusion mentale.

Le *ton émotionnel* est variable, modifié dans une certaine mesure par les idées délirantes. Cependant on trouve souvent, malgré un délire très actif, une indifférence frappante, de sorte qu'il existe entre les idées délirantes et l'état affectif une certaine désharmonie.

*L'agitation* n'est pas toujours commandée par les idées délirantes et les troubles psycho-sensoriels. On observe comme dans la démence précoce, des cris, des décharges motrices purement automatiques et sans but apparent.

CONFUSION MENTALE A FORME STUPIDE. — La paralysie psychique complète porte non seulement sur les fonctions psychiques supérieures, mais encore sur les fonctions psychiques automatiques.

Les membres sont en résolution, le regard est vague, la face sans expression; la bouche entr'ouverte laisse écouler la salive, le gâtisme est permanent. Les réactions aux excitations les plus vives sont nulles ou du moins très faibles.

Les attitudes cataleptoïdes et la dilatation pupillaire se voient assez souvent.

FORME SURAIGUË (DÉLIRE AIGU). — Cette forme est caractérisée par l'intensité du délire et de l'agitation d'une part et par la gravité des phénomènes généraux d'autre part.

Les malades, assaillis par des hallucinations multiples, tantôt pénibles, tantôt agréables et accompagnées de tendances érotiques, sont en proie à une désorientation complète et à une agitation violente : ils crient, chantent, sortent du lit, frappent contre les murs, se jettent sur les personnes présentes. Les yeux injectés, la respiration haletante, la peau couverte de sueur, l'élévation de la température, le pouls petit, souvent rapide et irrégulier témoignent de la gravité de la situation. Dans les cas mortels, le malade tombe rapidement dans le coma et la terminaison fatale survient en quelques jours. Dans les cas favorables, le calme renaît peu à peu, le sommeil s'établit et la guérison survient. Cette évolution heureuse est rare.

DURÉE, MARCHE ET PRONOSTIC DE LA CONFUSION MENTALE PRIMITIVE. — La durée de l'accès varie de quelques jours à plusieurs mois. La courbe représentant son intensité est rapidement ascendante, puis stationnaire avec quelques oscillations et enfin lentement descendante. La période de descente présente souvent des irrégularités dénotant des retours offensifs de la maladie, sans gravité le plus souvent.

Telle est la marche dans les cas favorables, qui, fort heureusement, sont les plus nombreux (abstraction faite du délire aigu). La *guérison* est complète. Seul le souvenir de la maladie est vague ou même nul. La *convalescence* est très longue.

Le *suicide* est rare même dans les formes mélancoliques : l'aboulie est une sauvegarde pour les malades.

Dans les cas défavorables la *mort* survient par collapsus dans la forme suraiguë, et par cachexie ou par complication (pneumonie, tuberculose subaiguë, grippe, infections consécutives à des traumatismes) dans les formes moins rapides.

Diagnostic. — Les principaux éléments du diagnostic sont l'apparition de la confusion mentale dès le début de la maladie, la possibilité de provoquer par des questions simples et posées brusquement des réponses exactes et précises, l'état d'épuisement physique et les notions étiologiques particulières dont nous allons nous occuper.

La plupart des psychoses peuvent simuler la confusion mentale primitive, car la plupart peuvent se compliquer de confusion mentale secondaire. Le diagnostic différentiel sera fait aux chapitres qui leur sont respectivement consacrés.

Anatomie pathologique. — Les lésions de la confusion mentale primitive sont de deux ordres : inflammatoires et dégénératives. Les premières, d'autant plus accusées que le processus est plus aigu, consistent en phénomènes de congestion et de diapédèse au niveau des centres nerveux : les secondes, plus constantes, en dégénérescence des cellules, surtout visible par la méthode de Nissl[1].

1. Ballet et Faure. *Contribution à l'anatomie pathologique de la psychose polynévritique et certaines formes de confusion mentale*

ÉTIOLOGIE. — Tous les facteurs susceptibles de déterminer un épuisement rapide et profond de l'organisme se rencontrent dans l'étiologie de la confusion mentale primitive : surmenage physique et psychique, émotions pénibles et prolongées, *affections somatiques graves* surtout. L'état puerpéral par l'épuisement qu'il entraîne, par les troubles de la nutrition et par les infections qui le compliquent parfois, les maladies infectieuses (fièvre typhoïde, fièvres éruptives, grippe, choléra, etc.), les hémorragies abondantes, l'inanition sont autant de causes fréquemment notées dans l'histoire des malades.

Comment devons-nous comprendre leur action? Deux hypothèses sont possibles.

D'après la première bien exposée par M. Binswanger, l'épuisement général de l'organisme entraînerait un état de dénutrition cérébrale dont la confusion mentale primitive serait l'expression symptomatique.

D'après la seconde, adoptée par M. Krapelin, les causes invoquées plus haut, provoquent des troubles dans les échanges nutritifs et déterminent la production de substances toxiques qui, agissant sur les cellules cérébrales, donnent lieu à une psychose par intoxication : la confusion mentale primitive.

Peut-être ces deux mécanismes agissent-ils simultanément. Quoi qu'il en soit, l'épuisement n'en demeure pas moins la cause essentielle de l'affection et le nom de « psychose par épuisement » est ici parfaitement légitime.

TRAITEMENT. — Pendant toute la période d'acuité de la maladie, l'*alitement* doit être rigoureusement appliqué.

L'*alimentation* a une grande importance. Mieux que

primitive. Presse méd. 1898, 30 nov. — Maurice Faure. *Sur les lésions cellulaires corticales observées dans six cas de troubles mentaux toxi-infectieux.* Rev. neurol. 1899.Déc.

toute médication un régime reconstituant soutient les forces du malade et même calme l'agitation. Le lait, les œufs, la viande hachée, le jus de viande doivent en former la base.

En cas de sitiophobie, il faut sans hésiter recourir à l'alimentation artificielle : le confus n'est pas un malade que l'on puisse laisser jeûner impunément.

Les injections de sérum artificiel rendent de grands services et sont d'une application facile. Le matériel indispensable se réduit en effet à un entonnoir en verre, un tube de caoutchouc et un trocart fin de l'appareil Potain.

On injecte ordinairement tous les jours ou tous les deux jours 300 à 500 grammes de sérum de Hayem.

Les résultats les plus importants de ce mode de traitement sont le relèvement de la tension vasculaire et l'augmentation de la diurèse[1].

L'exercice physique modéré, la vie au grand air, la lecture, le travail intellectuel facile et de courte durée activent la marche de la convalescence[2].

---

1. Cullerre. *De la transfusion séreuse sous-cutanée dans les psychoses aiguës avec auto-intoxication.* Prog. méd. 30 septembre 1899. — Jacquin. *Du sérum artificiel en Psychiatrie.* Ann. méd. psych. Mai-juin 1900

2. Nous laisserons volontairement de côté les troubles mentaux produits par l'épuisement chronique. Ils font partie de la symptomatologie des états neurasthéniques et sont étudiés dans tous les ouvrages de neurologie.

# CHAPITRE III

## IVRESSE PATHOLOGIQUE

### (Intoxication alcoolique aiguë.)

On donne le nom d'ivresse à un ensemble d'accidents nerveux et mentaux par lesquels se manifeste l'intoxication alcoolique aiguë.

La *prédisposition* à l'ivresse, très variable suivant les sujets, est fonction de la prédisposition générale de l'individu aux troubles nerveux et mentaux. « On peut dire avec raison que l'alcool est la pierre de touche de l'équilibre des fonctions cérébrales[1]. »

Schématiquement on distingue dans l'ivresse deux périodes : 1° d'excitation ; 2° de paralysie. En réalité la paralysie s'étend sur toute la durée de l'ivresse. Seulement, limitée pendant la première période aux fonctions psychiques les plus élevées, et masquée par l'intensité des phénomènes automatiques, elle ne devient évidente que dans la seconde, quand les fonctions nerveuses et mentales sont atteintes dans leur ensemble.

1° PÉRIODE : EXCITATION. — L'*inhibition psychique*, la première manifestation de la paralysie, se traduit par la lenteur des associations d'idées, par la distraction, par l'insuffisance des perceptions. L'automatisme apparaît dans la conversation décousue du sujet, dont les propos trahissent une véritable *fuite des idées*, dans un besoin

1. Féré. *La Famille névropathique*. Paris, Félix Alcan.

anormal de mouvement, dans un certain degré d'euphorie et d'irritabilité morbides, dans le caractère impulsif des réactions et l'extrème volubilité du langage. Le sens moral et le sentiment des convenances s'effacent peu à peu, de sorte que le malade en vient à commettre des actes ridicules, répugnants, délictueux et même criminels.

2ᵉ Période : PARALYSIE. — La paralysie, cantonnée dans la période précédente aux sphères psychiques supérieures, frappe maintenant les fonctions automatiques. Les mouvements sont lourds et maladroits, la parole est pâteuse, la démarche titubante. Peu à peu le malade est envahi par un sommeil profond, comateux quelquefois, dernière étape de la crise, dont il se réveillera lucide, avec un souvenir confus de ce qui s'est passé et un sentiment prononcé de fatigue psychique et physique.

Telle est, très rapidement esquissée, la physionomie de l'ivresse vulgaire. Accentuons ou effaçons certains traits, et nous obtiendrons les diverses formes anormales ou pathologiques.

IVRESSE COMATEUSE. — Les phénomènes d'excitation font défaut ou sont très fugaces. D'emblée la paralysie frappe l'ensemble du cerveau. Le malade s'affaisse et demeure pendant plusieurs heures inerte et insensible, la face congestionnée. Peu à peu l'état comateux fait place à un sommeil dont il se réveille complètement amnésique pour les faits qui ont immédiatement précédé l'ivresse. Quelquefois le pouls devient petit, le cœur faiblit, la respiration s'embarrasse et dans certains cas, heureusement rares, le malade meurt dans le collapsus.

IVRESSE MANIAQUE. — La paralysie est reléguée au second plan et l'excitation domine la scène. Les phénomènes d'agitation se produisent en général avec une très grande rapidité. Tout à coup, le buveur, encore au comptoir du marchand de vin bien souvent, pris, sans cause appréciable ou sous l'influence d'une provocation, d'un accès de rage furieuse, brise les objets et les meubles, pousse des cris, menace et frappe ceux qui l'entourent. L'obnubilation intellectuelle très accusée montre que, en dépit des apparences, « l'activité psychique ne prend qu'une part très restreinte au déroulement de ce drame » et que « subjuguée par ce développement automatique de puissance motrice, elle s'efface et se voile[1] ». Presque toujours des troubles psycho-sensoriels multiples (hallucinations et illusions) s'associent à l'obnubilation et à l'agitation.

L'accès se termine dans un sommeil profond. Il est suivi, comme dans la forme précédente, d'une amnésie à peu près complète.

Ivresse convulsive. — La forme maniaque de l'ivresse rappelle de très près les accès délirants de l'épilepsie. La parenté du mal comitial et de l'intoxication alcoolique aiguë paraîtra encore plus étroite, si l'on considère que l'ivresse peut se montrer sous l'aspect clinique de l'attaque épileptique. Ce fait s'explique par les propriétés convulsivantes de l'alcool, démontrées par l'expérimentation. Les accès, identiques à ceux de l'épilepsie essentielle peuvent survenir au cours d'une ivresse vulgaire. Dans tous les cas ils suivent immédiatement les excès alcooliques, ce qui les distingue des attaques d'épilepsie survenant au cours de l'alcoolisme chronique.

Ivresse délirante. — Cette forme curieuse, mais rare, a été bien étudiée par M. Garnier. Le délire peut revêtir les modalités les plus variées : idées de persécution, idées ambitieuses, idées mélancoliques avec tendance au suicide.

1. Garnier, *La folie à Paris.*

L'ivresse délirante ne se rencontre que chez les sujets profondément dégénérés.

TRAITEMENT. — Il varie naturellement suivant les formes. L'ivresse maniaque ou délirante nécessite une étroite surveillance et l'isolement momentané, l'ivresse comateuse l'emploi de stimulants internes et externes (frictions, ammoniaque, éther, caféine).

# CHAPITRE IV

## ALCOOLISME CHRONIQUE

L'alcoolisme chronique se manifeste : 1° par des symptômes permanents (stigmates de l'alcoolisme chronique); 2° par des accidents épisodiques.

### I. — Symptômes permanents

Les symptômes permanents sont de deux ordres : psychiques et physiques.

#### A. — Symptômes psychiques

Ils relèvent tous de l'affaiblissement qui frappe l'ensemble des fonctions psychiques.

Sphère intellectuelle. — *L'activité intellectuelle* et la *capacité de travail* diminuent. Le malade devient obtus, négligent, maladroit.

Les troubles de la mémoire consistent dans une *amnésie rétrograde* définitive, par destruction des souvenirs, associée à une *amnésie antérograde* plus ou moins accusée. La première suit les lois habituelles de l'amnésie. Sa marche est lentement progressive. Il est rare qu'elle soit aussi complète que dans la paralysie générale. La seconde met le malade dans l'impossibilité d'acquérir des notions nouvelles, aussi le *stock des idées* devient-il de plus en plus pauvre.

Le *jugement* est constamment atteint, le malade n'apprécie que très imparfaitement sa propre situation et la portée de ses actes.

Sphère émotive. — Comme dans la plupart des affections à base d'affaiblissement intellectuel, on rencontre dans l'alcoolisme chronique, l'*indifférence* associée à l'*irritabilité morbide*.

L'alcoolique chronique ne se soucie ni de ses affaires en détresse, ni de sa famille dans la misère, ni de son honneur compromis. Seul le besoin d'alcool l'aide encore à secouer sa torpeur. L'atrophie du sens moral qui, chez lui, va de pair avec l'indifférence, fait que, pour se procurer ses boissons favorites, il ne recule ni devant les promiscuités les plus ignobles, ni devant les moyens les plus indélicats. S'il travaille encore, il y emploie tout son salaire. Si, comme c'est la règle, il ne travaille plus, il accumule les dettes dans les cabarets de bas étage, arrache aux siens, à force de brutalités, le peu d'argent qu'ils ont péniblement gagné ou encore il a recours au vol.

L'*irritabilité* et les *tendances impulsives* se font jour par des colères violentes, terribles, souvent par des voies de fait et des tentatives de meurtre.

Quelques *idées délirantes* surgissent parfois, presque toujours des idées de persécution ou de jalousie morbide. Plus développées et douées d'une certaine fixité, elles constituent le délire systématisé alcoolique, qui sera étudié plus loin.

Cependant, la conscience obscure du malade présente quelquefois une éclaircie passagère. Les représentations énergiques de l'entourage ou les désordres graves de la santé générale font naître le repentir. Le malheureux gémit sur ses excès, se déclare un grand coupable, juré sur ce qu'il a de plus sacré qu'il ne prendra plus une goutte de vin ni d'alcool, qu'il entrera dans une Société d'abstinence. Ces belles résolutions persistent quelques jours, quelques semaines, quelques mois et presque invariablement le malade retombe : sa volonté affaiblie ne lui permet plus de lutter. Pris dans un cercle vicieux, il boit parce que sa volonté est faible, et sa volonté est faible parce qu'il boit.

Quand ils atteignent une certaine intensité, les troubles mentaux que je viens d'esquisser constituent la *démence alcoolique*.

La démence alcoolique est *progressive*, mais lentement progressive. Elle demande des années pour s'établir. De plus, et c'est là un caractère de haute importance, elle cesse de progresser, quand cessent les excès alcooliques.

### B. — SYMPTÔMES PHYSIQUES

Le *sommeil* est rare, agité, troublé par des rêves pénibles. Le malade se croit à ses occupations (rêve professionnel). La besogne presse mais en dépit de ses efforts et de son application, son travail est toujours en retard et toujours mauvais. Souvent encore il vit de véritables drames : des assassins le poursuivent, des rats courent, des serpents, des araignées monstrueuses rampent et grimpent autour de lui (zoopsie). Ce rêve présente tous les caractères du délire dans le delirium tremens, que l'on a appelé avec raison un rêve prolongé. Quelquefois le malade s'éveille au milieu de son cauchemar, la tête lourde, le corps tout couvert de sueur, doutant encore de l'inanité de ses terreurs.

Des vertiges, des éblouissements qui, bien souvent précèdent et annoncent des attaques apoplectiformes, traduisent le mauvais état de la circulation cérébrale.

Les troubles de la motilité consistent en une faiblesse musculaire surtout accusée aux membres inférieurs, en une tendance à la lassitude, et en un *tremblement* constant, surtout accusé à la langue et aux mains, très apparent dans ce dernier cas, si le malade étend la main et écarte légèrement les doigts : c'est un tremblement horizontal, peu rapide, à petites oscillations.

Les *réflexes tendineux* sont quelquefois exagérés, beaucoup plus souvent diminués ou abolis ; les *réflexes cutanés* en général exaltés (réflexe plantaire) surtout dans les intoxications par les essences (absinthe), quelquefois abolis ; les *pupilles* paresseuses, légèrement en myosis. Parfois il existe un léger degré de strabisme ou de ptosis. La *vision* présente des troubles fréquents dus à la névrite rétro-bulbaire, consistant en diminution de l'acuité et en « scotome central ayant la forme d'une ellipse dont le grand axe est horizontal » (Babinski).

La *sensibilité cutanée* est diminuée dans la grande majorité des cas ; l'hypoesthésie présente souvent la forme unilatérale et s'associe dans ce cas à d'autres manifestations hystériformes : zones hystérogènes, boule hystérique, absence du réflexe pharyngien.

Au point de vue de la *sensibilité profonde*, on note des sensations d'engourdissement, de fourmillement ; une hyperesthésie des masses musculaires qui sont douloureuses à la pression, des crampes ; des douleurs sourdes avec paroxysmes lancinants, rappelant parfois les douleurs fulgurantes du tabes.

Les troubles de la motilité et de la sensibilité, quel que soit leur siège, ressortissent tous à la *polynévrite périphérique* qui est une manifestation constante de l'alcoolisme chronique.

Les *troubles gastro-intestinaux* se traduisent par de l'inappétence, du pyrosis, des pituites matutinales, des digestions lentes et pénibles, de la constipation.

Le *foie* est souvent augmenté de volume ainsi que la rate. La véritable cirrhose alcoolique se rencontre quelquefois mais prend une physionomie spéciale dont le trait principal est l'absence d'ascite.

DIAGNOSTIC. — Le *diagnostic* de l'alcoolisme chronique se pose surtout avec les maladies où se rencontre l'affaiblissement intellectuel. Il sera étudié à propos de chacune d'elles : paralysie générale, démence sénile, démence précoce.

PRONOSTIC. — Toujours grave. Les symptômes d'affaiblissement intellectuel, une fois installés ne sont guère susceptibles de régression. La suppression de l'alcool en temps voulu permet de les éviter, ou s'ils se sont déjà établis, d'enrayer leur marche progressive. Elle est malheureusement très difficile à réaliser.

ANATOMIE PATHOLOGIQUE. — Le système artériel est le siège d'une dégénérescence athéromateuse d'intensité et d'étendue variable mais surtout accusée au niveau des artères cérébrales. L'athérôme des artères de la base est fréquent sans être constant. Les artérioles et les capillaires présentent toujours un état de dégénérescence caractérisée par des amas granuleux, semés de noyaux, qui indiquent leur origine cellulaire.

Les cellules sont atteintes « d'un certain degré de dégénérescence granulo-pigmentaire et graisseuse [1] ». Les fibres nerveuses, surtout les fibres tangentielles et les fibres commissurales sont atrophiées en partie.

La gravité des lésions des éléments nerveux est proportionnée à celle de l'affaiblissement intellectuel. Elle est donc particulièrement accusée dans le cas de démence véritable.

Les organes de la vie végétative présentent les lésions habituelles de l'alcoolisme : myocardite, néphrite interstitielle, gastrite alcoolique, dégénérescence graisseuse du

1. Klippel. *Du délire alcoolique.* Mercredi médical, Octobre 1893.

foie. Les lésions hépatiques offrent un intérêt de premier ordre depuis que M. Klippel a montré qu'elles sont la cause immédiate de certains délires survenant chez des alcooliques.

Étiologie. — Comment devient-on alcoolique?

Cette question se décompose en deux questions secondaires qui sont les suivantes :

1° Pourquoi un individu donné boit-il de l'alcool à doses nuisibles?

2° Pourquoi certains systèmes nerveux sont-ils plus sensibles que d'autres à l'action nocive de l'alcool?

Il faudrait un volume pour répondre à la première, ce serait en effet résoudre le gigantesque problème de l'alcoolisme au point de vue social. Il semble, d'après M. Kræpelin, que l'hérédité joue un certain rôle. La tendance aux excès alcooliques se transmet à la descendance. « Pour devenir alcoolique, dit également M. Féré, il faut être alcoolisable, et n'a pas qui veut la soif des boissons fermentées ». Ce facteur a son importance, cependant minime, si on la compare à celle des *facteurs sociaux*. Parmi ces derniers le plus puissant est certainement l'ignorance de l'action réelle de l'alcool et la notion fausse, désastreuse, répandue partout, dans toutes les classes, que l'alcool donne de la force et qu'il est indispensable à l'ouvrier pour accomplir de lourds travaux. S'il est aujourd'hui bien établi dans le monde médical et scientifique que l'alcool donne seulement l'illusion de la force, que le sentiment de puissance qu'il communique est un phénomène morbide, cette idée est encore une nouveauté paradoxale pour le public, « une invention des médecins. »

A l'ignorance se joint encore la suggestion. Il est certain que beaucoup d'individus boivent parce qu'ils sont entraînés par les occasions et par l'exemple. Il est à peu près impossible dans les grandes agglomérations, à un ouvrier, d'échapper à l'alcoolisme, même s'il en connaît les dangers. Ses camarades l'entraînent dans des cabarets qui sont sur ses pas comme de perpétuelles tentations. Refuser d'y entrer serait pour lui s'exposer à des quolibets, à des mauvais traitements, se condamner à un isolement de paria : là comme partout « faire comme tout le monde » est le grand principe qui dirige l'individu et l'oblige à se comporter contre son intérêt et même contre ses goûts.

A côté des facteurs sociaux, il existe un grand nombre de facteurs individuels parmi lesquels il faut mentionner les chagrins. Tel alcoolique s'est mis à boire parce qu'il a perdu sa fortune, tel autre parce qu'il est malheureux en ménage. Mais souvent le malade présente ses malheurs comme les causes de son intempérance alors qu'ils n'en sont que les effets. L'ivrogne prétend boire pour se consoler de ses chagrins de famille, alors que son ivrognerie les a créés.

Il nous reste à répondre à la deuxième question. Pourquoi l'alcool agit-il avec rapidité et intensité sur tel système nerveux, tandis que tel autre résistera à des excès beaucoup plus considérables ? C'est ici que la prédisposition intervient.

Comme les symptômes de l'alcoolisme aigu, ceux de l'alcoolisme chronique ne se manifestent que chez les *prédisposés* et d'autant plus rapidement que la prédisposition est plus marquée. Nous rencontrons tous les jours dans les hôpitaux des malades présentant de l'athérome artériel, des cirrhoses d'origine alcoolique et n'ayant que peu ou point de troubles nerveux et mentaux, tandis que nous voyons arriver à l'asile des sujets dont les excès alcooliques étaient relativement minimes et dont le système nerveux a déjà souffert des dommages irréparables. La question du terrain est donc capitale.

L'action pathogène de l'alcool est encore favorisée par

tous les facteurs qui diminuent la résistance de l'organisme, tels que le surmenage, les chagrins, le manque de sommeil, les maladies infectieuses aiguës ou chroniques (tuberculose). Aussi rencontrons-nous souvent associés chez un même sujet l'abus des spiritueux, la prédisposition, les influences débilitantes.

On s'est beaucoup préoccupé de savoir quelles étaient, parmi les boissons alcooliques, celles dont l'action toxique méritait surtout d'être incriminée. En réalité, le principal facteur de l'alcoolisme est la *quantité*, non la *qualité* de l'alcool ingéré. Les expériences de MM. Joffroy et Serveaux ont nettement montré que l'intoxication alcoolique est due à l'alcool éthylique lui-même et non aux impuretés qui lui sont associées. Donc, toutes les boissons fermentées peuvent conduire à l'alcoolisme : liqueurs, apéritifs, vins, bières, cidres, alcools de vin comme alcools d'industrie. Cependant, « une même quantité d'alcool est d'autant plus toxique qu'elle est plus concentrée ; voilà pourquoi les boissons alcooliques fortes jouent le rôle important dans la production de l'alcoolisme » (Antheaume)[1].

Les essences et en particulier l'essence d'absinthe ont été accusées de provoquer avec une prédilection toute particulière l'épilepsie alcoolique. Cette opinion, fondée surtout sur l'expérimentation, n'est pas absolument confirmée par la clinique.

TRAITEMENT. — L'indication capitale est la suppression complète de l'alcool sous toutes ses formes, qui, dans les cas d'alcoolisme chronique avéré, ne peut être réalisée que dans un asile d'aliénés ou mieux dans un asile spécial de buveurs[2].

1. *De la toxicité des alcools.* Thèse de Paris. Paris, F. Alcan, 1897. Cet ouvrage contient toutes les indications relatives aux expériences de MM. Joffroy et Serveaux.

2. Sérieux. *Les établissements pour le traitement des buveurs en Angleterre et aux États-Unis. Projets de création d'asiles d'alcoo-*

## II. — ACCIDENTS ÉPISODIQUES

Les accidents épisodiques de l'alcoolisme chronique ont un caractère aigu ou subaigu. Ils sont au nombre de quatre : le delirium tremens, le délire systématisé alcoolique, la psychose polynévritique et l'épilepsie alcoolique.

Nous étudierons plus loin la psychose polynévritique : les symptômes ne diffèrent pas, que la maladie résulte d'une infection, d'une auto-intoxication ou de l'alcoolisme.

L'épilepsie alcoolique présente les mêmes caractères cliniques que l'épilepsie essentielle. Les attaques surviennent souvent à la suite d'excès alcooliques récents, dont elles sont séparées par un intervalle de 24 heures et quelquefois davantage. Elle peuvent aussi s'associer à l'ivresse, de sorte qu'elles relèvent à la fois de l'épilepsie alcoolique proprement dite et de l'ivresse pathologique. Le pronostic est variable. Si, en général, les attaques cessent par la suppression de l'alcool, il arrive encore trop souvent qu'elles persistent et que le sujet se comporte comme un épileptique vulgaire. L'alcool agit à la manière de certaines maladies infectieuses, notamment la fièvre typhoïde[2], qui, leur évolution terminée, laissent le malade épileptique.

Analogues aux états crépusculaires et aux absences de l'épilepsie sont les états de subconscience passagère que l'on note quelquefois chez les alcooliques et au cours desquels les malades commettent parfois des actes délictueux[1].

---

liques en Autriche et en France. Bullet. de la soc. de méd. ment. de Belg., 1895. — Du même auteur : L'assistance des alcooliques en Suisse et en Allemagne. Ibid. et l'Asile d'alcooliques du département de la Seine. Ann. méd. psych., 1895, nov.-déc.

Consulter également les comptes rendus des congrès anti-alcooliques.

1. Dide. Valeur de la fièvre typhoïde dans l'étiologie de l'épilepsie. Revue de médecine, février 1899.

2. Moeli. Ueber die vorübergehenden Zustände abnormen Bewuss-

J'étudierai plus longuement le délirium tremens et le délire systématisé alcoolique.


## A. — DELIRIUM TREMENS

Les *prodromes* consistent dans une accentuation des symptômes de l'alcoolisme. Le *sommeil* plus que jamais agité par des cauchemars, précédé par des hallucinations hypnagogiques pénibles, se réduit, dans les derniers jours qui précèdent la crise, à une somnolence vague. Une céphalalgie violente, une sorte d'inquiétude inexplicable annoncent une affection grave. Souvent le malade devinant la cause de l'orage qui se prépare, supprime l'alcool; en vain, car, presque toujours, l'accès éclate malgré cette abstinence tardive.

SYMPTOMES PSYCHIQUES. — Ils ont été admirablement analysés depuis longtemps déjà par Lasègue et plus récemment par M. Wernicke. Trois surtout dominent la scène, le trouble de la conscience, le délire hallucinatoire, l'agitation motrice.

Le *trouble de la conscience* porte exclusivement sur la notion du monde extérieur, c'est-à-dire sur l'orientation allospsychique et laisse intacte la notion de la personnalité, c'est-à-dire l'orientation autopsychique (Wernicke).

Les *illusions* et les *hallucinations* sont constantes et parfois incessantes. Elles présentent deux grands caractères : 1° Elles sont *pénibles*; 2° elles *se combinent* entre elles de façon à constituer des scènes et à créer autour du malade tout un monde imaginaire et souvent fantastique. Elles portent sur tous les sens, mais en particulier sur la vue.

Les visions du délirium tremens sont toujours mobiles

tseins in Folge von Alkoholvergiftung und deren forensische Bedeutung. Allgem. Zeitsch. für Psychiat., 1900, fasc. 2-3.

et animées. C'est une succession ininterrompue de scènes étranges, pénibles ou terrifiantes.

On peut distinguer deux formes principales de délire : *a*, la forme professionnelle ; *b*, la forme persécutée.

a. *Délire professionnel.* — Le malade se croit entouré des êtres qui lui sont familiers et se livre en imagination à ses occupations habituelles. Les hallucinations ont une précision et une intensité surprenantes : le charretier conduit ses chevaux, les excite, les fouette, injurie les passants qui ne se rangent pas assez vite à son gré ; le garçon de café sert ses clients, reçoit l'argent, indique les places libres.

b. *Délire à forme persécutée.* — Les troubles psycho-sensoriels prennent un caractère effrayant. Des figures grimaçantes et horribles se dessinent dans les plis des rideaux, sur les vitres, sur le mur. Des assassins sortent de tous les coins : le malade entend nettement leurs menaces et leurs injures et décrit leur costume et leurs armes. Des animaux affreux ou fantastiques : rats, serpents, tigres gigantesques remplissent la chambre, changent de forme, se jettent sur le malheureux délirant qui les repousse avec des efforts désespérés. Une odeur de poison se dégage de tout côté ; les aliments ont un goût de pourriture.

*L'agitation motrice* est parfois très violente. Le malade va et vient dans le dortoir ou dans sa chambre, cherche ses vêtements, frappe contre les murs pour se faire ouvrir, pousse des cris de terreur, ou au contraire siffle, chante, interpelle les uns et les autres sur un ton familier, se croyant entouré de personnes de connaissance. Les mouvements, bien que précipités et maladroits, ont toujours une origine psychique (Wernicke) : ils sont déterminés par des représentations et des sensations imaginaires, il est vrai, mais présentent tous les caractères de *mouvements intentionnels.* Le malade qui se croit à l'atelier fait les mouvements nécessités par l'exercice de sa profession ;

celui qui est assailli par des hallucinations terrifiantes exécute des mouvements de fuite ou de défense.

Si nous jetons un coup d'œil d'ensemble sur les symptômes précédents, nous voyons que le délire du delirium tremens n'est qu'un *rêve en action*.. De même que l'on peut éveiller un dormeur, de même on peut arracher momentanément le malade à son délire par une interpellation brusque. On obtient alors des réponses exactes et précises, à tel point qu'il fait presque l'impression d'un individu normal. Mais, à peine abandonné à lui-même, il retombe dans son délire et dans son agitation.

SYMPTOMES PHYSIQUES. — *Le tremblement* de l'alcoolisme chronique s'exagère et devient une véritable trépidation de tout le corps.

La *parole* présente une trémulation caractéristique.

Parfois un léger degré d'achoppement syllabique, de paraphasie, de parésie faciale ou encore d'hémiparésie traduisent la *participation des centres de projection* au processus morbide et établissent un point de contact entre le delirium tremens et la paralysie générale, l'affection psychique où les centres de projection sont le plus profondément atteints [1].

Les *réflexes tendineux et cutanés* sont en général exagérés.

Un certain degré d'*hyperesthésie* est la règle. L'état d'éréthisme des centres psycho-sensoriels explique la facilité avec laquelle on peut, par une simple suggestion, ou par une excitation mécanique légère (hallucination provoquée de Liepmann)[2], faire naître une hallucination, même quand les troubles psycho-sensoriels spontanés ont disparu.

---

1. Bonhöffer. *Der Geisteszustand der Alkoholdeliranten.* 1897.
2. *Arch. f. Psychiat.* XXVI.

On rencontre aussi de la paresthésie et même de l'anesthésie.

La *fièvre* est à peu près constante, son étude fournit un excellent élément de pronostic même en dehors de toute complication. Dans les cas favorables elle ne dépasse guère 39° et atteint son maximum vers la fin du second jour. La défervescence se fait soit brusquement, soit en lysis. Dans les cas graves, la température s'élève au-dessus de 39° et même de 40°.

Notons encore un *état saburral* souvent très accentué des voies digestives, une *albuminurie* légère en général, quelquefois abondante, un *pouls* rapide, plein et vibrant qui devient petit et dépressible dans les formes graves.

Dans ces conditions peu favorables, la nutrition générale s'altère et l'amaigrissement devient en quelques jours considérable.

COMPLICATIONS. — La plus fréquente, au point de vue du système nerveux, est l'attaque d'épilepsie qui, parfois précède de 36 à 48 heures l'accès de délirium tremens; la plus redoutable et la plus commune au point de vue organique est la pneumonie qui frappe surtout le sommet et prend dès le début une allure grave.

PRONOSTIC. — La guérison est la règle. Elle survient en 4 ou 5 jours, après un sommeil profond et de longue durée. Le sommeil peut s'installer brusquement, ou être précédé d'une période d'accalmie.

La durée du délirium tremens est quelquefois *anormalement courte* (quelques heures) ou anormalement longue (plusieurs semaines et même plusieurs mois).

La convalescence est marquée au début par un certain degré de confusion qui persiste associé ou non à quelques idées délirantes.

La mort survient soit par épuisement, soit par ictus épileptiforme, soit par complication (pneumonie).

Diagnostic. — Des accès très analogues au delirium tremens se voient en dehors de l'alcoolisme, notamment dans la démence sénile, dans la paralysie générale, dans la méningite de la convexité. Dans cette dernière affection, le diagnostic se fonde sur l'existence de symptômes locaux plus nombreux et plus marqués, tels que les attaques d'épilepsie jacksonnienne, le strabisme, sur l'état de la papille et sur la marche de la maladie.

Le diagnostic avec la paralysie générale et la démence sénile sera étudié à propos de chacune de ces affections.

Anatomie pathologique. — Aux lésions déjà étudiées de l'alcoolisme chronique se surajoutent une *hyperhémie exsudative et une diapedèse inflammatoire* qui traduisent un processus aigu analogue à celui qu'on observe dans les infections.

Les *cellules nerveuses* perdent leur forme et leur structure normale : les angles s'émoussent ; les granulations chromatophiles se désagrègent ou disparaissent. Les fibres nerveuses dégénèrent.

Ces lésions se rencontrent sur toute l'écorce, y compris les centres de projection. Il n'est pas rare de constater également un certain degré de dégénérescence dans les faisceaux pyramidaux et dans les cordons postérieurs : ainsi se trouve confirmée par l'anatomie pathologique la parenté que la clinique nous avait fait entrevoir entre le delirium tremens et la paralysie générale (Bonhoffer).

Les *lésions viscérales* relèvent souvent d'une infection associée à l'intoxication alcoolique ; grippe, infection pneumococcique, fièvre typhoïde.

Le *cœur* est le siège d'une myocardite qui, dans bien des cas, constitue la cause immédiate de la mort.

Le *foie* présente une dégénérescence si fréquente et quelquefois si accusée que M. Klippel[1] pense que le deli-

---

1. Klippel. *Du délire des alcooliques. (Lésions anatomiques et patho-*

rium tremens peut être le résultat d'une auto-intoxication d'origine hépatique.

Les lésions du *rein*, constantes d'après M. Herz[1], seraient celles d'une néphrite parenchymateuse aiguë. Le delirium tremens représenterait ainsi un accès d'urémie auquel l'alcoolisme chronique donne un caractère spécial.

PATHOGÉNIE. — Le delirium tremens ne saurait être considéré comme une simple intoxication alcoolique, une sorte d'ivresse tardive obtenue par l'accumulation du poison dans l'organisme. Son tableau clinique diffère en effet radicalement de l'ivresse. D'autre part l'accès de delirium éclate, malgré que les excès alcooliques soient suspendus depuis plusieurs jours. Enfin le malade guérit parfaitement, même quand, au cours de l'accès, on lui administre l'alcool à dose élevée.

Quelques auteurs, M. Wernicke entre autres, incriminent la suppression brusque de l'alcool. Il faut avouer que l'expérience n'est pas en faveur de cette opinion. Nous mettons en effet quotidiennement des alcooliques invétérés à une abstinence complète sans le moindre dommage.

Un fait important, sur lequel M. Joffroy insiste volontiers dans son enseignement, c'est que le delirium tremens éclate souvent à l'occasion d'une affection accidentelle : grippe, pneumonie, suppuration. Il semble ainsi que la maladie soit le produit de deux facteurs, l'alcoolisme d'une part, une affection accidentelle, le plus souvent une infection, d'autre part.

Par quel mécanisme agirait leur association ? Peut-être en déterminant une auto-intoxication par insuffisance, soit hépatique (Klippel), soit rénale (Herz).

génie). Mercredi médical 1893, oct. — *De l'origine hépatique de certains délires des alcooliques.* Ann. méd. psych., 1894, sept.-oct.

1. Travail analysé in Centralbl. f. Nervenh. u. Psychiat. 1898, Mai.

Nous devons reconnaître cependant que, dans bien des cas, le second facteur, l'affection accidentelle, nous échappe. Peut-être se réduisant à quelques troubles sans gravité apparente, un embarras gastrique par exemple, passe-t-il inaperçu.

TRAITEMENT. — L'alitement est fort utile et peut s'appliquer dans l'immense majorité des cas. Plus que dans toute autre forme de psychose, les moyens de contention sont dangereux et doivent être prohibés.

La faiblesse du cœur, le mauvais état du foie et des reins obligent le médecin à se montrer très sobre d'hypnotiques, surtout dans les cas graves. Les plus utiles et les moins dangereux sont le chloral et la paraldéhyde, qui, administrés à haute dose, après certitude acquise que le collapsus n'est pas à craindre, rendent des services.

M. Letulle a obtenu de bons résultats des bains froids.

Longtemps l'alcool sous une forme quelconque a fait partie du traitement du delirium tremens. Cette pratique est cependant inutile au moins dans la majorité des cas. Quand les forces déclinent rapidement, l'alcool peut être employé à titre de stimulant.

La caféine et l'éther en injections sous-cutanées permettent de prévenir les troubles cardiaques graves.

L'alimentation doit être substantielle et faciliter l'élimination des toxines accumulées dans l'organisme. Le *régime lacté* remplit admirablement cette double indication. Il est parfois utile d'y adjoindre des œufs, et dans les cas où les forces déclinent, du jus de viande ou de la viande hachée.

## B. — DÉLIRE SYSTÉMATISÉ ALCOOLIQUE

Le délire systématisé alcoolique se distingue du delirium tremens : 1° par l'absence de troubles marqués de la conscience ; 2° par la prédominance des hallucinations de l'ouïe sur les hallucinations de la vue ; 3° par son évolution qui présente le plus souvent un caractère subaigu.

Après une période prodromique assez longue, marquée comme pour le delirium tremens, par une accentuation des stigmates de l'alcoolisme chronique, le malade devient inquiet, soupçonneux, méfiant. Peu à peu les fausses interprétations, les illusions et les idées de persécution s'établissent. Il n'ose plus sortir, se sentant observé, insulté, menacé par les passants, espionné par la police. Au bout de quelques jours, de quelques semaines au plus, les hallucinations de l'ouïe éclatent, suivies bientôt des hallucinations des autres sens.

Très rapidement la maladie atteint son acmée et se présente dès lors avec les caractères fondamentaux suivants :

a. *Conservation de la lucidité :* Le malade demeure orienté, comprend les questions et fait des réponses appropriées.

b. *Caractère pénible des idées délirantes et des troubles psycho-sensoriels :* Idées de persécution de caractère varié, craintes d'empoisonnement, d'assassinat, idées de jalousie, injures, menaces, visions effrayantes, surtout accusées la nuit, figures grimaçantes, spectres, gendarmes qui vont s'emparer du malade, bourreaux etc... ; goût et odeur de poison, de matières fécales ; sensations de brûlures, de picottement, de courants électriques ; hallucinations motrices. Ces derniers phénomènes, peu marqués dans la majorité des cas, comportent, quand ils prennent une certaine intensité, un pronostic grave, et présagent souvent une durée très longue du délire et même une évolution vers l'affaiblissement intellectuel. Les hallucinations du goût et de l'odorat déterminent souvent le refus d'aliments.

c. *La tendance à la systématisation :* Le sujet cherche une explication et une cause aux persécutions dont il est l'objet. Cependant la systématisation, trop rapide, n'est jamais bien étroite et ne simule que très imparfaitement celle du délire chronique.

d. *L'humeur triste et les tendances agressives :* Le malade profondément affecté, réagit en victime innocente, bien décidé à se défendre contre ses persécuteurs ou à leur échapper par tous les moyens possibles. S'il lui arrive de souhaiter la mort, de la demander et même de la rechercher, ce n'est pas, comme d'autres aliénés pour expier des crimes ou se soustraire à des remords imaginaires, mais seulement pour éviter les tortures épouvantables que lui réservent ses ennemis. Souvent il transforme sa maison en véritable arsenal, et malheureusement ne se bornant pas toujours à de simples démonstrations, fait usage de ses armes.

Les troubles somatiques propres à l'alcoolisme chronique se montrent au grand complet. Le sommeil est rare, peuplé de rêves pathognomoniques.

L'urine contient souvent un nuage d'albumine qui témoigne du fonctionnement défectueux du rein.

Quand les idées de jalousie prédominent l'affection mérite le nom de délire de *jalousie alcoolique*. Les hallucinations sont alors reléguées au second plan, sans jamais faire complètement défaut cependant. Les idées délirantes sont presque toujours absurdes, les preuves fournies par le malade sur la mauvaise conduite de sa femme, puériles[1].

En règle générale, l'accès de délire systématisé alcoolique tend vers la *guérison*. Celle-ci survient d'une façon progressive, au bout de quelques semaines ou de quelques mois au plus. Les idées de jalousie sont les plus tenaces : elles peuvent persister longtemps après la suppression de l'alcool.

---

1. Villers. *Le délire de la jalousie.* Bruxelles, 1800. — Parant. *Le délire de la jalousie.* Thèse de Paris. 1901.

Le *pronostic* n'est cependant pas entièrement favorable, d'abord parce que les récidives sont à craindre, ensuite parce que chaque nouvel accès laisse une trace définitive sur l'intelligence et accélère la marche de la démence alcoolique.

Il importe surtout de faire le *diagnostic* du délire systématisé alcoolique avec les affections où les idées délirantes systématisées se rencontrent, c'est-à-dire la démence précoce, le délire chronique et le délire des persécuteurs. Le lecteur est prié de se reporter aux chapitres consacrés à ces affections.

Le *traitement* se confond avec celui de l'alcoolisme chronique. Les réactions violentes du malade nécessitent presque toujours l'internement. Les accès d'agitation seront traités par les procédés habituels.

# CHAPITRE V

## INTOXICATION CHRONIQUE PAR LES ALCALOIDES

### § 1. — Morphinomanie

L'intoxication chronique par la morphine donne lieu au *morphinisme*. Le morphinisme constitue la *morphinomanie*, quand le poison est devenu un besoin de l'organisme et que sa suppression provoque un ensemble de troubles physiques et psychiques appelés *symptômes d'abstinence*.

Etiologie. — Son étude comprend deux questions distinctes : 1° Qui devient morphinomane ? 2° Comment devient-on morphinomane ?

1° Qui devient morphinomane ?

La morphine n'est plus comme autrefois un poison aristocratique, réservé aux classes supérieures. Elle exerce ses ravages dans tous les milieux. « Les campagnes même, et la faute en est surtout aux médecins, ne sont plus à l'abri de la contagion [1] ».

La morphinomanie est surtout fréquente chez les personnes qui, grâce à leur profession ou à leur état, sont à même de se procurer facilement le poison : tels sont les médecins, leurs femmes, les étudiants en médecine, les pharmaciens, les infirmiers, les garçons de laboratoire.

Comme pour l'alcoolisme, le caractère du sujet est un facteur important. Moins l'individu est énergique et pon-

1. Chambard. *Les morphinomanes*. Bibliothèque médicale Charcot-Debove.

déré, plus il sera tenté de céder à l'influence séductrice du poison. Aussi les morphinomanes sont-ils souvent des dégénérés.

2° Comment devient-on morphimane ? De beaucoup de manières, mais surtout :

*a.* Par *thérapeuthique* : bien des sujets reçoivent leur première injection à l'occasion d'une affection douloureuse : colique hépatique, névralgie, tabes.

*b.* Par *curiosité* : tels sont les dégénérés, les désœuvrés, les individus blasés, avides de sensations nouvelles, dont la tendance malheureuse est encore favorisée par l'exemple et le prosélytisme coupable d'autres morphinomanes.

*c.* Par *besoin de sédation* ou d'*apaisement moral* : tels sont les surmenés (soldats en temps de guerre, jeunes gens au moment d'examens difficiles), les malheureux qui cherchent dans la morphine une suprême consolation à leurs chagrins ou à leurs déceptions.

*Doses.* — L'action du poison s'émoussant à la longue, les doses sont forcément progressives, et cela d'une façon plus ou moins rapide. La dose maxima absorbée quotidiennement par un malade est des plus variables. Un morphinomane cité par M. Pichon prenait chaque jour 0 grammes. La plupart se tiennent à des chiffres plus modestes. Sur 120 sujets que comprend la statistique de M. Pichon, 84 prenaient entre $0^{gr}40$ et $1^{gr}20$.

*Technique des morphinomanes.* — Les *lieux d'élection* pour les injections sont les bras, les avant-bras, les cuisses, les jambes ; viennent ensuite le ventre et la poitrine. Très souvent ces régions portent des cicatrices d'abcès provoquées par des injections septiques. Ces cicatrices sont pour ainsi dire la signature de la morphinomanie et permettent de la diagnostiquer, en dépit des fréquentes dénégations du malade.

Beaucoup de morphinomanes se font leurs injections sans régularité, sans précaution, au petit bonheur. D'autres choisissent en vrais gourmets le moment et les conditions qui leur feront goûter avec le plus de vivacité leur plaisir favori. Quelques-uns ont leurs heures mathématiquement réglées, n'emploient que des solutions scrupuleusement titrées, prennent toutes les mesures antiseptiques voulues. Certains détaillent leur ration quotidienne ; d'autres l'absorbent d'un seul coup, pour obtenir un effet plus intense.

### Symptômes et évolution

Avec M. Chambard nous distinguerons dans la carrière du morphinomane quatre périodes se succédant d'une manière insensible.

Première période : d'initiation ou d'euphorie. — On l'appelle, non sans raison, la *lune de miel du morphinomane*. Sous l'influence de la morphine, les douleurs physiques, s'il en existe, s'effacent ou s'atténuent, les fonctions organiques deviennent plus actives, l'esprit se laisse aller à une agréable rôverie ; les idées viennent sans effort, se combinent d'elles-mêmes « en des aperçus ingénieux, des plans d'ouvrage, des vastes synthèses qui, hélas ! ne verront probablement jamais le jour » ; les idées tristes s'effacent et la vie prend un aspect riant.

Deuxième période : hésitation. — Bien des sujets, conscients du danger, s'efforcent d'y échapper. Ils diminuent les doses, réduisent le nombre des injections. Quelques-uns renoncent même complètement à l'usage de la morphine, d'une façon définitive ou temporaire.

Cette période d'hésitation n'est pas constante : beaucoup de malades, peu éclairés ou peu énergiques passent directement de la première à la troisième période.

Troisième période ; morphinomanie proprément dite. —

Le poison a imprimé son cachet à l'organisme et détermine un ensemble de *troubles permanents*. D'autre part sa suppression se traduit par une série d'accidents qui caractérisent l'*état de besoin*.

A. *Troubles permanents* — a. *Symptômes psychiques*. — Ils consistent dans un affaiblissement général de l'activité psychique et se manifestent dans la *sphère intellectuelle* par un ralentissement des associations d'idées une faiblesse de l'attention contrastant avec une lucidité et une orientation intactes; par une amnésie rétrograde des reproduction : les souvenirs sont en quelque sorte inhibés, non détruits;

Dans la *sphère affective* par l'indifférence, l'effacement du sens moral. Toutes les aspirations du malade se réduisent à une seule : se procurer de la morphine par tous les moyens possibles : indélicatesses, escroqueries, faux, violences, tout lui semble permis. Nombreux sont les morphinomanes qui présentent aux pharmacions de fausses ordonnances. Nombreux sont également ceux qui dissipent les dernières ressources de leur ménage en achats de morphine;

Dans la *sphère réactionnelle* par une aboulie toujours très accusée. Le malade est conscient des effets funestes que produit son apathie, mais il n'a pas la force de la surmonter. Ce trouble est précoce et, joint à l'indifférence, sert de caractéristique à l'état mental du morphinomane.

b. *Symptômes physiques*. — *Nutrition générale* toujours atteinte : amaigrissement, pâleur du teint.

*Appareil circulatoire* : Atonie générale. Impulsion cardiaque peu énergique. Circulation périphérique lente. Œdèmes passagers.

*Température* souvent abaissée, Levinstein a cependant signalé une fièvre morphinique.

*Motilité* : Asthénie musculaire générale, tendance à la

fatigue ; tremblement « à oscillations lentes, régulières résultant d'un mouvement de torsion du membre sur lui-même » [1].

*Sensibilité* : hyperesthésie légère prenant parfois la forme unilatérale ; diminution de l'acuité visuelle souvent liée à une « décoloration de la papille pouvant aller jusqu'à l'atrophie [2] ».

*Pupilles* : souvent en myosis.

*Réflexes tendineux* parfois diminués.

B. *État de besoin*. — L'heure de son injection passée le morphinomane devient inquiet, ses traits se tirent, sa respiration s'accélère. Plus tard apparaît l'*anxiété* associée à l'inhibition très accusée des diverses fonctions psychiques. Le malade abandonne un travail ou une conversation en cours, s'éloigne, craignant de ne plus pouvoir maîtriser l'exaspération à laquelle il est en proie. En même temps se montrent des *symptômes somatiques* pathognomoniques : pâleur extrême de la face, accélération et petitesse du pouls, courbature généralisée, sueurs froides, bâillements. Si l'état de besoin se prolonge, la situation peut empirer au point de devenir inquiétante : une diarrhée incoërcible apparaît, le collapsus menace.

Quelle que soit la gravité des accidents, une injection de morphine les calme instantanément.

Parfois les troubles mentaux ont toutes les allures d'une véritable psychose : agitation, angoisse, idées de persécution, troubles psycho-sensoriels, excitation analogue à la manie, pouvant s'associer à des crises hystériformes ou épileptiformes.

QUATRIÈME PÉRIODE : CACHEXIE. — Les symptômes de la période précédente s'accentuent. La désagrégation psy-

1. Jouet. Cité par Chambard, *loc. cit.*
2. Pichon. *Le morphinisme* 1800.

chique à son comble simule une vraie démence. Le besoin est plus impérieux que jamais. L'amaigrissement a réduit le sujet à l'état de squelette ; les aliments sont vomis, une diarrhée incoërcible s'établit en permanence : la tension vasculaire s'abaisse, l'impulsion cardiaque s'affaiblit de plus en plus, le pouls devient petit, filiforme, irrégulier ; les altérations rénales, fréquentes, donnent lieu à de l'albuminurie.

Des complications multiples assombrissent encore le pronostic, phtisie pulmonaire, furonculose, phlegmons et hâtent le dénouement fatal qui est au bout de la période cachectique.

Intoxications associées. — Ce sont surtout l'éther et la cocaïne dont l'abus s'associe à celui de la morphine. La cocaïmonanie fera l'objet d'une étude spéciale. L'éther, absorbé par les voies respiratoires ou par les voies digestives, détermine un état d'euphorie analogue à celui que produit la morphine. Dans certains cas, on observe une période d'excitation, qui peut aller jusqu'au délire et qui est suivie d'une période de sommeil comateux.

Traitement. — Son but est le *sevrage morphinique*. On y parvient par trois méthodes : méthode brusque (Levinstein), rapide (Erlenmeyer), lente (méthode dite française).

Le sevrage morphinique ou démorphinisation ne peut être réalisé que dans une maison de santé, pour les deux raisons suivantes : 1° parce que le malade doit être, en cas de collapsus menaçant, à portée de soins médicaux immédiats ; 2° parce que seule une surveillance rigoureuse peut l'empêcher de se procurer clandestinement de la morphine.

La méthode de choix consiste dans la suppression rapide. « C'est un fait reconnu aujourd'hui par tous les médecins compétents en fait de morphinonanie que le sevrage rapide est la meilleure méthode de traitement[1] ». La période de démorphinisation dure de cinq à douze jours. Le principe consiste à supprimer chaque jour la moitié de la dose injectée la veille et, une fois arrivé à une ration minime, à cesser complètement les injections. C'est dans les derniers jours de la suppression que les symptômes d'abstinence se montrent avec le plus d'intensité. Des malades qui descendent sans trop de difficulté de 1 gramme et plus à quelques centigrammes éprouvent des troubles graves, quand on leur enlève cette ration minime.

*Médications adjuvantes*. — *L'alimentation* doit être tonique et reconstituante. Dans les cas de cachexie marquée, il est prudent de relever l'état général, avant de pratiquer la démorphinisation complète[2].

Deux appareils demandent surtout à être surveillés : le tube digestif et le cœur.

On prévient les troubles gastro-intestinaux par le bicarbonate de soude (2 à 6 grammes par jour), et l'affaiblissement cardiaque par les toniques du cœur, caféine, strophatine et, au besoin, digitale.

Un morphinomane ne peut être considéré comme guéri que longtemps après le sevrage. Le retour à la vie habituelle constitue pour lui un moment critique, aussi l'isolement dans la maison de santé doit-il être prolongé plusieurs semaines après la dernière injection.

Cette façon de procéder est encore justifiée par les accidents graves, notamment les crises épileptiformes mortelles, qui peuvent apparaître longtemps après la démorphinisation complète.

En dépit de toutes ces précautions, les guérisons définitives demeurent l'exception et les récidives la règle.

---

1. Sollier. *La démorphinisation*. Presse médicale, 23 avril et 6 juillet 1898, p. 30.

2. Joffroy. *Traitement de la morphinomanie*. Gaz. hebd. de Méd. et de Chirurgie, 1899 et 1900.

## § 2. — COCAÏNOMANIE

Il semble que la cocaïnomanie ait fait son apparition en 1878 avec l'idée funeste, due à Bentley, de traiter les morphinomanes par les injections de cocaïne.

Comme la morphine, la cocaïne produit, aussitôt après son absorption, un état d'euphorie spécial, caractérisé surtout par un sentiment de vigueur et d'énergie factices.

L'état de besoin s'établit dès les premières injections, c'est-à-dire beaucoup plus vite que pour la morphine.

J'étudierai successivement l'état mental habituel du cocaïnomane et le délire cocaïnique.

ÉTAT HABITUEL. — L'activité normale est remplacée par la *nonchalance* et l'affectivité par *l'indifférence*. Toutes les facultés sont comme engourdies. La mémoire est paresseuse, frappée à la fois d'amnésie antérograde, par défaut de fixation, et d'amnésie rétrograde, par défaut de reproduction. L'humeur est habituellement triste, sombre, pessimiste, la volonté nulle.

Cet état d'affaissement général est interrompu par de *brusques accès de gaieté et d'activité fébrile*, qui s'évanouissent très rapidement et laissent ensuite la psychasténie accrue.

Les organes des sens sont le siège d'une *hyperesthésie*, telle que toute sensation un peu vive est douloureusement perçue. Par intervalles on note quelques hallucinations. qui sont comme le germe du véritable délire. Conscientes d'abord, les hallucinations sont ensuite acceptées comme sensations réelles.

La *nutrition générale* se fait mal. Le *teint* prend un aspect *terreux*, le *poids diminue*, les *digestions* sont *lentes* et *pénibles*, la *diarrhée* alterne avec la *constipation*.

DÉLIRE COCAÏNIQUE. — C'est un délire pénible associé à

des interprétations délirantes, mais surtout à des troubles psycho-sensoriels multiples qui, malgré une extraordinaire netteté, sont compatibles avec une *lucidité* parfaite. Les illusions et les hallucinations portent sur tous les sens, mais plus particulièrement sur la vue, le tact et la sensibilité musculaire.

Les objets changent de forme, se mettent spontanément en mouvement. Un malade de M. Saury[1] se croyait assailli par un essaim d'abeilles qu'il voyait et qu'il touchait. Beaucoup de cocaïnomanes sentent des vers ramper sur leur corps ou sortir de leur chair : ils les voient, les prennent entre les doigts, les écrasent sous le pied. Beaucoup encore perçoivent des mouvements imaginaires : la terre tremble, leur lit chavire, la maison, emportée par une inondation, est balancée sur les flots. Les hallucinations de l'ouïe, du goût et de l'odorat, sans être rares, sont moins fréquentes que les précédentes et ne présentent aucun caractère spécial.

Quelquefois les idées délirantes prennent la forme de *jalousie morbide*, comme dans le délire systématisé alcoolique.

Les *réactions* du malade sont commandées par les idées délirantes et sont souvent violentes.

La *durée* de l'accès est courte, quelques semaines au plus, quelques jours à peine dans certains cas. J'ai vu un délire cocaïnique typique se terminer en 48 heures.

Le *traitement* consiste dans la suppression du poison qui peut se faire brusquement, sans inconvénient grave dans l'immense majorité des cas.

1. Saury. *Cocaïnomanie*. Ann. méd. psych., 1889.

# CHAPITRE VI

## PSYCHOSES PAR AUTO-INTOXICATION AIGUE ET SUBAIGUE

### § 1. — Délire urémique

Le délire urémique présente les caractères habituels aux délires toxiques : obnubilation plus ou moins complète de la conscience, désorientation, phénomènes d'automatisme psychique, parmi lesquels les troubles psycho-sensoriels tiennent une place importante.

Les idées délirantes, le ton émotionnel et les réactions permettent de distinguer deux formes principales de délire urémique : une forme expansive et une forme pénible.

*Forme expansive.* — Le malade est un grand personnage, un général, un prince ; il assiste à une grande revue, donne des ordres à ses officiers, commande qu'on attelle ses voitures à 16 chevaux ; le pape lui présente la couronne impériale.

Souvent, le délire prend la forme *mystique* : le ciel s'ouvre, une musique céleste se fait entendre, les anges descendent le long d'une immense échelle comme dans le rêve de Jacob.

*Forme pénible.* — Des idées mélancoliques proprement dites s'associent à des idées de persécution et à des hallucinations d'ordre pénible. On vient chercher le malade pour le traîner à l'échafaud. La maison est en flammes. Une odeur de soufre se répand de tous côtés.

Quelle que soit la forme du délire, les réactions sont

souvent très vives et donnent lieu à une agitation violente, terrible parfois. Souvent aussi, dans les formes mélancoliques et mystiques, on note une stupeur marquée, avec tendance aux attitudes cataleptoïdes[1].

Au point de vue de l'évolution, on distingue une *forme aiguë* caractérisée par des symptômes bruyants : agitation très vive ou au contraire stupeur très accusée, hallucinations incessantes, confusion et obnubilation extrêmes, etc.; et une *forme lente*, caractérisée par des symptômes moins intenses et par des périodes de lucidité relative qui alternent avec les périodes délirantes.

Dans quelques cas exceptionnels de délire urémique à forme lente, les idées délirantes se systématisent, et peuvent ainsi égarer le diagnostic.

Les troubles mentaux de l'urémie délirante ne présentent rien de pathognomonique et traduisent simplement l'intoxication des cellules cérébrales. Le diagnostic doit se fonder sur les troubles somatiques qui leur sont associés : attaques convulsives; troubles cardio-vasculaires; accidents dyspnéiques, œdèmes; troubles pupillaires; myosis, parésie des pupilles; abaissement de la densité et de la toxicité urinaires, albuminurie, modifications dans la quantité d'urine émise quotidiennement (anurie, oligurie, polyurie).

L'accès d'urémie délirante a, dans certains cas beaucoup d'analogie avec le delirium tremens. Il semble même que les deux affections peuvent se combiner. M. Brault[2] est disposé à admettre que l'urémie provoque l'accès de delirium tremens préparé de longue date, tout comme un traumatisme ou une pneumonie. Nous avons déjà vu le rôle important que certains auteurs, notamment M. Herz assignent à l'urémie dans la pathogénie du delirium tremens.

1. Brissaud. *De la catatonie brightique.* Sem. méd., 1893. — Cullerre. *Sur un cas de folie urémique consécutif à un rétrécissement traumatique de l'urèthre.* Arch. de neurol. TXXVII, n° 80.

2. *Traité de médecine.* Charcot-Bouchard. *Maladies des reins.*

Le *pronostic* est fonction de la gravité des accidents somatiques.

Le *traitement* se confond avec celui de l'urémie en général : régime lacté, saignée, purgatifs et diaphorétiques.

## § 2. — PSYCHOSE POLYNÉVRITIQUE

La psychose polynévritique ou maladie de Korsakof[1] est une affection constituée par l'association de phénomènes de polynévrite et de troubles mentaux spécifiques, parmi lesquels *l'amnésie sous diverses formes tient une place prépondérante.*

ÉTIOLOGIE. — La psychose polynévritique forme au point de vue étiologique une transition entre les psychoses infectieuses, les psychoses toxiques et les psychoses d'épuisement. Infections, intoxications, épuisement peuvent en effet la provoquer indifféremment : elle survient souvent au cours de l'alcoolisme chronique, à la suite d'une hémorragie abondante, d'une maladie infectieuse telle que la grippe. Il est probable que toutes ces causes agissent par un mécanisme commun, vraisemblablement en déterminant un trouble de la nutrition générale et une auto-intoxication consécutive[2].

SYMPTOMES. — Quelquefois les accidents de la psychose polynévritique s'établissent peu à peu, sans aucun phénomène bruyant ; beaucoup plus souvent le début est aigu : l'agitation, les hallucinations multiples et l'angoisse simulent à s'y méprendre le *délirium trémens*. Au bout de

---

1. Congrès de Médecine, 1889. — Luckerath. *Beitrag zu der Lehre von der Korsakow'schen Psychose.* Neurol. Central bl. 1900, Avril.

2. Aussi, modifiant légèrement la classification de M. Kræpelin, plaçons-nous la psychose polynévritique non dans les maladies mentales d'origine infectieuse proprement dites, mais dans les maladies mentales par auto-intoxication.

quelques jours l'agitation tombe, mais la désorientation persiste et l'amnésie caractéristique s'installe conjointement avec les phénomènes de polynévrite.

L'amnésie est à la fois antérograde, et rétrograde.

*L'amnésie antérograde* résulte d'une abolition totale ou du moins d'une diminution très accusée du pouvoir de fixation. Le malade oublie au bout de quelques instants une visite qu'il vient de recevoir, une lecture qu'il vient de faire. Sortant de table, il demande s'il n'est pas bientôt l'heure de dîner et se plaint de manquer d'appétit.

*L'amnésie rétrograde* est purement fonctionnelle, par défaut de reproduction : la maladie terminée, les souvenirs antérieurs reparaissent intacts.

L'effacement des souvenirs se fait conformément à la loi de régression. Suivant la gravité de chaque cas particulier, l'amnésie porte sur un espace de temps plus ou moins considérable.

Des souvenirs imaginaires, illusions et hallucinations de la mémoire viennent combler les vides créés par l'amnésie. Aussi bien souvent le trouble de la mémoire est-il tout à fait inconscient et le malade n'hésite-t-il en aucune façon à répondre aux questions qu'on lui pose. Souvent encore, altérant les faits dont le souvenir est resté plus ou moins vague dans son esprit, ajoutant des détails, en supprimant d'autres, il se livre à des *récits imaginaires*, dont les caractères principaux sont d'être *mobiles, faciles à modifier* par des suggestions appropriées et de se tenir, en général, dans les limites du possible. Ce dernier caractère n'est cependant pas constant : les récits imaginaires de la psychose polynévritique peuvent aussi être parfaitement invraisemblables et même absurdes.

L'exemple suivant est tiré de l'observation d'une polynévritique absinthique.

D. — Depuis quand êtes-vous ici ?

R. — Depuis ce matin.

D. — Qu'avez-vous fait hier?

R. — Je suis allée au marché vendre des œufs. Je suis ensuite allée voir ma sœur et j'ai dîné avec elle.

D. — N'allez-vous jamais au théâtre?

R. — Ah! c'est vrai, j'y suis allé en sortant hier soir... C'était très-beau.

D. — Qu'avez-vous vu jouer?

R. — Ma foi... Attendez donc...... C'était très-beau.... On a chanté... Il y avait des costumes superbes... Je ne me rappelle pas le nom de la pièce... »

En réalité, le malade qui est à l'asile depuis trois semaines n'a pas quitté son lit où le retient une parésie très-prononcée des membres inférieurs.

A ces troubles pathognomoniques de la mémoire se joignent une *perte complète de l'orientation* dans le temps et dans l'espace, de nombreuses *illusions* qui prennent souvent la forme de fausses reconnaissances et quelques *hallucinations* plus ou moins fugitives.

L'*humeur* est en général indifférente, quelquefois empreinte d'une légère euphorie.

Malgré leur intensité, les symptômes psychiques sont, dans beaucoup de cas, peu apparents au premier abord. Les malades sont tranquilles, saisissent bien les questions qu'on leur pose, répondant sur un ton calme et même parfois intelligent. On les croirait normaux si quelques minutes de conversation ne suffisaient presque toujours à mettre en évidence la désorientation et l'amnésie pathognomoniques décrites précédemment.

Les *accidents polynévritiques*, parésie des membres inférieurs, abolition des réflexes tendineux, paresthésies, douleurs fulgurantes, hyperesthésie des masses musculaires, pour ne citer que les principaux, varient beaucoup d'intensité. Ils sont parfois légers, alors que les troubles mentaux sont très accusés. Peut-être même font-ils tout à fait défaut dans certains cas typiques au point de vue psychique.

L'état général est toujours atteint à un degré quelconque. Parfois il existe un état cachectique, qui entraîne la mort.

On note encore des troubles cardiaques, affaiblissement, irrégularité des pulsations, qui dans nombre de cas s'expliquent par une névrite du pneumogastrique.

DURÉE, PRONOSTIC. — La durée de la psychose polynévritique est fort longue : plusieurs mois dans la majorité des cas, quelquefois plus d'une année.

Trois modes de terminaison sont possibles.

Le plus fréquent est la guérison complète, avec *restitutio ad integrum*. Seule l'amnésie pour toute la période aiguë des accidents persiste plus ou moins accusée. La convalescence est fort longue.

Le deuxième mode de terminaison, beaucoup plus rare est la *mort*, qui survient soit du fait de la cachexie, soit du fait d'une complication intercurrente (grippe, pneumonie, tuberculose.)

Le troisième, plus rare encore, est le passage à l'état chronique et l'évolution vers la démence.

Le *diagnostic* se fondera *a*) sur les troubles très accentués et très particuliers de la mémoire; *b*) sur la lucidité *apparente* du malade contrastant avec une désorientation réelle; *c*) sur les accidents polynévritiques concomitants.

TRAITEMENT. — Le traitement est très analogue à celui de la confusion mentale primitive et consiste surtout dans le repos associé à une alimentation reconstituante.

Il est à peine besoin d'ajouter que l'abstinence de toute boisson alcoolique est de rigueur, surtout quand l'alcoolisme est en cause.

# CHAPITRE VII

## PSYCHOSES PAR AUTO-INTOXICATION CHRONIQUE
## PSYCHOSES D'ORIGINE THYROIDIENNE

La disparition du corps thyroïde détermine une auto-intoxication qui se manifeste sous deux aspects cliniques différents, suivant que la destruction de la glande survient à l'âge adulte ou dès l'enfance. Dans le premier cas l'affection prend le nom de *myxœdème*, dans le second celui de *crétinisme*.

### § 1. — Myxœdème

L'aspect extérieur du myxœdémateux est caractéristique. La face bouffie, sans expression, l'attitude affaissée reflètent à la fois l'inertie mentale et le trouble profond de la nutrition générale.

Troubles psychiques. — Ce sont surtout des symptômes d'*engourdissement* et de *torpeur cérébrale*, de paralysie psychique en un mot: ralentissement extrême des associations d'idées, démontré par le simple examen clinique et par la psychométrie ; attention difficile à éveiller et à fixer ; amnésie rétrograde par défaut de reproduction, amnésie antérograde par défaut de fixation ; indifférence habituelle, aboulie.

L'indifférence est passagèrement interrompue par des accès d'irritabilité. Le myxœdémateux est souvent boudeur, grincheux.

Troubles physiques. — Le sommeil est rare, remplacé par une somnolence permanente, troublé de cauchemars.

Les réflexes sont diminués ou complètement abolis; les mouvements sont ralentis, lourds et maladroits.

Mais les accidents les plus intéressants se rencontrent du côté des *téguments* et du corps *thyroïde*.

*Téguments*. — La peau est épaissie, infiltrée. Son aspect est lisse, d'un blanc mat.

A la palpation, elle donne l'impression d'un tissu lardacé. La pression du doigt ne laisse pas de trace, ce qui distingue l'infiltration myxœdémateuse de l'anasarque.

A la face, les traits sont empâtés, les yeux enfoncés, les lèvres épaissies; les rides du front disparaissent; le pli naso-labial s'efface. La physionomie est immobile, hébétée. Les cheveux, les sourcils, les poils de la barbe sont rares, décolorés, atrophiés. L'ensemble de ces caractères constitue le facies myxœdémateux.

Sur toute la surface du corps le système pileux est atrophié. Les ongles se déforment et deviennent cassants.

Les muqueuses présentent un épaississement analogue à celui de la peau. Elles sont pâles, anémiées, cyanosées par place.

*Corps thyroïde*. — On constate à la palpation l'atrophie ou même la disparition complète de la glande.

Quelquefois le corps thyroïde augmenté de volume fait en avant du cou une saillie anormale. Cette hypertrophie, vraie ou fausse, est presque toujours passagère et s'observe surtout au début de la maladie. Quand le gonflement persiste pendant toute la durée de l'affection, il est en général le résultat d'une dégénérescence kystique de la glande.

Les troubles viscéraux, sans rien de caractéristique, traduisent une atonie générale et une diminution de vitalité de tout l'organisme : pouls petit, dépressible; digestions lentes, pénibles; constipation.

La marche du myxœdème est progressive, mais interrompue par des rémissions fréquentes.

Si un traitement approprié n'intervient, le stock des conceptions diminue, l'inertie psychique devient extrême et une véritable démence s'établit; d'autre part les symptômes physiques s'accentuent et la mort survient soit par cachexie, soit par complication (tuberculose pulmonaire).

Traitement. — Il est possible, dans une certaine mesure, de suppléer au corps thyroïde atrophié, par l'ingestion de corps thyroïde d'animal (celui du mouton est presque exclusivement employé), soit à l'état de nature, soit à l'état de préparations pharmaceutiques. Le corps thyroïde s'administre sous forme de tablettes, de pilules ou de capsules contenant de la glande fraîche ou de la glande desséchée réduite en poudre. Les capsules de Vigier renferment 10 centigrammes de glande fraîche. On peut en prendre jusqu'à 6 par jour sans inconvénient.

On prépare encore un extrait glycériné de corps thyroïde connu sous le nom de thyroïdine.

Enfin MM. Baumann et Proos ont tiré du corps thyroïde de mouton une substance qui paraît constituer le principe actif de la glande, l'*iodothyrine*. Cette substance « est mélangée à du sucre de lait, de façon que 1 gramme du mélange représente 1 gramme de glande fraîche[1] ».

La médication thyroïdienne demande à être très surveillée. L'intolérance se produit facilement. Elle se manifeste par une accélération du pouls et de la respiration, par de la céphalalgie, des vertiges et dans les cas graves, par une tendance au collapsus. Aussi convient-il de commencer le traitement par des doses minimes que l'on élèvera progressivement, quitte à les diminuer ou à suspendre la médication, si l'on constate quelque phénomène inquiétant.

---

1. Briquet. *Valeur comparée des médications thyroïdiennes*. Presse médic., 1902. N° 74.

Les effets psychiques et somatiques du traitement thyroïdien sont très rapides. En quelques jours la torpeur cérébrale diminue, la peau reprend son aspect normal et les symptômes myxœdémateux s'atténuent.

## § 2. — CRÉTINISME

On peut définir le crétinisme : un arrêt de développement somatique et psychique, lié en général à un goitre, plus rarement à l'atrophie simple du corps thyroïde.

Cette affection se montre soit à l'*état endémique*, dans les régions montagneuses : Alpes, Cordillières, hauts plateaux de l'Himalaya, Forêt noire, soit à l'*état sporadique*, dans la plupart des régions.

Son étiologie est mal connue. Des facteurs multiples ont été invoqués comme susceptibles de le produire : humidité de l'atmosphère, composition géologique du sol (fréquence du crétinisme dans les pays d'argile schisteuse et de grès bigarré), qualités défectueuses des eaux, qui dans les contrées où le crétinisme est endémique, sont mal aérées, dépourvues d'iode, chargées de sels de chaux et de magnésie ; misère, hérédité.

Toutes ces causes, dont l'influence ne saurait cependant être méconnue, ne font probablement que préparer le terrain à un agent spécifique encore inconnu. D'après l'opinion déjà ancienne de Griesinger « le goitre endémique et et le crétinisme seraient des maladies spécifiques produites par une cause toxique de nature miasmatique ». Cette manière de voir est certainement celle qui correspond le mieux aux tendances médicales actuelles et celle qui compte aujourd'hui le plus de partisans. Il est impossible en effet de méconnaître les similitudes étiologiques qui existent entre le goitre endémique et d'autres affections dont l'origine parasitaire, *miasmatique*, comme disait Griesinger, est indiscutable, la malaria par exemple.

Les symptômes du crétinisme se montrent en général dès la première enfance.

Parfois le début est aigu et on assiste à la destruction du corps thyroïde qui s'accomplit en quelques jours. Tel est le cas rapporté par Shields[1], où une thyroïdite aiguë entraîna la destruction du corps thyroïde et le crétinisme consécutif.

Beaucoup plus souvent le processus est insidieux et il est difficile d'assigner à l'apparition des accidents une date déterminée.

Les dimensions du goitre sont très variables. Il peut être insignifiant, à peine perceptible, ou énorme, entraînant chez le sujet une véritable impotence. Résultant en général d'une dégénérescence du corps thyroïde, il devient manifeste vers six ou huit ans et s'accroît jusqu'à la puberté ou même plus tard.

L'atrophie simple du corps thyroïde est infiniment plus rare que le goitre et se voit surtout dans le crétinisme sporadique.

Au point de vue physique on constate chez le crétin, outre les modifications du corps thyroïde, les symptômes suivants : taille inférieure à la normale; visage pâle, bouffi, ou sillonné de rides précoces, vieillot; système pileux mal développé, muqueuses pâles, anémiées, épaissies, dents anormales dans leurs formes, dans leur mode d'implantation, sujettes à la carie rapide; retard ou même absence de la puberté, de sorte que le crétin peut toute sa vie demeurer un infantile.

Au point de vue psychique on rencontre tous les degrés de l'idiotie et de l'imbécilité[2]. Il semble, cependant, que le crétin soit moins impulsif, plus facile à diriger et plus

---

1. *A case of cretinism following on attack of acute thyreoïditis.* New-York medic. Journ. 1898. 1 Octobre.

2. Voir chapitre XVII, p. 207.

susceptible d'affectivité que l'idiot ou l'imbécile vulgaire[1].

Le cerveau ne présente dans le crétinisme aucune lésion spécifique connue ; l'asymétrie, les malformations multiples des hémisphères sont fréquentes.

Le traitement[2] consiste dans la médication thyroïdienne dont les résultats seront d'autant plus appréciables que l'intervention aura été plus précoce.

1. Bourneville. *Progrès médical* 1897.
2. Bourneville. *Progrès médical* 1890.

# CHAPITRE VIII

## DÉMENCE PRÉCOCE. — DÉLIRE CHRONIQUE

### § 1. — Démence précoce

Hecker, inspiré par son maître Kahlbaum, décrivit sous le nom d'hébéphrénie une psychose se développant de préférence au moment de la puberté et conduisant le malade à un état particulier d'affaiblissement intellectuel.

Plus tard M. Kräpelin, élargissant les vues de Hecker, réunit à l'hébéphrénie la catatonie[1] considérée jusque-là comme une affection autonome et la démence paranoïde, celle-ci comprenant la plus grande partie des délires systématisés englobés communément dans le groupe vaste et indécis des paranoïas. De cette fusion sortit une nouvelle entité morbide : la *démence précoce*.

Vers la même époque le problème de la démence précoce, déjà entrevu par Esquirol et Morel, mais bien négligé depuis ces auteurs, se posait de nouveau en France. M. Joffroy présentait dans ses leçons cliniques des exemples de *démence juvénile*. M. Christian publiait sur la *démence précoce des jeunes gens*[2] un important travail fondé sur des observations personnelles. Plus récemment M. Sérieux qui avait déjà fait connaître au public médical français

1. Kahlbaum. *Die Katatomie oder das Spannungsirresein*, 1804.

2. Christian. *De la démence précoce des jeunes gens. Contribution à l'étude de l'hébéphrénie*. Ann. méd. psych., 1800. — Sérieux. *La nouvelle classification du professeur Kräpelin*. Rev. de psych., 1900, n° 4.

les idées de M. Kräpelin a donné de cette nouvelle affection une monographie très claire quoique brève, utilisant à la fois les travaux des auteurs précités et son expérience personnelle. Aujourd'hui la *démence précoce* a pris place dans la psychiatrie française dont elle a profondément modifié les cadres, absorbant une grande partie des délires des dégénérés (délires polymorphes, délires systématisés, etc.)

Elle se présente sous des formes multiples, assez difficiles à classer. En Allemagne on distingue généralement avec M. Kräpelin l'hébéphrénie, la catatonie, et la démence paranoïde. L'hébéphrénie délirante ressemble à un tel point à la démence paranoïde qu'il est souvent impossible de savoir dans laquelle de ces deux classes tel cas particulier doit être rangé. Il paraît plus commode pour la pratique de décrire séparément les trois formes suivantes : la démence précoce simple, sans délire ; la démence précoce à forme catatonique ; la démence précoce à forme délirante.

Avant d'étudier chaque forme en particulier, il est nécessaire de connaître les symptômes communs à toutes et en particulier l'affaiblissement intellectuel spécifique qui est le fondement même de la démence précoce et qui se retrouve constamment quelle que soit la forme prise par la maladie.

## SYMPTÔMES COMMUNS

AFFAIBLISSEMENT INTELLECTUEL[1]. — L'affaiblissement intellectuel de la démence précoce est *essentiellement électif*. Il lèse profondément certaines facultés, en respecte d'au-

---

1. Chez certains déments précoces, l'affaiblissement intellectuel est généralisé à l'ensemble des fonctions psychiques, si prononcé parfois que toute activité mentale paraît avoir disparu et que, à ce point de vue, le sujet ne saurait être distingué d'un idiot ou d'un paralytique général avancé. Ces cas sont exceptionnels.

tres et prend ainsi un aspect caractéristique qui lui assigne dans le groupe des démences une place bien déterminée.

*Lucidité et orientation.* — Très souvent intactes, en dépit des apparences. Bien des malades paraissent étrangers à ce qui se passe autour d'eux et cependant répondent d'une façon exacte aux questions qu'on leur pose sur la date actuelle, sur leur entourage et même sur les grands événements du jour. Nous reviendrons sur ce point à propos de la catatonie.

*Mémoire.* — Comme la lucidité, elle n'est que peu ou pas atteinte, au moins dans la grande majorité des cas, et pendant un nombre quelquefois considérable d'années. Les souvenirs anciens restent précis et les notions acquises pendant la jeunesse et l'enfance demeurent parfois extraordinairement vivaces. Un ancien instituteur dément précoce typique, interné depuis quinze ans récite encore sans hésiter la liste des rois de France depuis Clovis.

Les impressions actuelles se gravent assez bien dans la mémoire. Beaucoup de malades sont capables de raconter tel fait qui s'est passé depuis leur internement, de nommer les médecins, les surveillants qui se sont succédé depuis un grand nombre d'années.

Cependant, quand l'affection est ancienne, il est rare que la mémoire ne s'altère pas à son tour dans une certaine mesure. L'amnésie antérograde apparaît la première : le pouvoir de fixation diminue. L'amnésie rétrograde est plus tardive et en général moins marquée. Pourtant peu à peu les souvenirs anciens pâlissent et peuvent même s'effacer.

*Attention.* — Toujours affaiblie. Tout travail un peu soutenu est impossible.

*Associations d'idées.* — Elles sont ralenties et s'établissent souvent sans aucun lien apparent [1], donnant lieu à des propos qui atteignent parfois les dernières limites de

1. V. page 60.

l'*incohérence*. J'en ai cité un exemple très net. Ces phrases incohérentes sont prononcées posément sans cette volubilité qui caractérise la fuite des idées du maniaque. A un examen superficiel ce phénomène peut en imposer pour une démence ou une confusion mentale profonde qui en réalité n'existent pas. Le malade auquel est emprunté l'exemple précité est parfaitement orienté et jouit d'une mémoire assez bonne.

*Affectivité et réactions.* — Très atteintes dès le début. L'*indifférence* constitue dans la démence précoce un symptôme précoce et très accusé. Le malade ne s'intéresse à rien, ne souhaite rien, ne s'émeut de rien. Souvent la faim elle-même ne détermine plus aucune réaction. Si par hasard il est oublié au moment du repas, il ne s'en étonne ni ne réclame. Comme dans toutes les affections démentielles, ce trouble de l'affectivité est inconscient.

Parfois, surtout au début, l'état habituel d'indifférence est interrompu par des explosions d'angoisse ou de colère que souvent rien ne justifie même en apparence.

Déjà l'indifférence morale qui caractérise le dément précoce nous autorise à penser que les réactions volontaires et normales seront chez lui notablement réduites. L'observation des malades montre qu'il en est ainsi.

Par contre, les réactions automatiques sont souvent exaltées. Elles se manifestent sous toutes les formes étudiées dans la psychiatrie générale : suggestibilité pathologique, négativisme, impulsivité (stéréotypie des mouvements et des attitudes, verbigération, fugues, rires non motivés, etc.).

TROUBLES SOMATIQUES. — Ils deviennent de plus en plus nombreux à mesure que l'attention des médecins se porte vers leur étude. Malheureusement aucun ne peut être considéré comme constant ni spécifique. Ils se rencontrent indifféremment dans les trois formes. Peut-être sont-ils plus accusés dans la forme catatonique.

*Motilité*. — Ses troubles consistent en hémiplégies ou monoplégies peu marquées et de courte durée, en attaques convulsives épileptiformes ou hystériformes, auxquels il faut ajouter des ictus ressemblant parfois à s'y méprendre à des ictus apoplectiques. Les contractures que l'on observe souvent sont en général la conséquence du négativisme.

*Sensibilité*. — Il faut se garder de prendre l'absence de réaction à la piqûre que provoque le négativisme pour de l'anesthésie. Les véritables troubles de la sensibilité sont cependant loin d'être exceptionnels. Ils prennent souvent la forme hémilatérale comme dans l'hystérie. D'autres symptômes hystériformes de même ordre se rencontrent encore : zones douloureuses à la pression, clou, boule hystérique.

*Réflexes tendineux*. — Quelquefois diminués ou abolis, beaucoup plus souvent exagérés.

*Pupilles*. — Leurs troubles sont fréquents mais variables : inégalité pupillaire, mydriase, paresse des réactions, phénomène de Piltz [1]. Ils suivent quelquefois les mêmes fluctuations que les troubles intellectuels. Je me rappelle une catatonique chez laquelle l'intensité de la stupeur se mesurait, pour ainsi dire, au degré de la mydriase. La stupeur disparut et les pupilles reprirent leurs dimensions normales.

*Appareil circulatoire*. — Les troubles vaso-moteurs se traduisent par des œdèmes, par de la cyanose des

1. Voici en quoi consiste le phénomène de Piltz : l'occlusion énergique des paupières détermine un rétrécissement des pupilles, celles-ci étant auparavant moyennes ou dilatées.

Ce phénomène est analogue au suivant qui a été observé vers la même époque mais d'une façon indépendante par Piltz également et par Westphal : « Si, pendant que le sujet essaie de fermer les yeux, on s'oppose à cette occlusion en tenant les paupières écartées, il se produit un rétrécissement de la pupille, tandis que le globe oculaire se dirige en haut et en dehors. (*Piltz. Revue neurologique*, 1900, n° 13.

extrémités, par du dermographisme. Parfois le pouls est ralenti.

*Température*. — Quelquefois abaissée (Kräpelin) [1].

*Tube digestif*. — L'état saburral, l'anorexie, la constipation se voient souvent, surtout dans les périodes aiguës. L'apparition de l'affaiblissement intellectuel est parfois marquée par une véritable boulimie.

*Appareil urinaire*. — On note quelquefois de la polyurie, ou au contraire de l'oligurie. Les modifications de la composition des urines sont peu connues. On a constaté une diminution dans l'excrétion de l'urée et des phosphates.

*Sécrétions*. — Nous ne connaissons guère que les troubles de la sécrétion salivaire, qui, dans quelques cas, est fort exagérée.

*Nutrition générale*. — Ses modifications, bien que très importantes sans doute, nous sont encore mal connues. Le poids diminue dans les phases aiguës pour se relever dans le périodes de calme. Certains déments précoces présentent un embonpoint surprenant.

Les phénomènes physiques que nous venons de passer en revue sont difficiles à interpréter. Ils permettent cependant de tirer cette conclusion très intéressante que le processus morbide, de nature inconnue, qui psychiquement se traduit par les symptômes de la démence précoce, affecte non seulement le cerveau, mais l'organisme tout entier.


### A. — DÉMENCE PRÉCOCE SIMPLE

Je passerai rapidement sur cette forme intéressante, malheureusement peu étudiée : les symptômes de l'affaiblissement intellectuel précédemment décrits s'y rencon-

1. *Lehrbuch der Psychiatrie*. 2, partie, p. 147.

trent à l'état de pureté. Je dirai seulement quelques mots du début de la maladie.

Celui-ci est presque toujours insidieux, au point qu'il est impossible d'en déterminer même approximativement la date. Un sujet jusque-là affectueux, actif, intelligent, brillant même, devient indifférent, paresseux, distrait. Il prend tout en dégoût, le jeu comme le travail. Il cesse d'acquérir des notions nouvelles et de coordonner les notions antérieurement acquises, de sorte que les idées générales deviennent de moins en moins nombreuses.

Des symptômes nerveux (céphalalgie, insomnie, troubles hystériformes), ou généraux (inappétence, amaigrissement) sont fréquents surtout au début.

Dans les formes légères, la maladie reste souvent ignorée. Les symptômes de l'affaiblissement intellectuel passent pour de la « négligence » ou de la « mauvaise volonté ». Le cas se présente beaucoup plus souvent qu'on ne croit communément.

### *B*. — Catatonie

Début. — Les prodromes sont à peu près constants mais sans aucun caractère spécifique ; modifications du caractère, inaptitude au travail, insomnie.

Souvent des symptômes de *mélancolie* ouvrent la série des accidents graves. Ils n'offrent en eux-mêmes rien de pathognomonique et consistent dans un état de dépression ou de douleur morale auquel peuvent s'associer des idées délirantes et des hallucinations.

Bientôt apparaissent les phénomènes catatoniques proprement dits. Ils peuvent également se montrer d'emblée, sans la période de mélancolie que je viens de mentionner. Ils ressortissent à un trouble de l'affectivité, l'*indifférence morale* et à un trouble des réactions, la *disparition de la volonté normale* associée à une *exaltation de l'automa-*

*tisme*. Cliniquement ils se présentent sous deux formes principales : l'*agitation* et la *stupeur* catatoniques.

AGITATION CATATONIQUE. — Quelquefois, surtout au début, elle simule un accès de confusion mentale ou de manie : mouvements désordonnés, langage incohérent, réactions impulsives. Bientôt cependant la nature des accidents se précise et l'agitation catatonique se montre avec ses caractères propres. Les principaux sont au nombre de quatre.

1° Elle est dénuée d'émotion.

2° Elle n'est pas modifiée par les impressions extérieures.

3° Elle n'est pas, dans la majorité des cas tout au moins, commandée par des idées délirantes précises.

4° Elle est monotone (mouvements stéréotypés, verbigération).

Autrement dit, dans l'agitation catatonique, les réactions atteignent les limites extrêmes de l'automatisme.

Les accès éclatent sans motif, d'une façon impulsive et inopinée. Le malade se livre aux actes les plus singuliers, parfois les plus dangereux, sans qu'il lui soit possible, même plus tard, l'accès passé et ayant laissé dans son esprit un souvenir très net, de donner aucune explication de sa conduite. Un catatonique, très calme un instant auparavant, se lève de son lit, saisit un verre et le jette violemment à la tête de son voisin. Un autre croque à belles dents un thermomètre laissé imprudemment à sa portée. Un troisième demande à grands cris « à boire », tenant à la main un verre rempli jusqu'au bord. Quelques-uns se livrent pendant des semaines et des mois à des tentatives de suicide qu'aucune idée mélancolique ne justifie.

Les mouvements, les attitudes, les discours se présentent sous la forme de la stéréotypie et de la verbigération. Ils ont souvent un caractère affecté ou théâtral. Les gestes, les manières, les habitudes bizarres survivent souvent à l'agitation et persistent dans les périodes de calme et dans la démence. Certains malades pendant des mois marchent à cloche-pied, d'autres à toutes les questions répondent invariablement par la même phrase, d'autres ne prennent les aliments qu'on leur présente qu'après en avoir fait un mélange répugnant, d'autres se promènent tout le long du jour à la même place, faisant alternativement un nombre de pas déterminé en avant et en arrière. On pourrait multiplier de tels exemples à l'infini. Le plus souvent ces anomalies dans la conduite du malade sont purement automatiques et demeurent inexplicables. Elles ne sont pas en général sous la dépendance d'idées délirantes. Leur origine est dans une perversion des réactions, non dans un trouble de l'idéation ou de la perception. En effet si le délire et les hallucinations ne sont pas toujours absents de la catatonie, comme le voudrait Tschisch, ils sont cependant trop rares pour expliquer les anomalies des réactions qui, elles, sont constantes.

STUPEUR CATATONIQUE. — Elle peut succéder à une période de mélancolie ou d'agitation catatonique, ou encore être primitive et constituer le début de la maladie.

Pris dans son sens propre, le terme « stupeur » implique l'idée d'un trouble profond de la conscience. Il est donc ici détourné de sa signification véritable. En effet, chez le catatonique comme chez tout dément précoce, la lucidité n'est que peu ou pas atteinte. Le monde extérieur est perçu d'une façon presque normale. Le malade n'est bien souvent qu'en apparence étranger à ce qui l'entoure, et l'accès de stupeur passé, raconte avec une étonnante précision des faits qui semblaient lui avoir totalement échappé.

En dépit des apparences, la stupeur catatonique [1] n'est

1. Tschisch. *Die Katatonie.* Travail russe analysé in *Allgem. Zeitsch. für Psychiatrie*, 1900.

donc point le résultat d'un trouble intellectuel proprement dit, mais, bien plutôt, comme l'agitation, d'un trouble volontaire.

L'automatisme des réactions se montre sous trois formes déjà étudiées : le négativisme, la stéréotypie et la suggestibilité pathologique.

Le *négativisme* se manifeste dans les actes très simples, tels que les mouvements d'un membre, comme dans les actes complexes, tels que manger, s'habiller, etc...

Le malade ne réagit plus aux excitations qui lui viennent soit de l'extérieur soit de son organisme[1]. Un ordre donné n'est pas exécuté. Une piqûre même profonde ne provoque aucun mouvement, non parce qu'elle n'est pas sentie, mais parce que la réaction volontaire est annihilée. La faim ne se traduit par aucune réaction. L'urine s'accumule dans la vessie, la salive dans la bouche, les matières fécales dans le rectum, sans qu'il existe aucune parésie véritable.

Deux formes particulièrement intéressantes du négativisme sont le mutisme et le refus d'aliments. L'un et l'autre peuvent persister fort longtemps, sans interruption et se présenter avec des caractères très divers.

La *stéréotypie* porte sur les attitudes et sur la physionomie.

Certains malades adoptent les poses les plus singulières : flexion extrême des membres, position accroupie, les coudes sur les genoux, la tête rejetée en arrière.

Le visage des catatoniques prend souvent un aspect grimaçant. Les lèvres sont contractées dans une espèce de rictus ou projetées en avant, comme si le sujet faisait la moue. Les yeux se ferment d'une façon spasmodique. Ces phénomènes peuvent persister pendant des mois et et des

1 Stoddart. *Anesthesia in the insane.* The journal of mental science. Octobre 1899.

années. Presque toujours, au moins au début, ils disparaissent pendant le sommeil.

La *suggestibilité pathologique* alterne souvent avec le négativisme. Certains catatoniques acceptent et gardent toutes les attitudes qu'on leur donne, même les plus incommodes (attitudes catalptoïdes). Incapables de s'occuper eux-mêmes de leur toilette, ils se laissent docilement laver, peigner, habiller. Beaucoup tombent dans le gâtisme, si l'on n'a soin de les conduire régulièrement à la garderobe. Parfois il suffit d'une première impulsion pour que le sujet accomplisse d'une façon pour ainsi dire mécanique un acte ou même une série d'actes familiers : une fois installé à table, son assiette pleine devant lui, il mangera seul comme un individu normal.

L'écholalie, l'échopraxie, phénomènes dépendant également de la suggestibilité sont très fréquents.

Comme l'agitation, la stupeur catatonique est essentiellement dénuée d'émotion.

Sauf dans les cas très rares où la maladie se termine par la guérison, le catatonique sort de l'agitation ou de la stupeur avec un degré plus ou moins accusé d'affaiblissement intellectuel. Souvent un certain nombre de phénomènes catatoniques persistent, trahissant ainsi l'origine de la démence : attitudes stéréotypées, manières affectées, verbigération, etc.

La maladie évolue souvent en plusieurs accès, chacun, quelle que soit sa forme, laissant après lui un degré plus marqué d'affaiblissement intellectuel. Parfois l'agitation et la stupeur se succèdent avec une certaine régularité et simulent la folie circulaire.


### C. — DÉMENCE PRÉCOCE DÉLIRANTE

Les *prodromes* consistent comme pour la plupart des psychoses, en modifications du caractère, en insomnie, en troubles de la santé générale.

Schématiquement on peut distinguer dans la démence précoce délirante deux formes reliées entre elles par un grand nombre d'intermédiaires : A, la forme incohérente ; B, la forme systématisée.

A. DÉMENCE PRÉCOCE A DÉLIRE INCOHÉRENT. — Comme le nom même l'indique, les idées délirantes et les hallucinations multiples qui en général les accompagnent se succèdent sans lien, sans idée directrice et sont acceptées telles qu'elles surgissent, sans que le malade cherche à les expliquer ni à les interpréter.

Elles peuvent revêtir, dans l'ensemble, différents caractères, de là trois variétés :

α. *Variété dépressive* : Idées délirantes mélancoliques associées à des symptômes plus au moins accusés de dépression et à des hallucinations d'ordre pénible. Souvent des idées de persécution se joignent aux idées mélancoliques, et parfois même prédominent. Il n'est pas rare d'observer, surtout au début de la maladie, des accès d'angoisse très prononcée, des idées et des tentatives de suicide ou une tendance aux actes violents.

β. *Variété maniaque* : Agitation, irritabilité d'humeur, euphorie morbide, idées de grandeur parfois associées à quelques idées de persécution, hallucinations multiples, tendances érotiques, quelquefois certain degré de confusion.

γ. *Variété mixte* : Les deux variétés précédentes se rencontrent rarement à l'état de pureté. Presque toujours elles s'associent et cela suivant deux modes différents.

1° Les états de dépression et d'excitation alternent sans ordre et se remplacent mutuellement à chaque instant. Le délire est *polymorphe*.

2° La maladie évolue en trois étapes :

I. Dépression avec délire mélancolique

II. Excitation avec délire mégalomaniaque.

III. Démence.

Parfois, comme dans la catatonie, la maladie prend le type circulaire. Les accès se répètent constitués chacun par une phase de dépression et par une phase d'excitation et laissent après eux un état démentiel de plus en plus accusé.

*B*. DÉMENCE PRÉCOCE A DÉLIRE SYSTÉMATISÉ. — C'est à cette forme que le nom de *démence paranoïde* convient le mieux. La sytématisation du délire n'est pas également étroite dans tous les cas. Parfois elle est assez parfaite pour que la maladie simule un délire chronique. Parfois au contraire elle est si lâche qu'on hésite à ranger le malade dans les déments précoces à délire systématisé. Nous avons vu en effet qu'il existait entre les deux formes délirantes, incohérente et systématisée, une infinité d'intermédiaires.

La *lucidité* est conservée, sauf au cours de paroxysmes aigus qui se produisent souvent d'une façon passagère.

Les *hallucinations* sont fréquentes et atteignent tous les modes de sensibilité.

La démence survient au bout d'un temps variable, fort long parfois. A mesure qu'elle progresse, le nombre des idées délirantes devient de plus en plus restreint, les hallucinations diminuent de fréquence et d'intensité, les réactions sont de moins en moins vives. Souvent le délire se réduit à une ou deux idées morbides, cristallisées pour ainsi dire, constituant un « *résidu paranoïque* » et demeurant comme les derniers vestiges du délire qui, dans le principe, caractérise l'affection. Les néologismes sont fréquents à cette dernière période.

Le délire systématisé se présente dans la démence précoce sous trois formes principales :

*a*. Délire de persécution ;

*b*. Délire mélancolique ;

*c*. Délire mégalomaniaque.

a. *Variété persécutée*. — Tantôt les idées délirantes apparaissent *rapidement* après de courts prodromes. Tantôt au contraire elles se développent *lentement*, accompagnées d'abord d'interprétations délirantes et plus tard seulement d'hallucinations, comme dans le délire chronique que je décrirai bientôt.

Les *troubles psycho-sensoriels*, hallucinations et illusions sont constants, de nature pénible et affectent tous les modes de sensibilité. Les hallucinations de la sensibilité génitale sont fréquentes.

Les *réactions* sont des réactions de défense, de moins en moins vives à mesure que la démence s'établit.

Celle-ci est souvent annoncée par une désagrégation de de la personnalité se traduisant par des idées autochtones, des hallucinations psychomotrices, des phénomènes de vol et d'écho de la pensée. La date de son apparition est très variable. La multiplicité des hallucinations comporte en général un pronostic grave et présage une évolution rapide vers l'affaiblissement intellectuel.

Il n'est pas rare de noter un certain degré d'agitation survenant d'une façon paroxystique.

b. *Variété mélancolique*. — Au début les idées mélancoliques ne présentent aucun caractère particulier. Ce sont des idées de culpabilité, d'humilité, de ruine, comme dans la mélancolie d'involution et dans la folie maniaque dépressive. Puis elles se groupent de façon à constituer un *système délirant* qui persiste jusqu'à la démence.

On peut observer toutes les variétés de troubles psycho-sensoriels. Les plus importants sont les hallucinations psycho-motrices, qui sont assez fréquentes et qui marquent une désagrégation psychique déjà avancée.

Les idées mystiques et de possession, les idées hypocondriaques et de négation sont fréquentes. Parfois les symptômes se présentent sous l'aspect du *syndrome de Cotard*.

Les accès d'angoisse, fréquents au début, comme dans toutes les formes où l'état mélancolique prédomine, se font de plus en plus rares à mesure que l'indifférence propre à la démence précoce s'établit, et les idées délirantes les plus effroyables persistent souvent sans aucun retentissement affectif.

Comme dans la forme précédente l'affaiblissement intellectuel se fait parfois attendre longtemps.

*c. Variété mégalomaniaque.* — Les idées de grandeur sont ici primitives ou succèdent à une période très courte d'idées de persécution. Elles prennent les formes les plus variées. Les malades s'attribuent des fortunes immenses, des origines illustres, des talents remarquables, etc.

Les hallucinations moins nombreuses et moins constantes que dans les deux variétés précédentes sont toujours de nature agréable.

L'évolution vers la démence est en général rapide.

*d. Variétés mixtes.* — Les trois variétés précédentes peuvent s'associer de façon à constituer quatre types principaux :

Type I : Période de mélancolie ; période d'idées de persécution ; période de démence.

Type II : Période de mélancolie ; période d'idées de persécution ; période d'idées de grandeur ; période de démence.

Type III : Période de mélancolie ; période d'idées de grandeur ; période de démence.

Type IV : Période d'idées de persécution ; période d'idées de grandeur ; période de démence.

Presque toujours les différentes périodes empiètent les unes sur les autres : des idées mélancoliques et des idées de persécution par exemple coexistent souvent.

#### DIAGNOSTIC, PRONOSTIC, ÉTIOLOGIE ET TRAITEMENT
#### DE LA DÉMENCE PRÉCOCE EN GÉNÉRAL

DIAGNOSTIC. — Il se fondera :

*a*. Sur la précocité des troubles de l'affectivité et des réactions.

*b*. Sur l'apparition plus tardive et sur le caractère moins accusé des troubles intellectuels proprement dits.

*c*. Sur le contraste qui existe dans la plupart des cas entre l'intensité du délire et celle des phénomènes affectifs.

*d*. Sur le caractère exclusivement automatique de l'agitation et de la plupart des réactions.

C'est au début que le diagnostic différentiel est le plus délicat.

La *confusion mentale* se distinguera à la désorientation beaucoup plus accusée et au trouble beaucoup plus *réel*, pour ainsi dire, de la conscience, aux symptômes de dénutrition profonde, parfois de véritable cachexie qui sont une manifestation constante de la maladie ;

La *paralysie générale*, à l'affaiblissement intellectuel en masse, à ses signes physiques propres, à son étiologie particulière ;

Le *delirium tremens*, qui peut être simulé par des accès délirants marquant le début de la démence précoce, au caractère pathognomonique des hallucinations, à la désorientation allopsychique très prononcée contrastant avec la conservation intégrale de l'orientation autopsychique, aux stigmates de l'alcoolisme.

Le *délire alcoolique systématisé* est souvent très difficile à distinguer de la démence précoce à forme délirante. Il faut évidemment tenir grand compte des notions étiologiques et de l'évolution de la maladie, plus favorable dans le délire alcoolique. Il est bon cependant d'être très réservé tant au point de vue du diagnostic qu'au point de vue du pronostic. On voit en effet des alcooliques avérés présenter à la suite d'un délire systématisé alcoolique ou même d'un accès de delirium tremens les symptômes d'une démence précoce qui évolue ensuite d'une façon classique et à la laquelle l'alcoolisme a servi de porte d'entrée.

PRONOSTIC. — Toujours sombre, puisque la terminaison la plus habituelle est la démence.

L'affaiblissement intellectuel est parfois si léger, il est vrai, qu'il se réduit à une lenteur à peine perceptible des associations d'idées, à un certain degré d'indifférence morale et à une tendance à la fatigue intellectuelle.

Un certain nombre de malades font même exception à la règle générale et guérissent complètement. Ces cas sont rares et ne doivent être acceptés qu'avec une extrême circonspection : bien des guérisons complètes en apparence ne sont que relatives et bien des guérisons que l'on croit définitives ne sont que temporaires, c'est-à-dire ne sont que des *rémissions*.

Les rémissions sont en effet fréquentes dans la démence précoce. Leur *durée* varie dans les limites les plus étendues, de quelques heures à plusieurs années. Il n'est pas exceptionnel qu'un dément précoce sorte en apparence indemne d'un premier accès, reprenne pendant cinq, six ans et plus la vie normale, retombe et finisse dans la démence.

Il est difficile, pour ne pas dire impossible, de prévoir les rémissions. Les phénomènes bruyants tels que l'agitation, le négativisme prononcé n'en excluent pas la possibilité. L'indifférence morale, au contraire, ne rétrocède guère, quand elle est nettement accusée, et ne permet pas une *restitutio ad integrum*. Aussi, la démence précoce simple où ce symptôme domine la scène, ne souffre-t-elle pas de rémission, dans la grande majorité des cas.

La démence précoce n'est pas par elle-même une maladie

mortelle. Elle peut le devenir par les complications qu'elle entraîne parfois. La plus redoutable est la tuberculose pulmonaire qui frappe volontiers les malades déprimés et les catatoniques en état de stupeur.

ÉTIOLOGIE. — Les statistiques montrent que la démence précoce est surtout une maladie de la jeunesse. D'après M. Kræpelin, dans 60 p. 100 des cas, elle débute avant la vingt-cinquième année. Elle est rare après trente ans. Il est cependant difficile d'établir à partir de quel âge on cesse de l'observer. Certaines psychoses se montrent dans un âge avancé qui lui sont identiques par la symptomatologie et l'évolution. Cette anomalie n'est pas spéciale à la psychiatrie : la tuberculose miliaire est surtout une affection de l'enfance et de la jeunesse ; cependant, on la rencontre aussi chez le vieillard. Il n'est donc pas surprenant qu'une psychose présentant tous les caractères de la démence précoce se voit, à titre exceptionnel, dans l'âge mûr et même dans la vieillesse.

L'*hérédité*, moins fréquente que dans d'autres psychoses, existe cependant dans plus de la moitié des cas.

Les infections graves, le surmenage, les chagrins, le traumatisme sont souvent notés dans les antécédents des déments précoces, sans qu'il soit toujours possible de déterminer la part qui revient à ces différents facteurs. M. von Muralt a observé plusieurs fois la catatonie à la suite de traumatismes. J'ai vu moi-même une catatonie précédée d'une scarlatine des plus graves et une démence paranoïde d'une fièvre typhoïde.

La *nature intime* de la maladie nous échappe encore et nous devons nous contenter d'hypothèses.

Suivant quelques auteurs, la démence précoce résulte d'un arrêt dans le développement intellectuel : le cerveau cesse de faire des acquisitions nouvelles, épuisé par des efforts antérieurs, trop considérables pour l'énergie dont il dispose. Cette explication ne saurait convenir, en admettant qu'elle soit exacte, qu'à un petit nombre de cas. Chez la plupart des malades on observe, en effet, non le simple *statu quo*, mais une véritable régression. Les connaissances acquises disparaissent en partie, ou du moins cessent de se coordonner pour constituer des idées générales. De plus les troubles affectifs et volontaires ne peuvent s'expliquer par un simple arrêt de développement.

L'hypothèse la plus vraisemblable est celle de M. Kräpelin : la démence précoce serait une maladie par auto-intoxication. Beaucoup des symptômes physiques décrits précédemment rappellent en effet les accidents par lesquels se manifestent les intoxications d'origine exogène ou endogène : telles sont les attaques épileptiformes, les troubles hystériformes, les modifications de la circulation et des sécrétions, les altérations de la nutrition générale.

Il est possible que le poison soit la conséquence d'un trouble de sécrétion des organes génitaux. L'apparition fréquente des premiers symptômes à l'époque de la puberté, ou chez la femme au moment des premières couches, l'évolution de la maladie en plusieurs étapes correspondant chacune à une grossesse plaident dans ce sens.

Traitement. — Il se réduit au traitement des principaux symptômes par les méthodes accoutumées. On devra s'efforcer de combattre la stéréotypie, sous toutes ses formes, par une suggestion appropriée, et par le travail, quand le malade veut bien s'y prêter, ce qui est fréquent : les déments précoces constituent une grande partie des travailleurs des asiles.

## § 2. — Délire chronique

Isolé par M. Magnan du groupe mal défini des délires de persécution, le délire chronique présente avec certaines formes de démence précoce une analogie frappante qui a conduit M. Kräpelin à le ranger dans la démence paranoïde. Je me conforme à l'usage français en lui laissant son autonomie, qui me paraît légitimée, provisoirement du moins, par les considérations suivantes :

1° Le délire chronique apparaît à un âge où la démence précoce est déjà rare, après trente ans dans la majorité des cas ;

2° Il présente une systématisation parfaite et une évolution régulière peu habituelles dans la démence précoce ;

3° La démence ne survient qu'au bout de nombreuses années. Elle ferait quelquefois défaut, même quand le malade atteint un âge avancé (Falret).

Le nom de « démence précoce » ne convient guère en effet à une affection qui débute en général à l'âge adulte et dans laquelle l'affaiblissement intellectuel se fait, en tout cas, attendre fort longtemps, vingt ans et plus. Tout en considérant le délire chronique comme très voisin de la démence précoce, il convient donc d'attendre de nouveaux arguments pour l'identifier avec elle.

Son évolution comprend quatre périodes que nous passerons rapidement en revue, car les symptômes qu'on rencontre dans chacune d'elles nous sont déjà connus et seul leur groupement donne à la maladie son caractère original.

Première période : incubation. — Elle est toujours fort longue. La personnalité du sujet subit une transformation lente et insensible, profonde cependant. Les troubles observés ne présentent d'abord aucun caractère bien déterminé. Ils consistent dans une *irritabilité*, dans un *pessimisme* singuliers, auxquels s'associent souvent des *idées hypochondriaques*.

Peu à peu, les tendances pathologiques s'accusent plus nettement et s'orientent vers les idées de persécution. La méfiance, l'inquiétude apparaissent d'abord, puis les *interprétations délirantes* : le malade se sent observé sur son passage, découvre dans la conversation des mots à double entente. Des illusions affectant tous les modes de la sensibilité, mais surtout l'ouïe et l'odorat, se montrent à leur tour et l'affection arrive à la seconde période.

Deuxième période : systématisation des idées délirantes; apparition des hallucinations. — Les hallucinations sont constantes et portent sur tous les modes de la sensibilité, *sauf sur la vue*. Elles sont toujours pénibles. Les premières en date sont les *phonèmes* (hallucinations auditives verbales), qui, souvent vagues au début, deviennent au bout d'un certain temps d'une netteté parfaite. Viennent ensuite les hallucinations du goût, de l'odorat, de la sensibilité générale (y compris le sens génital), et plus tard les hallucinations motrices.

Les hallucinations visuelles sont extrêmement rares, si toutefois elles existent. Par contre les illusions de la vue sont aussi fréquentes que celle des autres sens et prennent souvent la forme de *fausses reconnaissances*.

Peu à peu les idées délirantes se groupent et se systématisent. Les hallucinations sont interprétées et expliquées. Le malade reconnaît les voix, découvre ses persécuteurs, les procédés qu'ils emploient et le but qu'ils poursuivent. Comme il a une foi absolue dans son délire, il réagit, cherchant à se protéger contre ses ennemis imaginaires et à se faire rendre justice. Les moyens auxquels il a recours sont infiniment variés : protestations auprès des autorités et auprès du public, changements répétés de domicile, trop souvent voies de fait et meurtres.

A mesure que l'affection progresse apparaissent des signes de plus en plus évidents de désagrégation psychique : écho de la pensée, idées autochtones, hallucinations motrices nombreuses.

Troisième période : idées de grandeur. — Pour quelques auteurs les idées de grandeur seraient une conséquence logique des idées de persécution, grâce à ce raisonnement que le malade se tiendrait d'une façon plus ou moins consciente : « Si l'on met tant d'acharnement à me poursuivre, c'est qu'on me craint ou qu'on me jalouse ». Cette explication convient peut-être à un petit nombre de cas, non à la généralité.

La cause réelle des idées de grandeur est presque toujours l'affaiblissement intellectuel qui, dès cette période, commence à se manifester.

Elles affectent toutes les formes possibles : idées de richesse, de puissance, transformation de la personnalité. Un malade était Dieu et son persécuteur le diable. Un autre régnait sur la planète Mars et se promettait une fois en possession de son empire de détruire la terre à coups d'aérolithes.

Quatrième période : démence. — L'affaiblissement intellectuel devient tout à fait évident. Il est très analogue, sinon identique à celui de la démence précoce et c'est là sans doute un lien puissant qui relie entre elles les deux affections.

Presque toujours subsistent quelques idées délirantes stéréotypées, derniers restes du délire antérieur.

L'*évolution* de la maladie est très lente. Elle demande souvent vingt ou trente ans pour s'effectuer.

Le *pronostic* est fatal au point de vue psychique. Le processus morbide n'atteint pas les fonctions organiques et les malades peuvent vivre fort âgés.

Le délire chronique dans sa forme typique, tel que l'a décrit M. Magnan, est une maladie fort rare. L'*hérédité* y est aussi fréquente que dans la plupart des psychoses et notamment dans la démence précoce. Mais la prédisposition est souvent tout à fait latente et le délire chronique se développe chez des sujets d'intelligence normale. Peut-être faut-il attribuer à ce fait la systématisation parfaite du délire et son évolution très lente.

Devons-nous songer, comme pour la démence précoce, à une auto-intoxication ? C'est une question à laquelle l'avenir seul pourra répondre. .

Le *traitement* se borne à une surveillance étroite qui, dans la plupart des cas, ne peut être réalisée que par l'internement.

# CHAPITRE IX

## PARALYSIE GÉNÉRALE

La première mention de troubles somatiques et psychiques relevant de la paralysie générale date de 1798. Elle est due à Harlam, pharmacien à l'hospice de Bedlam, qui décrivit en quelques lignes et avec une précision remarquable les principaux caractères de la maladie.

C'est en 1822 seulement que, grâce à l'ouvrage inoubliable de Bayle, la paralysie générale prit pied dans la psychiatrie classique. L'historique de cette maladie est un sujet beaucoup trop vaste pour les limites de cet ouvrage. Il a été traité tout récemment par M. Vignaud [1] dans sa thèse inaugurale, qui comprend, outre une bonne bibliographie, un exposé très clair des opinions et des théories émises sur la paralysie générale, tant au point de vue de sa nature que de son étiologie et de ses lésions anatomiques [2].

[1]. *Histoire de la paralysie générale.* Paris. Thèse.

[2]. Monographies à consulter sur la paralysie générale Lasègue. *De la paralysie générale progressive.* Th. d'agrég. Paris 1853, et *Leçons sur la paralysie générale* 1883. — Falret. *Recherches sur la folie paralytique et les diverses paralysies.* Paris 1853. — Voisin. *Traité de la paralysie générale.* — 1879. — Baillarger. *Théorie de la paralysie générale,* Ann. méd. psych. 1883. — Mendel. *Die progressive allgmeine Paralyse der Irren* 8880. — Mairet et Vires. *De la paralysie générale. Étiologie. Pathogénie. Traitement* 1893. — Magnan et Sérieux. *La paralysie générale* (collection Léauté) 1894. — Coulon. *Considérations sur la nature de la paralysie générale.* — Klippel. *Les paralysies générales.* L'œuvre médico-chirurgicale, 1898.

Synonymie. Arachnitis chronique et méningite chronique (Bayle).

Période prodromique. — Elle est marquée : *a)* par des modifications de l'émotivité et du caractère, *b)* par des phénomènes de neurasthénie et de psychasthénie.

*a)* L'*humeur* devient tantôt irritable et changeante, avec de brusques alternatives de joie et de tristesse, de bienveillance et de colère, de découragement et d'optimisme, tantôt sombre, empreinte d'un pessimisme permanent, d'un *tædium vitæ* qui peut conduire le malade à des tentatives de suicide. Souvent celui-ci a conscience qu'il est sous le coup d'une maladie grave et témoigne de sombres pressentiments pour l'avenir.

*b)* Les phénomènes *neurasthéniques* et *psychasthéniques* sont en général très accusés : sentiment de lassitude générale, de fatigue, de faiblesse musculaire, douleurs névralgiques disséminées, céphalalgie, sensation de broiement portant sur l'ensemble du crâne, sensations singulières que le malade a de la peine à définir : il lui semble que sa tête se vide, que son cerveau se désagrège.

Ces symptômes ne sont cependant pas identiques à ceux de la neurasthénie vraie. Voici quelles sont, d'après M. Ballet, les différences les plus importantes :

« 1° Les stigmates, c'est-à-dire les signes permanents de la neurasthénie (casque, rachialgie, plage sacrée) font habituellement défaut.

« 2° Les douleurs névralgiques occupent dans le tableau clinique une place très importante. Ces douleurs (abstraction faite bien entendu des douleurs fulgurantes ou térébrantes qui dépendent des lésions spinales dans la para-

— Paralysie générale incomplète (Delaye). — Paralysie générale des aliénés ou périencéphalo méningite chronique diffuse (Calmeil). — Folie paralytique (Parchappe). — Paralysie générale progressive (Lunier, Sadras). — Démence paralytique (Baillarger). — Encéphalite chronique interstitielle diffuse (Magnan). — En Allemand : Progressive Allgemeine Paralyse. — En anglais : general paralysis. D'une façon général on emploie volontiers à l'étranger le terme latin : Dementia paralytica.

lysie générale) sont multiples, essentiellement mobiles, variables d'un jour à l'autre. Les descriptions imagées qu'en font les malades étonnent : *ce sont des douleurs qu'on n'a pas coutume d'observer.*

« 3° Il se produit d'un moment à l'autre des modifications brusques dans l'état du sujet... On est surpris de voir le neurasthénique paralytique qui, tout à l'heure accusait de si violentes souffrances et se plaignait au plus haut point de sa santé, oublier ses douleurs sous l'influence d'un incident, d'une conversation qui l'intéresse et causer avec enjouement et entrain. Ces modifications momentanées qui surviennent au gré des événements et des circonstances peuvent se manifester d'une façon plus durable à la suite de tentatives thérapeutiques souvent insignifiantes : les malades naguère découragés et tristes à l'excès parlent avec joie de leur guérison ; leur satisfaction est exubérante et sans mesure; comme l'était il y a peu de temps leur désespoir. »

Souvent quelques phénomènes fugitifs, exceptionnels ou inconnus dans la neurasthénie, inquiètent le médecin : légers ictus, strabisme associé à une diplopie passagère, troubles peu marqués et momentanés de la parole.

Cette période prodromique manque rarement. Elle est souvent fort longue et dure des mois et même des années.

### § 1. — SYMPTÔMES ESSENTIELS

Il importe de les démêler au milieu des symptômes accessoires sous lesquels ils se dissimulent souvent.

Ce sont :

A. L'affaiblissement intellectuel ;

B. Les troubles de la motilité ;

C. Les troubles pupillaires ;

D. Les modifications de la nutrition générale.

A. AFFAIBLISSEMENT INTELLECTUEL. — Il présente deux caractères fondamentaux :

1° Il est généralisé à l'ensemble des fonctions psychiques;

2° Il est progressif et même rapidement progressif. Ce dernier caractère distingue la démence paralytique de la démence sénile, dont l'évolution est beaucoup plus lente.

Analysons rapidement les éléments dont cet affaiblissement intellectuel est formé.

a) *Mémoire*. — Elle est atteinte dès le début et d'une façon grave. L'amnésie est à la fois *antérograde*, par défaut de fixation, et *rétrograde* par destruction des souvenirs. Elle est *essentiellement incurable*.

La disparition des souvenirs anciens est probablement soumise à la loi de régression, mais la marche de l'amnésie est si rapide qu'il est difficile de s'en assurer. Les souvenirs de la jeunesse et de l'enfance s'effacent très vite, de sorte qu'au bout d'un temps relativement court, il ne reste dans l'esprit du malade que quelques souvenirs confus, défigurés, sauvés à grand peine de la ruine générale.

b) *Conscience et perceptions*. — Leurs troubles se manifestent :

α) par une perte plus ou moins complète de l'*orientation* sous toutes ses formes ;

β) par une perception plus ou moins confuse du monde extérieur.

L'obnubilation et la confusion atteignent dans la période terminale, et dès le début pour certaines formes, une intensité extrême.

c) *Attention*. — Elle est à la fois difficile à éveiller et difficile à fixer.

d) *Associations d'idées*. — Toujours ralenties et facilement modifiables par les impressions extérieures. Ces troubles mettent le malade dans l'impossibilité de mener à bien toute opération intellectuelle un peu compliquée, ou même très simple dans les cas de paralysie générale avancée.

e) *Affectivité*. — Ses modifications sont caractérisées par l'*indifférence* et l'*irritabilité* morbides associées suivant le mode que nous avons déjà étudié. L'un et l'autre sont très accusés. Le paralytique général n'éprouve aucun intérêt ni pour ses affaires ni pour les siens; les événements les plus graves ne l'impressionnent pas. Il est sujet, par contre, à des colères terribles que la contrariété la plus légère suffit à provoquer.

Le *sens moral* et le *sentiment des convenances* ont totalement disparu. Le malade commet les actes les plus ridicules ou les plus révoltants avec une parfaite sérénité et s'étonne seulement qu'on entrave sa liberté d'action.

f) *Jugement*. — Son trouble se traduit par l'inconscience absolue où le paralytique se trouve de sa situation. Associé à l'amnésie, il explique l'incohérence de la conduite et de la conversation du malade, qui ne peut apprécier les contradictions les plus flagrantes. A une question posée le paralytique donne la première réponse qui lui vient à l'esprit, fausse ou exacte, absurde ou vraisemblable.

g) *Réactions*. — Ainsi qu'il est facile de le prévoir, elles sont toujours *impulsives*. La réflexion, c'est-à-dire la série d'associations qui précèdent l'acte, se réduit de plus en plus. Aussitôt le but entrevu, le malade s'y précipite. Il convoite un objet exposé à une devanture, il le prend et l'emporte, sans s'inquiéter de le payer. Un paralytique appuyé au parapet d'un pont, laisse échapper sa canne. Pour rentrer en possession de cet objet, jugeant à la lettre que la ligne droite est le plus court chemin d'un point à un autre, il se précipite dans l'eau. Les mouvements stéréotypés (mouvement de succion, grincement des dents), le négativisme sont fréquents. Les attitudes cataleptoïdes se voient quelquefois.

*B.* TROUBLES MOTEURS. — Les troubles moteurs fondamentaux, les seuls qui doivent nous occuper actuellement sont au nombre de trois :

a) l'affaiblissement musculaire progressif; b) le tremblement; c) l'incoordination motrice.

a) *Affaiblissement musculaire.* — Il est surtout marqué dans les dernières périodes de l'affection où il accompagne la cachexie générale. Il porte sur l'ensemble des muscles et, associé à une atrophie plus ou moins accusée, se traduit par une impotence relative.

b) *Tremblement.* — Contrairement à l'affaiblissement musculaire, c'est un symptôme précoce. Il se présente sous deux formes : le tremblement fibrillaire et le tremblement en masse.

α. *Le tremblement fibrillaire* consiste dans la contraction rapide et répétée d'un groupe très restreint de fibres musculaires. C'est une sorte de trémulation. Il s'observe surtout à la langue et aux muscles péribuccaux.

β. *Le tremblement en masse* se présente sous la forme d'oscillations en général assez amples, mais irrégulières comme fréquence et comme étendue. Il se manifeste à l'occasion des mouvements volontaires et tient en quelque sorte le milieu entre le tremblement et l'ataxie. On le constate surtout aux membres supérieurs et à la langue. La langue projetée hors de la bouche exécute des mouvements de va-et-vient, très justement dénommés par M. Magnan « mouvements de trombone ».

c) *Incoordination motrice.* — Elle se manifeste en premier lieu dans les mouvements les plus délicats et se traduit de bonne heure par des troubles de la *parole* et de *l'écriture.*

α. L'*embarras de la parole,* évident pour peu que l'affection soit ancienne, est quelquefois difficile à percevoir au début et ne devient apparent que grâce à certains artifices tels que la lecture à haute voix prolongée ou la répétition de mots compliqués, dits mots d'épreuve : artilleur d'artillerie, anticonstitutionnellement, Nabuchodonosor, etc.

Quelquefois l'embarras de la parole s'atténue ou même disparaît momentanément sous l'influence de l'agitation. Il est souvent plus accentué à la suite d'ictus apoplectiformes ou épileptiformes.

Il se présente sous divers types dont les principaux sont les suivants :

I. Parole *traînante*, tremblée, confuse ;

II. Parole *scandée*, analogue à celle de la sclérose en plaque ;

III. Parole *hésitante* : le malade s'arrête au milieu d'un mot et semble hésiter pour le terminer ;

IV. *Suppression d'une ou de plusieurs syllabes* : le malade prononce par exemple : anticonstionnellement ;

V. Redoublement d'une ou de plusieurs syllabes : anticonstitututionnellement ;

VI. Interversion des syllabes : antituconstionnellement.

Ces types peuvent se combiner et créer des types mixtes variés à l'infini.

β. L'*écriture* est caractérisée par l'aspect irrégulier, grossièrement tremblé des lettres. A ce trouble moteur s'associent toujours des modifications d'origine intellectuelle : omission ou au contraire répétition d'une lettre, d'une syllabe ou d'un mot, fautes d'orthographe nombreuses et grossières. Tous ces caractères donnent à l'*écriture paralytique* son cachet particulier.

En général ces symptômes sont, suivant la règle, complètement inconscients. Si, par extraordinaire, les malades en conviennent, ils ne s'en étonnent ni ne s'en inquiètent. Les explications qu'ils en donnent sont toujours puériles : ils parlent mal, parce qu'il leur manque une dent, ils écrivent avec quelque difficulté parce qu'ils ont froid aux doigts.

Légers au début, l'embarras de la parole et les troubles de l'écriture s'accentuent progressivement si bien qu'à la période terminale l'écriture devient un griffonnage informe et la parole articulée un bredouillement incompréhensible.

A la fin de la maladie il est à peu près constant de noter des *troubles de la déglutition* relevant à la fois d'une parésie et d'une incoordination motrice du pharynx et pouvant entraîner la mort par suffocation.

*C.* TROUBLES PUPILLAIRES. — Quelquefois très précoces, ils ont une importance telle que, en leur absence, le diagnostic doit toujours être réservé[1].

Ils ressortissent *à une ophtalmoplégie interne à développement graduel et progressif* (Ballet et Bloch), et se manifestent dans la forme, dans les dimensions et dans les réactions des pupilles.

a. *Modifications dans la forme.* — La pupille, perdant son aspect circulaire, devient ovale, irrégulière. Ce symptôme paraît fréquent, mais sa valeur est mal connue ;

b. *Modifications dans les dimensions.* — Elles se présentent sous trois formes :

1° Le *myosis*, parfois si accentué que les pupilles prennent l'aspect punctiforme ;

2° La *mydriase* également très accusée dans certains cas ;

3° L'*inégalité pupillaire* qui peut résulter de trois mécanismes différents :

α. L'une des pupilles est normale, l'autre en myosis ou en mydriase ;

β. L'une des pupilles est en mydriase, et l'autre en myosis ;

γ. Les deux pupilles sont en mydriase ou en myosis, mais inégalement dilatées ou contractées.

1. Mignot. *Contribution à l'étude des troubles pupillaires dans quelques maladies mentales.* Thèse de Paris 1900.

Il importe, pour faire un examen utile des pupilles, de se placer dans des conditions d'éclairage telles que les deux yeux reçoivent la même lumière. Il importe aussi de varier l'éclairage, car une inégalité douteuse avec une lumière vive peut devenir manifeste avec une lumière plus faible et vice-versa.

L'inégalité pupillaire est quelquefois congénitale. D'autre part, elle se rencontre, en dehors de la paralysie générale, dans plusieurs affections : démence précoce, compression du sympathique, etc. Elle est donc loin de constituer un signe pathognomonique ;

c. *Modifications de la réflectivité*. — Elles consistent dans l'altération soit du *réflexe lumineux*, soit du *réflexe accommodateur*, soit des *deux réflexes* ensemble. Elles sont binoculaires ou monoculaires.

Les troubles des réactions pupillaires peuvent s'associer suivant le type d'Argyll-Robertson : abolition du réflexe lumineux et persistance du réflexe accommodateur. Cette systématisation est cependant notablement plus rare dans la paralysie que dans le tabes.

Au début les réactions, sans être complètement abolies, sont simplement paresseuses.

D. Troubles de la nutrition générale. — Bien qu'ils soient constants et très importants, leur étude n'est encore que peu avancée. Cliniquement ils se manifestent par des modifications du poids et de la sécrétion urinaire.

Presque toujours le début de la maladie est marqué par un amaigrissement considérable. Plus tard la courbe du poids varie suivant la forme clinique.

Dans les formes agitées et mélancoliques dont l'évolution est rapide, l'amaigrissement s'accentue, de sorte que le malade devient très vite cachectique.

Dans les formes expansives ou démentes, la courbe du poids se relève souvent après la chute du début et traduit quelquefois un embonpoint anormal qui persiste jusqu'à la période terminale. Puis brusquement elle tombe et continue à descendre à mesure que le marasme s'établit.

On note au cours de la maladie des *crises organiques* (Arnaud) consistant dans un amaigrissement considérable et passager dont la cause nous échappe.

Les modifications de la sécrétion urinaire indiquent un ralentissement général de la nutrition. Elles ont été surtout étudiées à la deuxième période de la maladie. Les principales sont : la polyurie, la faible densité de l'urine, une albuminurie légère, une diminution très notable dans l'excrétion de l'urée et des phosphates et une augmentation dans celle des chlorures [1].

L'état du sang serait également très intéressant à connaître. Les travaux sur cette question sont malheureusement peu nombreux et peu concluants. M. Capps [2] a constaté une légère diminution de la quantité d'hémoglobine et du nombre des globules rouges.

## § 2. — SYMPTÔMES INCONSTANTS

Beaucoup de symptômes, bien qu'inconstants, n'en sont pas moins fréquents et importants.

Ce groupe comprend :

A. Des troubles intellectuels;
B.     —     moteurs ;
C.     —     réflexes ;
D.     —     de la sensibilité ;
E.     —     trophiques ;
F.     —     viscéraux ;
G. Des ictus épileptiformes et apoplectiformes.

1. Klippel et Serveaux. *Contribution à l'étude de l'urine dans la paralysie générale.* Congrès des médecins aliénistes et neurologistes, 1895.

2. *The american Journ. of the ment. sc.* 1896, n° 290.

*A.* TROUBLES INTELLECTUELS. — Les principaux sont le délire et les hallucinations.

*a.* Le *délire* du paralytique général est le type du délire démentiel, c'est-à-dire que les idées morbides qui le constituent sont *absurdes, mobiles, multiples* et *contradictoires* entre elles.

Elles affectent toutes les formes :

α. *Idées de grandeur* : Le malade est immensément riche ; les milliards ne suffisant plus, un paralytique général évaluait sa fortune en *zilliards* ; il commande aux forces de la nature, ressuscite les morts, incarne dans sa personne tous les grands hommes présents et à venir, d'un geste détruit l'univers et le reconstitue, etc.

β. *Idées mélancoliques* : Ce sont des idées de culpabilité : un malade s'accusait d'avancer de dix mille siècles la fin du monde ; des idées hypochondriaques : un autre malade refusait de manger parce qu'il avait une usine à bicyclettes dans le gosier ; des idées de négation : les organes sont transformés en bouillie, remplacés par de l'air, le corps n'est plus qu'un cadavre déjà putréfié ; des idées de ruine analogues à celles de la mélancolie.

γ. *Idées de persécution* : Elles sont tantôt primitives, tantôt secondaires aux idées de grandeur. Dans ce dernier cas les malades se plaignent qu'on leur a volé leur immense fortune, qu'on ne leur rend pas les honneurs qui leur sont dus, qu'on les détient injustement à l'asile. Quelquefois, au début, les idées de persécution se systématisent[1], mais jamais d'une façon bien étroite. Un examen minutieux révèle toujours certaines contradictions flagrantes, par lesquelles se manifeste l'affaiblissement intellectuel.

*b.* La fréquence des *hallucinations* dans la paralysie générale a été très discutée. Pour quelques-uns elles

1. Magnan. *Leçons cliniques.*

seraient à peu près constantes (Christian et Ritti) ou tout au moins fréquentes (Wernicke); pour d'autres elles seraient rares (Magnan, Dagonet, Krafft-Ebing). Cette dernière opinion est la plus répandue, et, je crois, la plus exacte.

Tous les modes de sensibilité peuvent être le siège d'hallucinations, y compris la sensibilité musculaire.

Les *illusions* sont beaucoup plus fréquentes que les hallucinations.

Les troubles psycho-sensoriels se rencontrent surtout dans la paralysie générale agitée, où ils s'associent à un délire incohérent.

Les idées de persécution systématisées qui s'observent quelquefois s'accompagnent volontiers d'hallucinations de l'ouïe.

Comme dans tous les cas de démence accusée, les réactions et l'état émotif ne sont pas toujours en harmonie avec le délire. Un paralytique général qui se croit mort mange souvent de bon appétit et ne s'en affecte pas autrement.

*B*. TROUBLES MOTEURS. — Les plus fréquents sont des *phénomènes de paralysie et de parésie* qui peuvent prendre les types les plus variés : monoplégie, hémiplégie, paralysie faciale. Cette dernière, en général légère, constitue un symptôme très fréquent et souvent précoce.

La paralysie est tantôt flasque, tantôt associée à la contracture.

On observe souvent un certain degré d'aphasie motrice.

Ces accidents succèdent dans beaucoup de cas à des ictus et sont en général passagers.

Les convulsions seront étudiées à propos des ictus épileptiformes.

On note quelquefois dans la paralysie générale des mouvements choréiques (Vallon et Marie), un tremblement analogue à celui de la sclérose en plaque, de l'athétose.

*C.* Troubles des réflexes. — Les mieux connus et les plus importants sont ceux du *réflexe rotulien*.

Ils n'ont rien de constant, et varient non seulement d'un malade à l'autre, mais encore chez un même malade suivant la période à laquelle on l'examine.

Le réflexe rotulien est tantôt *normal*, tantôt *exagéré*, tantôt *diminué ou aboli*. Quelquefois les deux réflexes sont *inégaux*. L'un peut être aboli et l'autre exagéré.

L'abolition complète se voit dans la forme tabétique, l'exagération dans la forme spastique.

Les autres réflexes tendineux n'ont été que peu étudiés.

Quant aux réflexes cutanés, ils sont quelquefois exagérés, plus souvent abolis.

*D.* Troubles de la sensibilité. — Bien étudiés par M. Marandon de Montyel, à qui les données suivantes sont empruntées.

a). *Sensibilité algésique :* souvent diminuée, plus rarement abolie, plus rarement encore exaltée. Chez quelques malades il y a retard dans la perception douloureuse. Les troubles de la sensibité algésique persistent souvent pendant les rémissions.

b). *Sensibilité tactile :* en général normale. On peut voir cependant de l'hyperesthésie, de l'hypoesthésie et même de l'anesthésie complète. Ces troubles cèdent pendant les rémissions.

c). *Sensibilités spéciales :* Les troubles de l'ouïe (surdité plus ou moins accentuée, bourdonnements, etc...) ne sont pas rares, mais en raison de leur fréquence chez les autres aliénés et chez les individus normaux, n'ont qu'une importance minime.

L'*amblyopie* et même l'*amaurose* complètes se rencontrent quelquefois. Dans un certain nombre de cas elles relèvent d'une atrophie du nerf optique.

Le goût et l'odorat sont souvent très diminués.

*Troubles des fonctions génitales.* Ils sont très fréquents et varient suivant les périodes.

Le début est souvent marqué par l'*excitation génitale* qui, associée à l'affaiblissement intellectuel, peut avoir de graves conséquences. Plus tard cette excitation est remplacée par l'*impuissance* absolue.

*E.* TROUBLES TROPHIQUES. — Ils portent sur tous les tissus.

*Tissu osseux :* Fragilité anormale des os, fractures occasionnées par des traumatismes insignifiants ou même tout à fait spontanées.

*Tissu conjonctif et tissu cartilagineux :* Les troubles trophiques se manifestent surtout ici dans l'*othématome* [1], constitué par un épanchement sanguin au niveau du pavillon auriculaire.

Le siège exact de l'othématome est encore très discuté. Les uns placent l'épanchement dans le tissu cellulaire, d'autres entre le cartilage et le périchondre, d'autres encore dans l'épaisseur même du cartilage.

L'action du trouble trophique est en général favorisée par un traumatisme. Il ne faut pas oublier que dans la grande majorité des cas l'othématome siège à gauche et que, quand un individu reçoit un soufflet, c'est précisément de ce côté. On peut diminuer dans de très notables proportions le nombre des othématomes en faisant comprendre au personnel des asiles la part directe de responsabilité qui lui revient dans leur production.

*Peau :* Déformation et chute des ongles [2], éruptions diverses, *zona.* Ce dernier indique la participation de la moelle au processus pathologique. Il peut constituer un des premiers symptômes de la maladie.

---

1. Gatian de Clérambault. *Contribution à l'étude de l'othématome.* Thèse de Paris 1899.

2. Trèves. *Su alcuni alteretzioni distrophiche delle unghi.* Rivist. di clin. médic. 1899, n° 6.

Les troubles cutanés les plus fréquents et les plus graves sont les *eschares*.

Tantôt bilatérales, tantôt unilatérales elles occupent surtout les régions qui, le malade étant couché, supportent une pression : eschares sacrées, fessières, trochantériennes. L'eschare sacrée est assez souvent médiane.

Leurs *dimensions* sont très variables ; à côté d'eschares présentant à peine les dimensions d'une pièce de 20 centimes, s'en rencontrent d'autres qui dépassent la largeur d'une paume de main.

Leur *profondeur* est également très différente suivant les cas. Les unes demeurent superficielles, d'autres détruisent la peau, le tissu conjonctif, les muscles et mettent l'os à nu.

Leur *marche* est en général progressive, c'est-à-dire qu'elles gagnent en superficie et en profondeur. Quelquefois elles guérissent sous l'influence d'un traitement approprié.

*Muscles :* L'atrophie musculaire localisée est rare. Elle porte sur différents groupes musculaires et peut avoir deux origines, résultant soit d'une dégénérescence des cordons blancs de la moelle, consécutive elle-même aux lésions cérébrales (Grellière)[1]. soit d'une altération primitive des cellules des cornes antérieures (Joffroy)[2].

*F.* TROUBLES VISCÉRAUX. — Ils relèvent soit de l'affection elle-même, soit d'une complication. Il est malheureusement difficile d'établir pour chaque cas particulier quelle origine doit être incriminée.

a). *Appareil digestif :* Ses fonctions sont surtout troublées dans la période terminale et dans les formes mélan-

---

1. Grellière. *Atrophie musculaire dans la paralysie générale des aliénés.* Paris, 1875.

2. Joffroy. *Contribution à l'anatomie pathologique de la paralysie générale.* Congrès de Médecine mentale, 1892.

coliques et agitées : inappétence, vomissements, constipation ou au contraire diarrhée incoërcible. A la période d'état de la forme expansive, on note souvent une véritable boulimie.

b). *Appareil cardio-vasculaire* : signes d'athérome, de myocardite, faiblesse et rapidité du pouls dans la cachexie terminale. L'insuffisance aortique n'est pas rare et relève probablement de la syphilis si fréquente dans les antécédents des paralytiques généraux.

c). *Rein :* Albuminurie légère fréquente. Elle traduit avec la faible densité urinaire un certain degré d'insuffisance rénale.

d). *Foie :* Quelquefois hypertrophié, plus rarement atrophié avec phénomènes de sclérose. L'ascite qui en général accompagne la cirrhose atrophique manque presque toujours dans la cirrhose de la paralysie générale (Klippel).

e). *Appareil respiratoire :* Phénomènes congestifs, broncho-pneumonies, splénisation : tous ces accidents sont fréquents dans la période terminale. La tuberculose pulmonaire est au contraire assez rare et revêt souvent une forme torpide (Bergonier, Klippel).

Ictus[1]. — Ils sont fréquents, surviennent à toutes les périodes de la maladie, et souvent en marquent le début. Ils peuvent être mortels. Pour M. Arnaud, la mort par ictus serait le mode de terminaison naturel de la paralysie générale. Souvent ils s'accompagnent de fièvre.

Quand ils guérissent, ce qui est le cas le plus habituel, les ictus laissent fréquemment après eux des symptômes de lésions en foyer (paralysies, aphasie), presque toujours éphémères et n'impliquant aucune lésion grossière des centres de projection correspondants. Généralement les

---

1. Pierret. Les *attaques épileptiformes et apoplectiformes dans la paralysie générale*. Progrès médical. 1897. — Arnaud. *Arch. de neur.*, 1897. — Bonnat. Thèse de Paris, 1900.

FURSAC.

ictus sont suivis d'une aggravation des troubles psychiques et physiques fondamentaux.

On distingue des ictus *apoplectiformes* et des ictus *épileptiformes*.

Les premiers sont caractérisés par une perte plus ou moins absolue de connaissance, associée à une résolution complète de tous les membres.

Les seconds sont constitués par des convulsions tantôt *généralisées*, tantôt *localisées*. Dans le premier cas, ils simulent quelquefois à s'y méprendre une attaque de mal comitial. Dans le second, les convulsions prennent les types de l'épilepsie jacksonienne (mono-crurale, mono-brachiale, faciale). La perte de connaissance qui accompagne les convulsions partielles est tantôt complète, tantôt réduite à une obnubilation légère, tout à fait comme dans les convulsions symptomatiques d'une lésion en foyer, d'une tumeur cérébrale, par exemple.

### FORMES. ÉVOLUTION. DIAGNOSTIC

Les principales sont :

A. La forme démente ;
B. — expansive :
C. — agitée ;
D. — mélancolique ;
E. — tabétique[1] ;

A. FORME DÉMENTE. — Elle constitue au point de vue psychique la paralysie générale type, dégagée des symptômes accessoires.

Le *début* est surtout marqué par l'*indifférence* et la *perte de la mémoire*.

A la période d'état, les symptômes sont ceux de l'affai-

---

1. Quelques auteurs décrivent encore une *forme spastique*, caractérisée par une exagération des réflexes tendineux et des phénomènes de contracture.

blissement intellectuel profond, tels qu'ils ont été étudiés, associés aux troubles physiques caractéristiques.

Cette forme est *fréquente*. Son *évolution* est assez rapide et ne permet guère de rémissions.

*B*. FORME EXPANSIVE. — Fréquente également.

Caractères particuliers :

*Euphorie*, souvent très accentuée.

*Bienveillance* habituelle interrompue par des accès de colère passagers.

Idées de *satisfaction* et idées de *grandeur* (les hallucinations sont fort rares).

Excitation, loquacité.

La maladie débute par une activité morbide et une agitation légère qui, associées aux troubles du jugement, conduisent souvent le malade à des actes ruineux, à des délits et même à des crimes : achats inconsidérés, entreprises absurdes, attentats à la pudeurs, viol, escroqueries. C'est ce mode de début qui constitue la période médico-légale de la paralysie générale.

L'évolution de cette forme est lente. La durée de l'affection dépasse assez souvent trois ans. Les rémissions sont fréquentes.

*C*. FORME AGITÉE. — Elle débute quelquefois par un état d'excitation et de confusion rappelant soit la manie, soit la confusion mentale primitive.

Caractères particuliers :

*Désorientation* complète sous toutes ses formes.

Idées délirantes incohérentes, associées en général à des hallucinations nombreuses.

Réactions violentes, agitation motrice très accusée.

Troubles profonds de la nutrition générale.

Deux *évolutions* sont possibles : ou bien l'agitation persistant, la mort survient en quelques mois ou en quelques semaines (paralysie générale galopante), ou bien l'agitation tombe et la maladie évolue sous une autre forme, démente, expansive ou mélancolique.

*D.* Forme mélancolique. — Le début est quelquefois constitué par un état de dépression ou de douleur morale tel que la maladie simule à s'y méprendre une mélancolie affective ou un accès de folie maniaque dépressive.

Caractères particuliers :

Inhibition psychique.

Douleur morale.

Idées délirantes mélancoliques.

Tentatives de *suicide* le plus souvent puériles.

Vaso-constriction périphérique, ralentissement de la nutrition.

*Refus d'aliments.*

Tous ces troubles s'harmonisent cependant moins bien entre eux que dans les autres affections mélancoliques. Je reviendrai sur ce point à propos du diagnostic.

L'évolution est très rapide. La mort survient soit par cachexie, soit par complications (infections favorisées par la mauvaise nutrition et le peu de résistance des tissus).

*E.* Forme tabétique. — Elle se présente souvent au début sous l'aspect d'un tabes vulgaire. Les signes de la paralysie générale n'apparaissent que longtemps après.

Caractères particuliers :

Douleurs fulgurantes, térébrantes, en ceinture.

Phénomènes ataxiques accusés.

Abolition des réflexes rotuliens.

Signe de Romberg.

Signe d'Argyll-Robertson.

La symptomatologie de cette forme de paralysie générale n'est cependant pas identique à celle du tabès véritable. Les douleurs sont moins vives, les troubles urinaires plus rares (Joffroy). Fait curieux et difficile à expliquer, à mesure que les symptômes de la paralysie générale s'accusent, ceux du tabes (tout au moins les symptômes subjectifs) semblent s'effacer.

Les différentes formes que nous venons de passer en revue peuvent se succéder ou s'associer suivant les modes les plus variés.

ÉVOLUTION ET PRONOSTIC. — L'évolution est progressive et schématiquement divisée en trois périodes, non comprise la période prodromique : 1° période de début ; 2° période d'état ; 3° période de cachexie.

Cette dernière, la seule dont il n'ait pas été question jusqu'ici, est caractérisée par une déchéance physique et psychique complète, par l'apparition des eschares et par le gâtisme permanent.

Le *pronostic* est fatal. La mort survient soit par cachexie, soit par complication, soit par ictus apoplectiforme ou épileptiforme.

La *durée* moyenne de la maladie est d'environ deux à trois ans. Il n'y a cependant rien de fixe à cet égard. Dans quelques cas exceptionnels elle est réduite à quelques mois et même quelques semaines (paralysie générale galopante) ou au contraire se prolonge dix ans et plus.

L'évolution peut être retardée par des *rémissions*. Rarement, sauf tout à fait au début, les rémissions sont complètes. Presque toujours un certain degré d'affaiblissement intellectuel ou tout au moins d'asthénie psychique et la persistance des signes physiques ne permettent pas de croire à une guérison réelle.

DIAGNOSTIC. — Ses éléments fondamentaux sont donnés par l'association de l'affaiblissement intellectuel en masse et progressif et des signes physiques pathognomoniques.

La paralysie générale peut, surtout au début, alors que l'affaiblissement intellectuel n'est pas encore apparent et que les symptômes somatiques ne sont pas nettement accusés, simuler la plupart des psychoses.

La ponction lombaire est ici d'un grand secours. L'augmentation numérique des globules blancs contenus dans le liquide céphalo-rachidien est en effet à peu près constante dans la paralysie générale, surtout au début. Comme, d'autre part, elle ne se montre jamais en dehors de lésions méningées, sa constatation permet d'éliminer d'emblée le diagnostic de vésanie ou de démence organique par lésion centrale sans participation méningée, comme la démence sénile dans la plupart des cas. (Dupré) [1].

*Manie* [2]. — Fuite des idées. Agitation plus continue. Lucidité en général conservée, beaucoup moins troublée en tout cas que dans la paralysie générale. Délire plus rare, moins absurde.

*Mélancolie affective et dépression mélancolique de la folie maniaque dépressive.* — Symptômes essentiels (douleur morale ou inhibition psychique) beaucoup plus stables. Les idées délirantes sont moins ridicules et moins incohérentes et s'harmonisent beaucoup mieux avec l'état affectif et les réactions.

Le paralytique général peut éprouver une douleur morale ou une inhibition presque nulles malgré les idées délirantes les plus effroyables. Le vrai mélancolique ou le vrai déprimé ne présentent jamais cette contradiction grossière.

1. Levi Sirugue, Gazette des hôpitaux, 1900, n° 111. — Dupré et Devaux. *Cytodiagnostic céphalo-rachidien dans les maladies mentales.* Bulletins et mémoires de la Société médicale des hôpitaux de Paris (séance du 7 juin 1901). — Joffroy et Mercier. *De l'utilité de la ponction lombaire pour le diagnostic dans la paralysie générale.* Congrès des médecins aliénistes et neurologistes. 12e session, Grenoble, 1902.

2. Bonfigli. *Contribuzione allo studio delle diagnosi fra paralisi progressiva e folia doppia forma.* Rivista sperimentale di neuropath. e dipsich. 1800. — Spiengler. *Zur Frühdiagnose und Therapie der progressiven Paralyse.* Allg. Zeitsch. f. Psychiat. 1901.

*Confusion mentale primitive.* — Début beaucoup plus brusque, incohérence et désorientation très marquées, mais absence d'affaiblissement intellectuel véritable.

*Démence précoce* [1]. — Caractère électif de l'affaiblissement intellectuel. Conservation relative de la mémoire et de la lucidité. Phénomènes catatoniques plus constants, plus nombreux et plus marqués. Notions étiologiques différentes (âge des malades).

*Delirium tremens.* — Il peut être simulé par des accès de délire hallucinatoire apparaissant au cours de la paralysie générale. On le reconnaîtra à l'orientation autopsychique intacte qui contraste avec la désorientation allopsychique complète, aux signes physiques différents et enfin au mode de début brusque dans le delirium tremens, insidieux dans la paralysie générale.

L'alcoolisme et ses diverses manifestations peuvent du reste s'associer à la paralysie générale. Dans tous les cas où il en est ainsi, il faut attendre la disparition des phénomènes bruyants pour se prononcer.

*Démence alcoolique.* — Elle n'est progressive que si la cause, c'est-à-dire l'intoxication alcoolique continue à agir.

*Encéphalopathie saturnine.* — Les troubles de la motilité et de la sensibilité ont une localisation fixe et une constance qui ne se rencontrent guère dans la paralysie générale [2].

1. Toulouse et Marchand. *Démence précoce et paralysie générale.* Revue de psychiat., 1901, n° 1.

2. On désigne sous le nom de pseudo-paralysies générales des affections pouvant résulter de causes variées et qui simulent d'une façon plus ou moins parfaite la maladie de Baylo. C'est ainsi qu'on a décrit des pseudo-paralysies générales syphilitiques, alcooliques, saturnines, etc. Ce terme n'est pas très heureux et a du reste été abandonné par beaucoup d'auteurs. Il semble que les cas décrits sous le nom de pseudo-paralysie générale soient ou bien de vraies paralysies générales liées à la syphilis, à l'alcoolisme, au saturnisme, etc., ou bien des affections cérébrales d'origine syphilitique, alcoolique ou saturnine et de symptomatologie analogue mais non identique à celle de la maladie de Baylo. On pourrait appliquer, je crois, à toutes les

De plus l'intoxication supprimée, les troubles qui simulent la paralysie générale s'amendent ou du moins cessent d'évoluer.

ANATOMIE PATHOLOGIQUE. — ÉTIOLOGIE. — TRAITEMENT

ANATOMIE PATHOLOGIQUE. — Il y a lieu de distinguer des lésions de l'encéphale, de la moelle épinière, des nerfs périphériques et des viscères.

*A*. ENCÉPHALE. — *Dure-mère* : souvent congestionnée, présentant parfois des lésions de pachyméningite hémorragique.

*Méninges molles et cerveau.*

*a*. Lésions macroscopiques.

1° *Atrophie du cerveau généralisée*, plus marquée cependant au niveau des lobes frontaux et pariétaux, se traduisant :

α. Par un aplatissement des circonvolutions.

β. Par un amincissement de l'écorce.

γ. Par une diminution de poids, surtout considérable dans les cas à évolution lente, souvent très minime et même nulle dans les cas de paralysie générale à évolution rapide.

2° *Épaississement et adhérence à la substance cérébrale de la pie-mère :* la décortication du cerveau amène des érosions, produites par la substance cérébrale que la méninge entraine avec elle et surtout nombreuses sur les lobes frontaux et pariétaux.

3° *Artérite des vaisseaux cérébraux gros et moyens*, inconstante toutefois.

*b*. Lésions microscopiques [1].

pseudo-paralysies générales ce que dit M. Magnan des pseudo-paralysies générales alcooliques : « Elles sont repoussées par la clinique et l'alcoolisme chronique conduit habituellement à la démence et parfois à la paralysie générale ». (Congrès de médecine mentale, 1891).

1. Ballet. *Les lésions cérébrales de la paralysie générale*. Ann.

1° *Cellules*. Elles sont modifiées :

α. Dans leur *nombre* et dans leurs *dispositions réciproques* : beaucoup de cellules ont disparu, les diverses couches sont plus difficiles à distinguer qu'à l'état normal et paraissent confondues ;

β. Dans leur *forme* : les prolongements disparaissent, les angles s'émoussent, la cellule tend à se réduire en une petite masse granuleuse infiltrée de pigment ;

γ. Dans leur *structure* : chromatolyse, c'est-à-dire altération et destruction des corpuscules de Nissl se traduisant soit par un aspect hyalin de la cellule quand la substance chromatique est détruite, soit par une coloration uniforme du corps cellulaire sous l'influence des couleurs d'aniline quand cette substance, réduite en fine poussière, est disséminée dans toute la cellule.

2° *Fibres nerveuses* : beaucoup sont détruites, ce que montrent les colorations à l'hématoxyline de Pal et de Weigert. La dégénérescence porte surtout sur les fibres d'association, et plus particulièrement sur les fibres tangentielles superficielles d'Exner-Tuckzek.

3° *Pie-mère et vaisseaux*.

α. *Pie-mère épaissie*, infiltrée de noyaux représentant des cellules fixes en voie de prolifération ou des leucocytes en migration.

β. *Vaisseaux* beaucoup plus nombreux qu'à l'état normal ; parois épaissies, souvent atteintes de dégénérescence hyaline ou graisseuse ; espaces périvasculaires infiltrés de leucocytes. L'aspect des lésions est identique à celui qu'on rencontre dans la syphilis cérébrale diffuse (Mahaim [1]).

4° *Névroglie*. La prolifération névroglique est un phé-

médic. psych., 1898. — Anglade. *Sur les altérations des cellules nerveuses dans la paralysie générale*. Ann. méd. psych., 1898, juillet-août.

1. Mahaim. *De l'importance des lésions vasculaires*, etc. Bullet. de l'Acad. roy. de Méd. de Belgique. Juillet 1901.

nomène anatomo-pathologique très fréquent, et quand il existe, très accusé (Mahaim), il est surtout marqué au voisinage des vaisseaux. De loin en loin se voient des cellules araignées de taille anormale et même gigantesques.

Des lésions que nous venons de passer en revue, lesquelles sont primitives ? Ici, deux opinions.

Pour les uns (Joffroy, Binswanger) les lésions débutent par les éléments nobles, cellules et tissus ; la prolifération névroglique, la multiplication des vaisseaux et l'altération de leurs parois sont *secondaires*.

Pour les autres (Magnan, Mendel, Fournier) les lésions des vaisseaux sont primitives et celles des éléments nobles secondaires. M. Ballet, tout en partageant d'une façon générale cette manière de voir, ne nie pas cependant que dans quelques cas à évolution rapide les altérations des cellules nerveuses puissent être les premières en date.

*B*. MOELLE ÉPINIÈRE. — 1° *Cellules*. Lésions dégénératives et atrophiques identiques à celles des cellules cérébrales.

2° *Fibres nerveuses*. Deux types principaux de lésions : type tabétique et type de la sclérose combinée.

*a. Type tabétique.* — La dégénérescence est localisée aux cordons postérieurs et simule les lésions du tabes à ce point que beaucoup d'auteurs considèrent la paralysie générale et le tabes comme deux localisations différentes d'un même processus morbide[1].

Un examen détaillé des coupes montre cependant que les lésions des cordons postérieurs ne sont pas systématisées comme dans le tabes. D'après M. Rabaud, elles sont caractérisées dans la paralysie générale :

« α. Par leur irrégularité, si l'on examine la moelle dans toute sa hauteur.

1. Nageotte. *Tabes et Paralysie générale*. (Thèse de Paris, 1893).

2. Rabaud. *Contribution à l'étude des lésions spinales postérieures dans la paralysie générale* Thèse de Paris, 1898, p. 105.

β. Par leur diffusion, si l'on examine un seul étage de
de la moëlle.

γ. Par l'opposition formelle entre certaines scléroses
intra-médullaires d'une part, l'intégrité des racines et des
zones de Lissauer d'autre part. »

Il semble donc que l'on soit autorisé à considérer, avec
M. Joffroy le tabes et la paralysie générale comme deux
affections distinctes, quelquefois mais rarement associées
chez un même sujet [1].

*b. Sclérose combinée.* La dégénérescence porte à la fois
sur les cordons postérieurs et sur les cordons latéraux.
Là encore le processus est diffus et frappe à la fois plusieurs systèmes de fibres (faisceau de Gowers, faisceau
pyramidal croisé).

C. Nerfs périphériques. — Leurs lésions consistent en
phénomènes de névrite périphérique et d'atrophie, analogues à ceux qui se rencontrent dans le tabes et dans l'alcoolisme.

D. Viscères. — On peut distinguer ici trois classes de lésions.

1° Lésions, qui ne sont que de simples complications :
infections diverses, bronchopneumonies, tuberculose. Cette
dernière est rare et en général d'évolution torpide.

2° Lésions qui sont la conséquence des troubles nerveux, remarquablement étudiées par M. Klippel, qui
les désigne sous le nom de lésions vaso-paralytiques. Elles
consistent d'après cet auteur « dans un haut degré de
congestion et de dilatation des capillaires, dans les hémorragies capillaires et dans les dégénérescences atrophiques
des épithéliums qui en sont la conséquence[2] ».

---

1. Joffroy. *De la paralysie générale à forme tabétique.* Nouvelle Iconographie de la Salpêtrière, 1893.

2. Klippel. *Lésions des poumons, du cœur, du foie et des reins dans*

3° Lésions vasculaires diffuses, identiques comme aspect et probablement aussi comme nature et comme origine à celles des vaisseaux du cerveau. M. Angiolella les attribue à l'action d'une substance toxique. Nous verrons plus loin leur importance au point de vue pathogénique.

Elles se rencontrent surtout au niveau des reins, du foie et du cœur et s'associent souvent aux lésions des deux autres groupes de façon à constituer le foie graisseux ou le foie cirrhotique, le rein scléreux, le cœur dégénéré.

Étiologie. — L'étiologie de la paralysie générale est une des questions les plus ardues de la psychiatrie. Les travaux de ces dernières années ont beaucoup contribué à l'éclairer. On ne peut affirmer cependant qu'elle ait reçu à l'heure actuelle une solution définitive.

A. Causes prédisposantes. — *Sexe*. — L'homme est beaucoup plus exposé que la *femme*[1] à la paralysie générale, bien que la différence soit moins marquée qu'on ne le pensait il y a quelques années et qu'elle varie suivant les milieux. Exceptionnelle dans les campagnes, la paralysie générale de la femme est à celle de l'homme comme 1 est à 4 dans les grandes villes (Paris, Berlin, Hambourg).

La ménopause et l'état puerpéral semblent favoriser son apparition.

Elle présente souvent un aspect clinique particulier. Les formes démentielles et mélancoliques prédominent. Les idées délirantes quand elles existent sont généralement enfantines. Les malades sont fières de leur physique, de leurs toilettes, etc...

*Age*. — Rare avant trente ans, la maladie de Bayle, se

la paralysie générale, Arch. de méd. expérim. et d'anat. path. Juillet 1893. — Angiolella. *Lésions des petits vaisseaux de quelques organes dans la paralysie générale.* Il manicomio, 1893, n° 2 et 3.

1. Crété. *Quelques observations sur la paralysie générale de la femme et la paralysie générale conjugale,* Thèse de Paris, 1890.

rencontre cependant dans la jeunesse et même dans l'enfance où elle constitue les paralysies générales *juvéniles* et *infantiles*.

Au point de vue étiologique on a surtout invoqué l'hérédité neuro-pathologique, alcoolique et syphilitique. Au point de vue clinique la paralysie générale juvénile ou infantile se caractérise surtout par l'accentuation des signes physiques et par l'absence de délire[1].

La paralysie générale ne débute guère après cinquante-cinq ans. Peut-être cependant certaines affections que l'on range un peu à la légère dans la démence sénile ne sont-elles que des paralysies générales à début tardif?

*Facteurs sociaux.* — La paralysie générale n'est pas, comme on l'a cru un moment, le triste apanage des hommes cultivés. Elle frappe tout aussi bien les classes ouvrières que les classes supérieures.

Elle est par contre beaucoup plus répandue dans les populations urbaines que dans les populations rurales, probablement parce que la syphilis, l'alcoolisme et le surmenage, dont l'influence sera étudiée plus loin, s'y montrent plus fréquents.

*Prédisposition individuelle.* — Admise autrefois par Mattern, Mackenzie, Bakon et encore de nos jours par Scholtens, l'opinion que la paralysie générale n'est qu'un accident et peut survenir chez un individu indemne de toute prédisposition, ne compte plus guère de partisans.

La prédisposition, généralement admise, est le plus souvent héréditaire. Pour quelques-uns l'hérédité serait

<hr>

1. Toulouse. *La paralysie générale juvénile.* Gazette des hôpitaux 1898. — Régis. *Arch. clin. de Bordeaux.* Juillet et août 1891. — Joffroy. *Revue de Psychiatrie.* 1898. — Thiry. *Paralysie générale juvénile.* Thèse de Nancy, 1808. — Vurpas et Marchand. Ann. méd. psych., 1901. — Mott. *Notes of taventy two cases of juvenile general paralysis.* Arch. of Neurol. 1899. — Legrain. *Contribution à l'étude de la paralysie générale chez l'adolescent.* Ann. de la policlin. de Paris, 1893.

surtout *organique* : les ascendants des paralytiques généraux seraient souvent des apoplectiques, des tabétiques, etc... MM. Ball et Régis ont étudié la généalogie de 100 paralytiques généraux et n'ont trouvé dans leurs familles que 4 aliénés, tandis que le nombre des organiques s'élevait à 143.

Une seconde opinion qui, je crois, rallie la majorité des suffrages, rattache simplement la méningo-encéphalite chronique à la grande famille névropathique, chez les membres de laquelle se rencontrent à la fois les affections nerveuses, dites organiques, les névroses et les psychoses. Elle est défendue en France par M. Joffroy, en Italie par M. Funoali, en Allemagne par M. Näcke qui, par des méthodes différentes, sont arrivés à des conclusions identiques.

Quand elle est acquise, la prédisposition résulte soit d'un surmenage antérieur, soit d'une intoxication ancienne et prolongée, etc. Les cas où l'hérédité semble faire défaut rentrent dans cette catégorie [1].

La prédisposition est souvent latente, de sorte que le futur paralytique général a toutes les apparences d'un individu normal. Quelquefois cependant, la méningo-encéphalite frappe de véritables dégénérés (Joffroy) et même des imbéciles (Cullerre) [2].

*B*. CAUSES DÉTERMINANTES. — Les plus importantes sont les émotions violentes ou prolongées, le surmenage, les traumatismes crâniens, l'alcoolisme et la syphilis. Toutes n'ont cependant pas une égale valeur. Les deux dernières, l'alcoolisme et la syphilis, priment les autres.

1. Joffroy. Congrès des médecins aliénistes et neurologistes. Angers, 1898. — Funaioli cité par Mariani. *L'hérédité chez les paralytiques généraux*. Thèse de Paris, 1899. — Näcke. *Die sogenaunten äusseren Degenerationszeichen bei progressive Paralyse*. Allg. Zeits. f. Psych. 1899. — Wahl. *Étude sur la descendance des paralytiques généraux*. Thèse de Paris, 1898.

2. Joffroy. *Loc. cit.* — Cullerre. *Paralysie générale chez un imbécile*.

*Émotions.* — On trouve souvent notés dans les antécédents des paralytiques généraux les chagrins, les pertes d'argent, les frayeurs subites. Une servante de quarante-deux ans, ayant eu pendant le siège de Strasbourg ses vêtements déchirés par un obus, donna aussitôt après des signes de trouble mental et entra cinq ans plus tard à l'hôpital avec des symptômes non douteux de paralysie générale [1].

*Surmenage.* — Très fréquent également qu'il soit physique ou intellectuel. Dans beaucoup d'observations on trouve notée la privation de sommeil.

Les excès de toute nature, notamment les excès vénériens quand ils ne sont pas une première manifestation de la maladie agissent par l'affaiblissement général qu'ils déterminent.

*Traumatisme crânien.* — Son influence, niée par quelques auteurs, Hirschl entre autres, est cependant admise par le plus grand nombre. Quelquefois, les accidents paralytiques débutent aussitôt après le traumatisme. Dans la plupart des cas cependant ils n'apparaissent que d'une façon beaucoup plus tardive. Le traumatisme devrait donc plutôt être rangé dans les causes prédisposantes [2].

*Alcoolisme.* — Bayle avait déjà signalé son influence. Calmeil, Marcé l'admettaient aussi. Parmi les auteurs qui de nos jours ont insisté sur le rôle étiologique de l'alcoolisme dans la paralysie générale citons MM. Joffroy, Magnan, Dagonet, Garnier, Mendel [3]. « La paralysie géné-

---

1. Mendel. *Loc. cit.*, p. 255.

2. Vallon. *De la paralysie générale et du traumatisme.* Thèse de Paris, 1879. — Meschede. *Paralytische Geistesstörungen nach Trauma.* Allg. Zeitsch. für Psychiat., 1899.

3. Joffroy. Gaz. des hôpitaux, 1895. — Mendel. *Loc. cit.* — Garnier. Progrès médic., 1889. — Hoppe. *Allg. Zeitsch. f. Psychiat.*, I. 58, fasc. 6. — Funaioli. *Sulle cause e sulla profilassi della pazzia*, 1900.

rale se présente comme un résultat assez fréquent des abus alcooliques chez des individus prédisposés à cette affection » (Joffroy). « L'abus de l'alcool est indubitablement une cause fréquente de paralysie générale » (Mendel).

Quelques auteurs, cependant, ne font jouer à l'alcoolisme que le rôle de cause prédisposante. Quel que soit son mode d'action, il constitue un facteur étiologique de premier ordre. De nombreuses statistiques en font foi. Parmi les plus récentes et les plus démonstratives, je citerai celles de Hoppe et de Funaroli.

*Syphilis.* — Nous touchons à la cause la plus importante et *peut-être* à la cause essentielle, *sine quâ non*, de la méningo-encéphalite diffuse.

Dès 1857, Essmarch et Jessen concluaient de leurs études que la syphilis est la cause de la paralysie générale. D'abord dédaignée, cette idée ne tarda pas à faire son chemin à l'étranger, surtout en Allemagne. Elle fut plus longue à s'acclimater en France. Charcot l'a toujours repoussée. M. Déjerine, de son côté, écrivait en 1886 : « La syphilis n'est point très rare dans les antécédents des paralytiques généraux et n'imprime dans ces cas aucune marche particulière à l'affection. *C'est une coïncidence et rien de plus* ».

Cependant les statistiques ont donné des résultats tellement nets et concordants que, à quelques rares exceptions près, tous les auteurs considèrent aujourd'hui la syphilis comme un facteur de haute importance dans la production de la paralysie générale[1].

---

1. Régis. *Syphilis et paralysie générale*. Arch. clin. de Bordeaux, 1892, juillet et août. — Fournier. *Des affections parasyphilitiques*., Paris, 1894. — Ballet. *loc. cit.* — Sprengeler. *Beitrag zur Statistik, etc. der Allgemeinen progressiven Paralyse*. Allg. Zeitsch. für Psychiat. — Fournier. *Rapport de la syphilis et de la paralysie générale*. Arch. gén. de Méd. Déc. 1894.

Mais la syphilis est-elle bien la cause essentielle et spécifique de cette affection? Ici les opinions divergent.

Les uns admettent avec M. Fournier que la paralysie générale est une maladie d'origine syphilitique, une affection parasyphilitique; les autres pensent avec M. Joffroy qu'elle n'est qu'un adjuvant, puissant il est vrai, qui favorise, mais ne suffit pas à provoquer l'éclosion de la maladie.

Le cadre de cet ouvrage ne permet pas d'exposer en détails les arguments présentés pour ou contre chacune des deux thèses. Du reste il n'en est aucun qui soit absolument concluant dans un sens ou dans l'autre.

La statistique en effet ne peut donner que de fortes probabilités, non une certitude.

L'inutilité du traitement spécifique dans la plupart des cas de paralysie générale n'est pas une preuve que cette affection n'est pas syphilitique : ne connaissons-nous pas des lésions, médullaires notamment, dont personne ne songe à nier la nature syphilitique et qui, cependant, ne sont pas influencées le moins du monde par les traitements les mieux conduits et les plus intensifs ?

Longtemps les adversaires de l'origine syphilitique ont invoqué l'argument dit anatomo-pathologique. La syphilis occasionne, disaient-ils, des lésions circonscrites et les lésions de la paralysie générale sont diffuses. M. Ballet a montré le peu de valeur de cet argument en faisant valoir :

1° Qu'il constitue une véritable pétition de principe : rien ne prouve en effet que nous connaissions toutes les lésions de la syphilis ;

2° Qu'il existe des myélites syphilitiques diffuses et que par conséquent rien ne s'oppose à l'existence d'une méningo-encéphalite diffuse, c'est-à-dire d'une paralysie générale syphilitique ;

3° Que les lésions vasculaires de la paralysie générale sont identiques aux lésions vasculaires que l'on rencontre dans certaines syphilis viscérales (foie, rein) et même dans certaines syphilis cérébrales (Mahaim).

Donc l'argument anatomo-pathologique tombe de lui-même. Mais les partisans de l'origine syphilitique peuvent-ils le reprendre à leur profit ? Je crois que ce serait faire de leur côté une pétition de principe, car si nous ne pouvons nous flatter de connaître toutes les lésions que la syphilis est susceptible de produire, nous ne sommes pas davantage en mesure d'affirmer que la syphilis est *seule* capable de déterminer telle lésion, vasculaire ou autre.

La pathologie comparée des races et des peuples nous éclairera-t-elle davantage ? Il est certain que la syphilis est fréquente et la paralysie générale rare chez les Arabes, les Abyssins, les Africains du Sud. Mais, comme l'a très bien montré M. Ballet, cela ne prouve pas grand chose. Il est fort possible que la syphilis ne puisse engendrer la méningo-encéphalite chronique que dans certaines conditions, créées par la civilisation, et absentes chez les peuples primitifs ou déchus. Les partisans de l'origine syphilitique ne nient pas la nécessité d'une prédisposition.

M. Krafft-Ebing a présenté au Congrès de Médecine international à Moscou les résultats d'expériences qui constitueraient en faveur de l'origine syphilitique un argument sans réplique, si ces expériences ne portaient sur un nombre très limité de sujets. Un médecin, dont il tait le nom, a inoculé la syphilis à 9 paralytiques généraux arrivés à la dernière période, dans les antécédents desquels la syphilis n'avait pas été notée : aucun n'a présenté le chancre induré. Répétée sur un grand nombre de malades, cette expérience donnerait la solution définitive de ce problème si capital. Pour des raisons d'ordre moral faciles à comprendre, on ne saurait engager personne à la tenter.

Ainsi, nous n'avons point à l'heure actuelle d'arguments décisifs pour ou contre l'origine syphilitique de la paralysie générale. En leur absence le mieux paraît être de s'en tenir aux conclusions suivantes, provisoires sans doute, mais conformes aux faits : 1° la fréquence de la syphilis dans les antécédents des paralytiques généraux est un fait incontestable ; 2° sans aucun doute la syphilis est un facteur de haute importance dans l'étiologie de la maladie de Bayle ; 3° en l'état actuel de nos connaissances, nous ne pouvons affirmer cependant que la paralysie générale soit une *maladie syphilitique*.

La nature intime de cette affection nous échappe. Peut-être constitue-t-elle un syndrome que diverses causes peuvent produire et devrions-nous décrire *des paralysies générales*, plutôt qu'*une* paralysie générale.

Un fait paraît cependant acquis, c'est que l'agent morbide, quel qu'il soit, porte son action non seulement sur le système nerveux, mais sur tout l'organisme. Les lésions et les troubles viscéraux que l'on note d'une façon constante en font foi.

Le caractère diffus des lésions, certaines particularités cliniques, notamment la fréquence des attaques épileptiformes, ont conduit M. Kräpelin à une ingénieuse hypothèse dont je ne puis indiquer ici que le principe, mais dont on trouvera l'exposé détaillé dans son magnifique ouvrage[1]. La paralysie générale serait, d'après le professeur de Heidelberg, une *maladie par auto-intoxication*. Le poison résulterait d'un trouble de la nutrition générale dont la cause première serait souvent, mais non toujours, la syphilis. Le trouble de la nutrition une fois créé évoluerait pour son propre compte, de sorte que les accidents ultérieurs n'ont plus rien à voir avec la cause première. Que le corps thyroïde soit détruit par la syphilis, la tuberculose ou une tumeur, la conséquence sera invariablement le myxœdème. Pourquoi l'altération d'une

---

1. *Lehrbuch der Psychiatrie*, 2e partie, p. 201.

même fonction essentielle par la syphilis, l'alcoolisme ou tout autre agent morbide ne se manifesterait-elle pas ultérieurement par les mêmes accidents, c'est-à-dire par les symptômes et les lésions de la paralysie générale ?

TRAITEMENT. — Il ne saurait être que symptomatique. De l'aveu même des partisans de l'origine syphilitique, le traitement n'exerce sur l'évolution de la maladie aucune influence favorable. Si l'hypothèse de M. Kräpelin est exacte, ce fait ne doit pas surprendre : quand les premiers symptômes de la paralysie générale éclatent, la syphilis a accompli son œuvre et il est trop tard pour la combattre.

Le repos, la suppression de toute cause d'excitation et de fatigue sont les seuls moyens dont nous disposons pour enrayer, dans une certaine mesure, la marche progressive de l'affection.

L'agitation, l'insomnie, le refus d'aliments, le gâtisme et les autres symptômes seront traités par les procédés habituels.

En veillant à la propreté des malades, en ayant soin de les lever chaque jour quelques heures, ou tout au moins de les changer de position dans leur lit, en les faisant reposer sur des coussins d'air ou d'eau, en appliquant à toute excoriation, dès le début, un traitement à la fois antiseptique et tonique, on a de grandes chances d'éviter les eschares, de les guérir ou de ralentir leur marche progressive.

Les lavements purgatifs, les applications de sangsues aux mastoïdes et de sinapismes aux membres inférieurs, la saignée générale constituent le traitement classique et peut-être efficace des ictus apoplectiformes ou épileptiformes. Les convulsions prolongées sont quelquefois combattues avec succès par les lavements de chloral ou les inhalations de chloroforme.

# CHAPITRE X

## TROUBLES MENTAUX LIÉS AUX AFFECTIONS CÉRÉBRALES ORGANIQUES

Toutes les affections cérébrales dites organiques, qu'elles soient diffuses ou localisées, ont un retentissement sur les fonctions psychiques.

Parmi les plus importantes je citerai l'artério-sclérose généralisée (dégénérescence artério-scléreuse d'Alzheimer), l'encéphalite subcorticale chronique de Binswanger, les tumeurs cérébrales, les abcès du cerveau, les processus méningitiques chroniques, les hémorrhagies et les ramollissements cérébraux.

Réduites à leur degré le plus léger, les manifestations psychiques de ces différents états morbides se bornent à une *certaine lenteur des conceptions* et à *quelques troubles du caractère.*

Dans les cas les plus accentués la lenteur des conceptions devient l'*obtusion intellectuelle*. Le malade ne comprend que les questions les plus simples; il est incapable, même indépendamment de toute aphasie, d'entretenir une conversation suivie. Il est parfois *désorienté*, ne sachant pas exactement où il se trouve, perdant la notion du temps.

Toute activité psychique est à demi éteinte. Les semaines et les mois s'écoulent dans un état de somnolence dont on a toutes les peines du monde à sortir le malade. Il faut s'occuper de lui comme d'un enfant, lui faire prendre ses repas, le changer de linge, le laver, le peigner. Dans les cas graves, le gâtisme est constant, ou du moins, ne peut être évité que par une surveillance minutieuse.

La *mémoire* est profondément atteinte. Les faits actuels ne se gravent pas dans l'esprit. Les souvenirs anciens s'effacent suivant la loi de régression.

L'indifférence morale toujours très accusée est interrompue par des accès de colère ou de sensiblerie survenant pour des motifs futiles ou sans motif aucun, et ressemblant beaucoup à ce que l'on voit dans la démence sénile.

Divers symptômes contingents, souvent en rapport avec la localisation du processus, peuvent compliquer les troubles psychiques précédents. Tels sont les hallucinations, les idées délirantes qui prennent les formes les plus variées.

Les troubles psychiques n'ont par eux-mêmes rien de pathognomonique et c'est sur les symptômes physiques que doit se fonder le diagnostic : paralysies, anesthésies, troubles de la parole, etc.

Les *tumeurs cérébrales* simulent assez volontiers la paralysie générale. M. Weber a rapporté une curieuse observation de tubercules cérébraux multiples ayant donné lieu aux symptômes typiques de la paralysie générale. Il faut tenir grand compte dans les cas douteux des symptômes localisés, et surtout de l'état de la papille. Les symptômes d'étranglement papillaire constants dans la tumeur cérébrale n'existent jamais dans la paralysie générale.

Les troubles mentaux eux-mêmes se présentent sous un aspect assez particulier qui peut aider au diagnostic. « Les malades porteurs de tumeurs cérébrales, disent MM. Dupré et Devaux[1], présentent à côté de la dépression et de la diminution intellectuelles un état mental particulier, qui constitue leur note psychopathique dominante : c'est un état de

1. *Nouvelle Iconographie de la Salpêtrière. Tumeur cérébrale*, 1901, nᵒˢ 2 et 3, p. 51.

torpeur, *d'engourdissement psychique*, *d'obnubilation intellectuelle* auquel peut s'ajouter du *puérilisme mental*. » Il n'y a pas là à proprement parler de démence, au moins tant que l'affection n'est pas arrivée à la période terminale. « L'intelligence obnubilée, disent encore les mêmes auteurs[1], n'est pas détruite : elle répond aux incitations vives, aux injonctions impérieuses; elle est voilée mais encore présente, et ce n'est qu'aux phases dernières de l'évolution qu'elle décline et disparaît ».

C'est une opinion généralement acceptée et dont on a souvent l'occasion de vérifier l'exactitude, que ces troubles psychiques sont surtout le fait des tumeurs du lobe frontal.

Les *affections syphilitiques* du cerveau sont fort souvent difficiles à diagnostiquer de la paralysie générale. En dehors des symptômes localisés qu'elles déterminent le plus souvent, il faut tenir grand compte des caractères de l'affaiblissement intellectuel; Binswanger les a fort bien résumés[2] : «La démence post-syphilitique, dit-il, ne se développe d'une façon aiguë ou subaiguë qu'à la suite d'une affection gommeuse soit des méninges, soit de la substance cérébrale, soit des vaisseaux; elle demeure stationnaire dans le cas où de nouvelles poussées ne viennent pas faire progresser l'affaiblissement intellectuel. D'autre part, le traitement spécifique a sur la syphilis cérébrale une influence, s'il est institué au moment de la poussée elle-même. Cette évolution spéciale distingue la démence syphilitique de la paralysie générale qui s'établit presque toujours d'une façon insidieuse et dont la marche est progressive. »

Quand des symptômes de lésions en foyer se montrent dans la paralysie générale, c'est à titre épisodique, sauf dans quelques cas exceptionnels. Ce caractère les distingue

1. *Loc. cit.* p. 8.
2. *Beiträge zur Pathogenese*, etc. Festschrift gewidmet. Prof. D<sup>r</sup> Emil Ponfick. Breslau, 1899.

des paralysies permanentes par lesquels se traduisent les lésions du *ramollissement* et de l'*hémorrhagie cérébrale*, L'embarras de la parole propre au paralytique général, par son caractère ataxique, hésitant, se distingue de la parole pâteuse de l'hémiplégie.

La *démence sénile* ne présente les signes d'une lésion en foyer que dans les cas où des phénomènes d'hémorrhagie ou de ramollissement se surajoutent à l'atrophie cérébrale. Il est alors à peu près impossible de faire la part du processus sénile et de la lésion localisée. Les conditions sont les mêmes pour la démence alcoolique, qui, comme la démence sénile, se complique assez volontiers de lésions de ramollissement ou d'hémorrhagie. Les deux actions morbides se combinent d'une façon si intime qu'il est impossible d'en distinguer les manifestations.

L'affaiblissement intellectuel de la *démence précoce* diffère beaucoup de celui de la démence organique. Général dans le dernier cas, il est au contraire électif dans le premier. Les symptômes physiques pouvant simuler les lésions en foyer sont la plupart légers et transitoires. La question se complique quand une lésion organique s'associe à la démence précoce, ce qui arrive parfois. J'ai vu un dément précoce présenter une hémiplégie de nature syphilitique. Les caractères de la démence en étaient assez notablement modifiés. L'affaiblissement de la mémoire prit une marche rapide, inaccoutumée dans la démence précoce habituelle.

La *pathogénie* des troubles mentaux liés aux lésions cérébrales dites organiques est assez complexe. Si l'on comprend bien en effet comment des lésions diffuses (artério-sclérose généralisée, syphilis cérébrale diffuse) entraînent des symptômes psychiques, on voit moins clairement comment une lésion localisée, telle qu'un abcès, une tumeur cérébrale, un foyer de méningite, troublent l'exercice d'une fonction qui ne saurait être exactement localisée, comme l'intelligence.

Depuis longtemps on a invoqué la tension exagérée du liquide céphalo-rachidien qui produirait une compression de l'encéphale. Cette opinion est très soutenable. On ne saurait cependant l'adopter d'une manière exclusive. MM. Dupré et Devaux ont en effet montré récemment qu'on doit attribuer un rôle de tout premier ordre à un processus toxi-infectieux dont la lésion locale serait le point de départ. « Dans la pathogénie des tumeurs cérébrales, disent-ils, à côté de la compression de l'encéphale qui joue un rôle peut-être non négligeable, il faut faire une place à *l'action des produits toxiques sécrétés par la néoformation sur les éléments nerveux*. Militent en faveur de cette hypothèse certains arguments *histopathologiques* (altérations des cellules corticales et des nerfs optiques comparables aux lésions toxi-infectieuses), *anatomiques* (large communication sanguine et lymphatique du néoplasme et de l'encéphale, permettant l'imprégnation du tissu cérébral par les toxines issues du foyer pathologique, extrême sensibilité aux toxines de l'écorce grise), *cliniques* (analogie des tableaux cliniques des encéphalopathies toxiques, de l'urémie, du diabète, du saturnisme et de l'encéphalopathie néoplasique).

L'intoxication de l'encéphale doit donc prendre place parmi les facteurs pathogéniques (compression, irritation, phénomènes vasculaires) invoqués pour expliquer les tumeurs cérébrales.[1] »

1. *Loc. cit.* p. 51.

# CHAPITRE XI

## PSYCHOSES D'INVOLUTION

### § I. — MÉLANCOLIE AFFECTIVE

Ses causes sont mal connues. La dégénérescence héréditaire ou congénitale se rencontre dans 60 p. 100 des cas environ. Les facteurs les plus fréquents sont les chagrins, le surmenage, les maladies infectieuses, la tuberculose en particulier et chez la femme la ménopause. Surtout fréquente à partir de 45 ans, elle paraît intimement liée aux phénomènes de régression organique qui débutent à cet âge : de là le nom de mélancolie d'involution, qu'on lui donne souvent.

La période prodromique, à peu près constante et en général fort longue, traduit une modification profonde, lente et progressive de tout l'organisme : digestions pénibles, insomnie et anorexie, irritabilité, inquiétude et pessimisme non justifiés, tendance à la fatigue rapide.

Enfin, la maladie éclate, caractérisée dès le début par l'intensité de la *douleur morale* qui lui a valu le nom de mélancolie affective.

Celle-ci se présente avec le cortège de symptômes physiques et psychiques étudiés à propos de la tristesse active. Associée à l'angoisse elle donne lieu à la *mélancolie anxieuse*[1].

---

1. Capgras. *Essai de réduction de ia mélancolie à une psychose d'involution présénile.* Thèse de Paris, 1900. — Kräpelin. *Lehrbuch der Psychiatrie.*

Cette forme peut elle-même se traduire au point de vue réactionnel, soit par l'*agitation* (mélancolia agitata), soit par la *stupeur*. Dans ce dernier cas le malade est comme sidéré par la douleur. « Une anxiété intérieure effroyable constitue l'état fondamental qui le tourmente jusqu'à le suf-foquer[1]. »

Quand la douleur morale est très accusée, elle entraîne quelquefois un certain degré de *confusion mentale*, passa-gère le plus souvent et soumise aux mêmes fluctuations que la douleur morale dont elle est fonction.

Dans les cas légers et de moyenne intensité, la *lucidité* est complète et permet quelquefois au malade de s'analyser avec beaucoup de finesse.

La *marche des associations d'idées est ralentie*, moins cependant que dans la dépression mélancolique de la folie maniaque dépressive. Nous avons vu, en effet, que l'inten-sité de l'inhibition psychique était en raison inverse de celle de la douleur morale : il est donc naturel que l'inhibi-tion soit ici reléguée au second plan. Entre les cas où la douleur morale prédomine nettement et ceux où l'inhibi-tion est le phénomène principal existent cependant une foule d'intermédiaires, qui établissent une transition insen-sible entre la folie maniaque dépressive et la mélancolie affective. Ces deux affections semblent étroitement appa-rentées l'une à l'autre et les cas douteux ne sont pas rares.

Au reste la douleur morale peut devenir par elle-même une cause d'inhibition psychique et créer la mélancolie affective avec stupeur.

A ces phénomènes psychiques se joignent des troubles physiques déjà étudiés pour la plupart :

Troubles respiratoires et circulatoires liés à la tristesse et à l'angoisse.

Troubles des fonctions organiques : inappétence, état

1. Griesinger. *loc. cit.*, p. 292.

saburral des voies digestives, digestions pénibles, constipation ;

Abaissement de la nutrition générale, modification dans
la composition de l'urine (diminution de l'urée, légère albuminurie), amaigrissement rapide et durable. Ce dernier
symptôme est particulièrement important ; le relèvement
de la courbe du poids annonce toujours la fin des accidents aigus et soit la guérison, soit l'évolution vers la
démence ;

Règles en général supprimées. Leur réapparition a la
même valeur pronostique que le retour au poids normal,
elles indiquent soit l'approche de la guérison, soit le
passage à l'état chronique ;

Enfin des troubles nerveux variés : céphalalgie, palpitations, tremblement, crises hystériformes, insomnie..

Tels sont les symptômes fondamentaux de la mélancolie
affective, réduite à sa forme élémentaire, mélancolie affective sans délire. Cette forme est rare. Presque toujours le
délire se surajoute aux troubles précédents (mélancolie
affective délirante).

Toutes les idées délirantes mélancoliques se rencontrent
dans cette affection : idées de culpabilité, d'humilité, de
ruine, idées hypochondriaques, idées de négation. Le syndrome de Cotard n'apparaît guère que dans les formes
chroniques.

Associé à l'affaiblissement intellectuel, elles prennent la
forme incohérente et absurde propre à tous les délires
démentiels.

Les *hallucinations* sont peu fréquentes. Les moins rares
seraient, d'après M. Séglas, celles de la vue. On observe également celles de l'ouïe, du goût et de l'odorat. Celles de la
sensibilité générale sont tout à fait exceptionnelles.

Les *illusions* de toute sorte se rencontrent au contraire
souvent. Elles prennent volontiers la forme de *fausses
reconnaissances*.

Enfin les *interprétations délirantes* sont *constantes*. Des coups de marteau sont frappés dans une pièce voisine : c'est l'échafaud qu'on apprête. Quelques cris montent de la rue : la foule vient saisir le malade pour le lyncher, etc.

Les réactions sont généralement en harmonie avec l'état mélancolique et la nature du délire[1]. Quelquefois elles prennent un caractère exclusivement automatique. Le négativisme notamment n'est pas très rare.

La mélancolie peut se terminer :

*a*) par la *guérison* complète.

*b*) par une *amélioration* assez sensible pour permettre le retour à la vie normale.

*c*) par le *passage à l'état chronique* qu'annoncent la diminution de l'état affectif et l'apparition de l'affaiblissement intellectuel. Celui-ci consiste surtout dans un certain degré d'incohérence analogue à ce que nous avons noté dans la démence précoce.

*d*) par la *mort* qui peut être due :

α. Au *suicide*, d'autant plus à redouter que la douleur morale est très vive et l'inhibition psychique peu accentuée. Le mélancolique peut se suicider à toutes les périodes de la maladie, même pendant la convalescence, alors que, confiant dans une gaieté réelle ou factice, on relâche la surveillance.

β. A la *consomption mélancolique* dont les principaux facteurs sont l'intensité de la douleur morale, de l'angoisse et de l'agitation, et l'insuffisance de l'alimentation occasionnée soit par le mauvais état des voies digestives, soit par une idée délirante, soit par une idée de suicide.

γ. A une *complication* dont la nutrition défectueuse des tissus favorise l'apparition : pneumonie, grippe, tuberculose.

---

1. L'agitation peut être extrêmement violente et soudaine, s'accompagnant d'un trouble profond de la conscience (*raptus* mélancolique).

La *durée* de l'affection est très variable : quelques semaines à plusieurs années.

TRAITEMENT. — Les principales indications sont :
Surveiller le malade au point de vue du suicide.
Ménager ses forces.
Calmer l'agitation quand elle existe.
Surveiller l'alimentation.

Les trois premières sont admirablement remplies par l'alitement.

L'alimentation artificielle est souvent nécessaire pour répondre à la quatrième.

La douleur morale est combattue d'une façon efficace par l'administration de l'opium à doses progressives. On peut partir de XV gouttes par jour pour arriver à LX et davantage et diminuer ensuite progressivement pour cesser après être revenu à la dose primitive.

Enfin les bains tièdes prolongés rendent souvent de grands services dans les formes agitées.

### § 2, — DÉMENCE SÉNILE

La démence sénile se définit : un état particulier d'affaiblissement intellectuel, associé ou non à des idées délirantes et résultant des lésions cérébrales déterminées par la vieillesse.

L'âge est donc ici le grand facteur étiologique : il n'est cependant pas le seul. Beaucoup d'individus atteignent les limites de l'extrême vieillesse sans présenter aucun trouble intellectuel appréciable ; d'autres, au contraire, en ont à peine franchi le seuil et sont déjà de véritables déments. L'action de l'âge est, en effet, d'autant plus puissante et d'autant plus précoce que la prédisposition est plus marquée. L'hérédité, les intoxications (alcoolisme), le surmenage, les émotions violentes et pénibles, les traumatismes, en diminuant la vitalité de la cellule cérébrale, la rendent plus sensible à l'influence de la sénilité.

Si les statistiques donnent parmi les déments séniles une proportion relativement faible de prédisposés congénitaux, ce fait tient surtout à l'impossibilité où nous sommes souvent d'obtenir sur les parents des malades des renseignements précis.

La démence sénile est rare avant soixante ans. L'alcoolisme amène quelquefois un affaiblissement intellectuel analogue apparaissant vers cinquante à cinquante-cinq ans, que l'on désigne sous le nom de *sœnium præcox*. Le fait est exceptionnel, à moins qu'il ne s'agisse d'une vulgaire démence alcoolique.

Le *début* succède quelquefois à une émotion vive, à une perte d'argent à une affection somatique. Presque toujours il est insidieux, et marqué simplement par des modifications du caractère et des troubles légers de la mémoire.

Une fois constitué l'affaiblissement intellectuel comporte les éléments fondamentaux suivants :

a). *Faiblesse de l'attention et ralentissement des associations d'idées*, bien mis en lumière par la psychométrie, notamment dans les expériences de MM. Rauschburg et Balint [1]. Chose curieuse, dans ces expériences, les associations sont presque toujours déterminées par le sens des mots, rarement par des assonnances ou par des rimes. Si nous nous rappelons que les associations par assonnances sont surtout le fait de l'activité psychique automatique, il semblera que celle-ci au lieu d'être exaltée comme dans certaines psychoses (manie), soit diminuée au même titre que l'activité psychique volontaire, au moins dans la démence sénile simple, sans délire.

---

1. *Ueber qualitative und quantitative*, etc. Allgem. Zeitsch, für Psychiat., 1000. Les auteurs ont expérimenté sur des vieillards affaiblis, mais non délirants.

b). *Perception inexacte et incomplète du monde extérieur*, qui a pour conséquence la production de nombreuses illusions et la désorientation dans l'espace.

c). *Troubles de la mémoire*, comprenant :

α. L'amnésie *de fixation* (antérograde) qui entraîne la désorientation dans le temps ;

β. L'amnésie *de conservation* (amnésie rétrograde), qui est progressive et à laquelle s'applique sous sa forme la plus parfaite la loi de régression ;

γ. Les *illusions et les hallucinations de la mémoire* qui sont la base de récits imaginaires souvent absurdes ou puérils et variables d'un instant à l'autre.

d). *L'appauvrissement du stock des idées* : les notions anciennes disparaissent et ne sont plus remplacées par des nouvelles. C'est là une des causes du « rabâchage » si fréquent chez les vieillards.

e). *La perte du jugement* : le malade n'accepte guère un point de vue nouveau. Il regrette le bon vieux temps et témoigne un profond mépris pour les idées actuelles qu'il est incapable de s'assimiler.

f). *Diminution de l'affectivité, irritabilité morbide* : de là l'indifférence du vieillard pour les siens et leurs intérêts, ses colères non motivées, ses tendances tyranniques, ses accès de sensiblerie.

g). *Caractère automatique des réactions* : nous avons à ce point de vue deux sortes de dément sénile : le *turbulent* et l'*apathique*.

Le premier est toujours en mouvement, s'immisce partout, donne des ordres injustifiés et contradictoires, se lève la nuit, erre dans la maison, une bougie à la main au risque de mettre le feu. Son humeur est tantôt sombre, tantôt enjouée, submaniaque. Une excitation génitale, purement psychique le plus souvent, s'associe volontiers à cet état d'agitation et, jointe à l'affaiblissement intellectuel entraîne le malade à des actes dangereux : tentative de viol, exhibitionnisme [1].

Le second, dément sénile apathique, a l'aspect indifférent, hébété. Sa bouche entr'ouverte laisse écouler la salive. Il demeure immobile, sur la chaise où on l'a placé. Il est doux, facile à conduire, très suggestionnable. Entre les mains de personnes peu scrupuleuses, il se laisse dépouiller et maltraiter sans protestation et se prête inconsciemment aux captations d'héritage.

Le *gâtisme* est fréquent, chez l'apathique comme chez le turbulent, à un stade avancé de la maladie.

Le *sommeil* est rare, souvent nul chez le dément sénile agité. Inversement la somnolence est fréquente chez l'apathique.

A la démence se joignent les signes propres à la sénilité : peau ridée, décolorée ; système pileux en voie d'atrophie ; réflexes rotuliens parfois abolis, plus souvent exagérés ; pupilles légèrement contractées, paresseuses ; cercle péricornéen très accusé ; hypoesthésie portant sur tous les modes de la sensibilité ; mouvements incertains et maladroits ; diminution de la force musculaire ; tremblement sénile, portant sur tout le corps, surtout accentué à la tête, constitué par de grandes oscillations.

Les troubles *cardio-vasculaires* ont une grande importance. Ils sont liés à l'artério-sclérose et à la myocardite : faiblesse et accélération du pouls, assourdissement des bruits du cœur, artères dures, sinueuses ou en tuyau de pipe. Ils tiennent en grande partie sous leur dépendance les troubles de la nutrition cérébrale et sont l'origine de complications redoutables : hémorragie et ramollissement cérébral.

On observe souvent des signes de néphrite interstitielle.

L'appétit est diminué ou au contraire exagéré au point

---

1. On désigne sous le nom d'exhibitionnistes des aliénés qui, obéissant à une tendance morbide, exhibent en public leurs organes génitaux.

de prendre le caractère d'une véritable voracité. Dans ce
dernier cas il faut rationner les malades si l'on veut éviter
des troubles gastro-intestinaux graves.

FORMES DÉLIRANTES. — Les idées délirantes portent le
cachet de la démence; elles sont absurdes, mobiles et ne
présentent qu'une tendance nulle ou très faible à la systématisation.

Ce sont : a. *Des idées de persécution*, qui à leur degré le
plus léger, se manifestent par la méfiance si fréquente
chez les vieillards. Leur forme est très variée, idées
d'empoisonnement, de vol, de jalousie, craintes d'être
tués, etc.

Ce sont les plus aptes à se systématiser, encore que la
systématisation soit très imparfaite, et à s'accompagner
d'hallucinations, surtout de l'ouïe et de la vue. Elles précèdent parfois l'affaiblissement intellectuel de longue date,
et constituent dans ce cas, le délire de persécution présénile (Kräpelin);

b. *Des idées mélancoliques* qui revêtent toutes les formes
possibles : idées d'auto-accusation, de ruine, etc.

Les idées de négation sont assez fréquentes ;

c. *Des idées de grandeur*, qui sont parfois absurdes et
rappellent celles des paralytiques généraux.

Chaque forme de délire est associée à un état émotif et
à des réactions appropriées, de sorte que l'on peut distinguer trois formes principales de démence sénile délirante :

1° *Forme persécutée* : idées de persécution, réactions de
défense parfois violentes ;

2° *Forme mélancolique* : idées mélancoliques, douleur
morale, dépression, angoisse, idées de suicide ;

3° *Forme maniaque* : euphorie, idées de grandeur,
variabilité d'humeur, réactions impulsives, parfois fuite
des idées, tendances érotiques.

La démence sénile est quelquefois émaillée par des

accès aigus, caractérisés par une désorientation complète et de nombreuses hallucinations, rappelant de près certaines phases de la paralysie générale et surtout le delirium tremens. Très courts en général ils se terminent soit par la mort, soit par le retour à l'état antérieur et peuvent se montrer chez des vieillards en dehors de tout affaiblissement intellectuel (Wernicke).

Les principales *complications* de la démence sénile sont :

Les *ictus apoplectiques* et parfois *épileptiques* (épilepsie sénile), l'hémiplégie, les phénomènes aphasiques.

L'*alcoolisme*, sous forme d'accès épisodique (delirium tremens) ou sous forme d'une démence alcoolique qui s'associe à la démence sénile.

Le *pronostic* est fatal. L'affection suit toujours une marche progressive. Les rémissions sont très rares et toujours incomplètes.

La mort survient en général au bout de deux à cinq ans, soit par les progrès de la cachexie sénile, soit par maladie intercurrente (pneumonie des vieillards), soit par ictus apoplectique.

Toutes les psychoses d'un âge avancé ne ressortissent pas à la démence sénile. Certains vieillards font des accès de folie maniaque-dépressive, des délires de persécution ne différant en rien de ceux que l'on observe chez l'adulte[1].

Le *diagnostic* devra se fonder sur les signes pathognomoniques de la démence.

On distinguera :

La *mélancolie affective*, la *folie maniaque dépressive* à l'absence de tout affaiblissement intellectuel, à la conser-

---

1. Thivet. *Contribution à l'étude de la folie chez les vieillards*, Thèse de Paris, 1889. — Régis. *Psychoses de la vieillesse*, Ann. méd. psych. Mars, avril, 1897. — Ritti. *Les psychoses de la vieillesse*, Congrès des médecins aliénistes et neurologistes, 1896.

vation de la lucidité, à l'intensité des phénomènes affectifs, douleur morale ou euphorie.

La *paralysie générale* à l'évolution plus rapide de la démence et aux signes physiques propres à cette affection.

La *démence alcoolique* aux signes physiques de l'éthylisme : crampes, tremblement spécial, troubles gastriques etc... Démence sénile et démence alcoolique peuvent du reste se combiner.

Les *lésions anatomiques* relèvent d'un processus d'*usure* et d'*atrophie* : athérome des artères cérébrales, épaississement des méninges, diminution du poids de l'encéphale qui tombe parfois au-dessous de 1000 grammes ; amincissement de l'écorce ; diminution numérique des cellules, chromatolyse, dégénérescence pigmentaire, atrophie ; disparition d'un grand nombre de fibres tangentielles.

Le *traitement*, purement symptomatique, consiste en soins hygiéniques. L'internement ne s'impose que rarement. L'hospitalisation dans les asiles spéciaux ou dans des familles est le mode d'assistance qui répond à la majorité des cas.

# CHAPITRE XII

## FOLIE MANIAQUE DÉPRESSIVE

La folie maniaque dépressive se manifeste par des accès présentant le double caractère de guérir sans laisser aucun affaiblissement intellectuel et de récidiver. Au point de vue symptomatique les accès affectent trois types que je décrirai successivement :

Manie ;

Dépression mélancolique ;

Folie maniaque dépressive mixte[1].

### § 1. — MANIE

La manie se présente sous trois formes principales : la manie simple, la manie délirante et la manie confuse. Nous étudierons d'abord la manie simple qui permet le mieux de mettre en relief les symptômes fondamentaux de la maladie, au nombre de quatre :

La fuite des idées ;

L'euphorie et l'irritabilité morbides ;

Le caractère impulsif des réactions ;

L'agitation motrice.

MANIE SIMPLE. — *Prodromes*. Les phénomènes d'excitation maniaque sont constamment précédés d'une

---

1. Kræpelin. *Lehrbuch der Psychiatrie.* 2ᵉ part. — Weygandt. *Ueber des manisch-depressives Irrsein.* Berl. klin. Woch. 1901, n° 4-5.

période de tristesse, associée à l'affaiblissement de l'activité psychique, parfois de véritable dépression mélancolique. Nous verrons plus loin l'importance de cette période prodromique au point de vue de l'unité de la folie maniaque dépressive.

*Aspect extérieur.* — Le visage est coloré, le regard brillant, la physionomie joyeuse, animée. Le maintien, les gestes indiquent une aisance qui contraste souvent avec la timidité antérieure du malade. Le costume est voyant, tapageur, ridicule, agrémenté d'ornements bizarres. Les vêtements sont en désordre, mis à l'envers. Chez les femmes, un corsage démesurément décolleté, une jupe démesurément relevée, traduisent à la fois l'agitation et les tendances érotiques.

*Troubles intellectuels.* — La lucidité est parfaite, l'orientation et la mémoire sont conservées sous toutes leurs formes.

*L'attention*, très *mobile*, se laisse détourner par toutes les impressions extérieures.

Les associations privées de direction, se font au hasard des assonances, des ressemblances superficielles, des coexistences dans le temps et dans l'espace. *La fuite des idées* se rencontre ici sous sa forme typique.

Ces deux symptômes, mobilité de l'attention et fuite des idées, traduisent comme nous l'avons vu un affaiblissement de l'activité psychique normale et une prédominance de l'automatisme mental. Comme toujours en pareil cas la capacité de travail intellectuel est diminuée.

Le *jugement* qui est en grande partie fonction des associations d'idées est toujours profondément troublé. Si quelquefois le malade étonne par la justesse d'une observation, celle-ci résulte toujours d'une appréciation automatique, portant sur un fait isolé. Mais dès que le jugement nécessite le groupement d'un nombre assez considérable d'idées, il manque ou il est inexact. Un maniaque qui remarque une négligence dans la tenue de son interlocuteur, est incapable d'apprécier la portée d'un événement ou d'un acte.

*Troubles affectifs.* — Ils ont leur expression dans l'*euphorie* et l'*irritabilité morbides*.

L'euphorie est souvent très accusée. Beaucoup de malades déclarent, une fois guéris, qu'ils n'ont jamais été aussi heureux que pendant leur accès. Tout devient rose aux yeux du maniaque et le contraste est surtout saisissant quand l'excitation succède à la dépression (folie à double forme). L'optimisme le plus imperturbable remplace le pessimisme des jours passés. De maladie il n'est pas question ; le sujet ne s'est jamais senti aussi bien portant. S'il est un peu nerveux, la faute en est à ses parents, aux médecins, aux infirmiers qui le contrarient sans cesse. Avec l'intelligence et l'activité dont il dispose il aura vite fait de mener à bien des entreprises importantes et souvent gigantesques. Qu'on le laisse libre et on verra bien ce dont il est capable.

Les impressions tristes sont écartées d'un mot vague ou d'une plaisanterie. On rappelle à un maniaque qu'il a perdu sa fortune dans un incendie (cause occasionnelle de la maladie). « L'argent ne fait pas le bonheur, répond-il en riant, et d'ailleurs en six mois j'aurai gagné le double. »

Cet optimisme n'est cependant jamais aussi absurde que celui des paralytiques généraux et des déments séniles. M. Dumas cite un paralytique général qui, rappelé au souvenir de ses petites filles mortes quelque temps auparavant répond : « Je m'en f... je les ressusciterai ». Un maniaque n'aurait certainement pas fait cette réponse.

*L'irritabilité* se traduit par des accès de colère et des violences que les prétextes les plus futiles suffisent à déchaîner. Le maniaque ne supporte aucune contradiction et n'accepte guère une observation, même bienveillante.

Le *sens moral* est toujours affaibli, le sentiment des convenances très effacé. Le maniaque est cynique, méchant et malfaisant. « Il ment, il trompe, il vole sans le moindre scrupule. Il a la prétention de se permettre tout ce qu'il condamne chez les autres » (Wernike). Volontiers il est taquin et moqueur. Si au milieu de ses propos incohérents, il se rencontre quelque trait piquant et amusant, c'est toujours aux dépens d'autrui.

Les *tendances érotiques* font partie intégrante du tableau et les malades s'y abandonnent sans aucune pudeur. Des hommes, d'une vie exemplaire jusque-là, s'affichent avec des prostituées. Des jeunes filles, très réservées à l'état normal, s'offrent à tout venant.

Il est fréquent de voir les maniaques se livrer à des *excès alcooliques*.

Après comme avant leur accomplissement, le malade est incapable d'apprécier la valeur de ses actions. Les faits les moins avouables sont étalés avec complaisance, deviennent l'objet de plaisanteries cyniques ; le remords est absent comme tout à l'heure le scrupule.

*Réactions.* — L'éréthisme des centres psycho-moteurs, constant dans la manie, donne lieu à l'*agitation maniaque* dont les éléments sont le besoin impérieux de mouvement, la rapidité anormale des réactions et le caractère impulsif des actes.

L'agitation maniaque a toujours une origine psychique (Wernicke) ; les actes quoique impulsifs, relèvent d'une cause appréciable et tendent vers un but déterminé.

Elle revêt souvent l'aspect de l'activité morbide, activité qui faute d'esprit de suite demeure stérile, quand elle ne devient pas malfaisante. Le maniaque quitte à chaque instant une besogne pour en prendre une autre, s'adonne à des travaux pour lesquels il ne possède ni les aptitudes, ni les connaissances voulues. Un cultivateur, agé de 80 ans sachant à peine lire et écrire, voulait apprendre l'hébreu « pour confondre les Juifs et les protestants ».

Le maniaque s'immisce volontiers dans les affaires

d'autrui, où, comme il est facile de le prévoir, il n'apporte que le trouble. Il offre à tout le monde ses conseils et son appui. A l'asile, il accompagne le médecin pendant la visite, pose des diagnostics et prescrit des traitements. Souvent encore il prête main forte aux infirmiers qui ont toutes les peines du monde à modérer son zèle.

A un degré plus marqué, l'agitation conduit le malade à des excentricités multiples. Il retire ses vêtements, les remet, exécute des pirouettes, des sauts périlleux, chante des couplets obscènes, se livre à des grimaces et à des contorsions pour amuser la galerie, taquine ses voisins de mille manières.

La *conversation* est animée, semée d'expressions bizarres de mots étrangers, de calembours. Le *langage* est tantôt grossier, ordurier, tantôt empreint d'une certaine recherche; le ton est gouailleur ou au contraire solennel, associé à des gestes de gamin ou au contraire de tribun ou de prédicateur. Il existe souvent une véritable logorrhée.

Les *écrits* présentent des caractères analogues. La volubilité et la prolixité se manifestent par des pages entières noircies en quelques minutes. Les lignes s'entre-croisent dans tous les sens, les lettres sont grandes, les majuscules et les fioritures abondent.

Les discours contiennent pêle-mêle des réflexions sur des questions de philosophie transcendante et sur des questions de toilette ou de cuisine, des médisances et des confidences intimes, des projets extravagants et des propos érotiques. Le maniaque ne dissimule rien. Suivant l'expression très juste de M. Magnan, « il est tout en dehors ».

*Symptômes physiques.* — Ce sont les mêmes que nous avons vu s'associer à l'euphorie morbide : nutrition générale et circulation périphérique actives, pouls rapide et plein, respiration ample et accélérée, appétit considérable, augmentation de poids.

Le sommeil est rare, parfois nul, et malgré l'insomnie, le malade n'éprouve aucune fatigue.

Souvent les règles sont suspendues et leur retour annonce l'approche de la guérison. Quand elles persistent pendant l'accès, leur apparition provoque volontiers une recrudescence de l'agitation.

MANIE DÉLIRANTE. — Les symptômes fondamentaux sont les mêmes que dans la manie simple. L'agitation est seulement plus vive, et quelquefois la lucidité passagèrement troublée.

Le délire est en général *mobile* et constitué par des *idées de grandeur*.

Les idées délirantes les plus variées se succèdent, modifiées à chaque instant par les impressions extérieures. Le malade s'approprie tous les titres qu'on énonce devant lui : il devient tour à tour pape, médecin et amiral. Parfois le délire se projette dans le passé et prend la forme de *récits imaginaires :* un cordonnier prétendait avoir dirigé une expédition au pôle nord.

Le malade transforme souvent le milieu dans lequel il se trouve. Un maniaque appelait le surveillant du service où il était en traitement le chef de sa maison militaire et l'interne le prince de Sagan.

Le costume est en rapport avec le délire. Les malades s'affublent d'uniformes fantaisistes, se couvrent la poitrine de décorations, se coiffent à la Bonaparte.

Quelquefois une idée délirante se fixe et persiste pendant toute la durée de l'accès au milieu d'idées délirantes accessoires plus mobiles : un modeste agent d'affaires ne cessa pendant plusieurs mois de se proclamer Président de la République et de considérer le personnel de l'asile comme « son état-major »;

Le malade n'a pas toujours une foi absolue dans son délire. Sa conviction est facile à ébranler. Souvent même il ne croit qu'à demi aux titres pompeux qu'il se donne : son délire est en quelque sorte une plaisanterie dont il s'amuse et avec laquelle il mystifie son entourage.

Quelques idées de persécution, relatives dans nombre de cas à la privation de la liberté, peuvent se joindre aux idées de grandeur.

Les *hallucinations* sont rares et passagères. Par contre les *illusions* sont fréquentes et durables ; elles affectent souvent la forme de la fausse reconnaissance : le maniaque se croit volontiers entouré de personnes de connaissance et d'objets familiers.

Dans les formes graves, au moment des paroxysmes, la conscience subit quelquefois une *certaine obnubilation* et la période correspondante de la maladie ne laisse dans la mémoire qu'un souvenir nul ou très vague.

MANIE CONFUSE. — L'obnubilation est ici permanente. L'accès débute brusquement ou après de courts prodromes, dès le principe caractérisé par une désorientation complète, une agitation très vive et un délire tout à fait incohérent. Des hallucinations nombreuses accompagnent toujours les idées délirantes. La forme de ces dernières est très variable. On rencontre dans la manie confuse des idées de grandeur, de persécution et quelquefois, à titre épisodique, quelques idées mélancoliques.

Même quand les idées de grandeur prédominent, l'euphorie est très souvent absente. La cause de cette anomalie réside vraisemblablement dans le caractère purement automatique de toutes les manifestations psychiques. Pour provoquer un sentiment agréable, l'activité doit être consciente, c'est-à-dire s'accompagner d'un effort si léger qu'il soit. Or dans la manie confuse la fragmentation de la personnalité est telle que la fuite des idées s'effectue en tous sens avec une extrême facilité. L'effort manque et avec lui l'euphorie.

Le malade maigrit, les traits se tirent, le pouls devient petit, dépressible. L'intensité de l'agitation ne permet pas une alimentation régulière.

Le gâtisme est fréquent : si l'on n'a soin de le surveiller d'une façon constante, le malade enduit les murs, son lit, ses vêtements, et son propre corps de matières fécales. Certains deviennent coprophages.

La terminaison de l'accès peut être la mort qui survient du fait de l'épuisement général ou d'une complication intercurrente : suppurations occasionnées par des traumatismes, pneumonie, etc...

MARCHE, DURÉE, PRONOSTIC DE L'ACCÈS MANIAQUE EN GÉNÉRAL. — La marche de la manie est capricieuse. D'une façon générale on peut la représenter par une courbe d'abord rapidement ascendante, puis horizontale et enfin lentement descendante. Mais cette courbe loin d'être régulière est semée d'oscillations indiquant soit une exacerbation brusque, soit une atténuation des symptômes et même une véritable rémission, dont la durée varie de quelques minutes à plusieurs jours. La marche de l'accès peut encore être interrompue par des phénomènes de dépression quelquefois très marqués, bien que très courts. Comme nous le verrons plus loin, ce fait contribue à démontrer l'homogénéité de la folie maniaque dépressive.

La *durée* de l'accès, quelle que soit la forme, est impossible à déterminer. Certains accès guérissent en quelques heures et méritent d'être rangés dans les *folies transitoires*, d'autres se prolongent pendant des années.

Le *pronostic*, en dehors des cas où la vie est menacée par l'intensité de l'agitation ou par quelque complication, est *favorable*, quant à la terminaison de l'accès lui-même. La guérison avec *restitutio ad integrum* est la règle.

*Traitement.* — L'alitement fait ici merveille. Il est bien accepté et bien supporté. Malheureusement on ne peut affirmer à l'heure actuelle qu'il abrège la durée de la maladie.

### § 2. — DÉPRESSION MÉLANCOLIQUE PÉRIODIQUE

Les symptômes fondamentaux de la dépression mélancolique sont :

L'inhibition psychique ;

L'état émotionnel pénible associé à l'indifférence ;

L'aboulie.

Comme pour la manie nous distinguerons trois formes : dépression mélancolique simple, délirante, avec stupeur.

DÉPRESSION MÉLANCOLIQUE SIMPLE. — *Début*. — En général insidieux, précédé par des prodromes mal définis : fatigue générale, insomnie, anorexie, découragement.

*Aspect extérieur*. — Il dénote la *tristesse*, *l'abattement* et *l'indifférence*. Les traits sont tirés, la tête s'incline sur la poitrine, les bras pendent inertes le long du corps, ou les mains reposent sur les genoux. La tenue est négligée.

*Troubles intellectuels*. — *L'inhibition psychique* détermine un affaiblissement très accusé de l'attention et un ralentissement considérable des associations d'idées. Tout travail intellectuel, tel que le récit d'un événement bien connu du malade, un petit calcul, est impossible ou ne s'accomplit qu'au prix d'efforts pénibles et répétés. Bien que la lucidité soit conservée, les *perceptions* sont incomplètes, indécises et souvent altérées. Tout paraît au malade étrange ou méconnaissable : les personnes, les objets et jusqu'à son propre corps. Nous sommes ici sur les frontières du délire. Un pas de plus et nous aurons des illusions et des idées hypochondriaques.

Les troubles du *jugement* sont moins marqués que dans la manie. Assez souvent le malade a, dans une certaine mesure, conscience de son état. Il se sent changé, malade, il lui semble que son cerveau se paralyse.

*Troubles affectifs.* — L'humeur est triste, sombre, pessimiste. Le malade se répand en plaintes monotones. Si le maniaque apporte le désordre dans un service d'Asile, le déprimé apporte la tristesse et la morosité.

*L'anesthésie morale* toujours très marquée est quelquefois consciente. Les malades se plaignent d'être indifférents à tout, de n'éprouver aucune affection.

Sur cet état général de dépression et de tristesse peut se greffer une poussée anxieuse, en général passagère. Jamais cependant la douleur morale n'est aussi intense que dans la mélancolie affective. La dépression mélancolique répond au type de la tristesse passive.

*Troubles des réactions.* — Ils dérivent tous d'une *aboulie* très accentuée, qui est elle-même une manifestation de la paralysie psychique.

L'exécution de l'acte le plus simple nécessite un effort quelquefois prodigieux, tel que le malade renonce à l'accomplir. Comme l'indifférence morale l'aboulie peut-être consciente.

Associée à l'insuffisance des perceptions, elle engendre le doute. Le déprimé vit dans un état d'indécision et d'incertitude perpétuel.

*L'interrogatoire* est des plus pénibles. Souvent, malgré toute l'insistance possible, le malade demeure muet ou ne fait entendre qu'un murmure imperceptible et entrecoupé de soupirs. La synthèse mentale nécessaire à l'élaboration de la réponse est impossible. Dans les cas moins accusés, quelques questions très simples, répétées à plusieurs reprises, obtiennent une réponse brève.

La voix est éteinte, la parole indistincte. Les mêmes mots reviennent constamment, traduisant le doute, la tristesse, l'indécision : « Qu'y a-t-il ?... Que devenir ?... C'est affreux... »

L'*écriture* est lente, les lettres sont petites, mal formées, mal liées.

*Symptômes physiques*. — Ils ont été décrits à propos de la tristesse morbide. Je les rappelle brièvement.

La circulation périphérique est languissante, les extrémités sont froides et violacées. Le pouls est petit, facilement dépressible. parfois ralenti. Les bruits du cœur sont affaiblis. Quelquefois la température est inférieure à la normale.

La langue chargée, l'haleine fétide, une sensation de pesanteur stomacale, la constipation, l'anorexie, témoignent du *mauvais état des voies digestives*.

L'*amaigrissement* est constant. Le retour au poids normal annonce toujours la fin de l'accès.

Le *sommeil* rare, peu réparateur, s'accompagne de cauchemars.

Souvent les malades se plaignent de *céphalées, de douleurs vagues* dans les membres.

La *sensibilité cutanée* est émoussée.

Les *réflexes tendineux* sont souvent diminués, quelquefois abolis.

DÉPRESSION MÉLANCOLIQUE DÉLIRANTE. — Toujours secondaire, le délire est précédé par une période plus ou moins longue de dépression mélancolique simple.

Il présente les caractères habituels du délire mélancolique et revêt des formes variées : idées hypochondriaques, idées d'humilité, d'auto-accusation, de ruine, craintes de châtiments terribles. Les idées fixes sont fréquentes.

Parfois ces idées délirantes sont tout à fait absurdes et rappellent celles des déments. Parfois aussi elles s'associent à des idées de persécution et se systématisent dans une certaine mesure constituant un délire systématisé d'auto-accusation ou de persécution, suivant le cas.

Les hallucinations sont rares. Les moins exceptionnelles sont les hallucinations de la vue.

Les *illusions*, quoique moins nombreuses que dans la manie, sont cependant fréquentes. Suivant la règle générale, les troubles psycho-sensoriels traduisent les préoccupations délirantes.

La *lucidité* peut être passagèrement troublée. L'inertie habituelle s'efface quelquefois et fait place à un certain degré d'excitation. Dans quelques cas au contraire elle s'accentue et donne lieu à une stupeur passagère.

Dépression mélancolique avec stupeur. — Elle est rare d'emblée et succède en général à une dépression mélancolique simple ou délirante.

Le trait caractéristique est ici une inertie complète associée à une indifférence absolue pour toutes les impressions venues du dehors. La physionomie est hébétée, parfois effrayée.

Les symptômes physiques de la dépression mélancolique sont au grand complet.

Presque toujours il existe un *gâtisme* permanent.

Dans quelques cas on observe une tendance aux attitudes cataleptoïdes.

La stupeur peut reconnaître *deux origines différentes*.

1° L'inhibition psychique poussée à l'extrême supprime toute manifestation intellectuelle consciente et volontaire. L'indifférence est à son comble, la douleur morale au contraire devient nulle : en effet l'inhibition n'est perçue comme phénomène pénible que si l'esprit s'efforce de la vaincre; dans la stupeur l'arrêt des fonctions psychiques est si prononcé que le malade ne cherche plus à réagir. Sa conscience est vide.

2° L'esprit du malade est occupé par un délire intense, effroyable. C'est un défilé sans fin d'hallucinations terrifiantes, analogues à celles du délire épileptique. Le stupide vit dans un cauchemar qui l'absorbe tout entier et le rend insensible aux impressions du monde extérieur.

MARCHE, DURÉE, PRONOSTIC DE LA DÉPRESSION MÉLANCOLIQUE PÉRIODIQUE. — Comme pour la manie, la marche est irrégulière, coupée de rémissions ou d'exacerbations passagères. La durée varie dans des limites très étendues, de quelques jours à plusieurs mois et même plusieurs années, et le pronostic est toujours favorable quant à la terminaison de l'accès, sauf dans le cas d'une complication somatique grave. L'amélioration de l'état physique, notamment l'augmentation de poids, annoncent en général la guérison.

TRAITEMENT. — Il consiste :

1º A soutenir les forces du malade par le repos, notamment le repos au lit et par une alimentation abondante et reconstituante.

2º A le surveiller étroitement au point de vue des idées de suicide.

3º A calmer l'agitation, quand elle existe, par les procédés habituels.

4º A combattre les troubles gastriques et les phénomènes d'auto-intoxication si fréquents dans les états de dépression.

Le *traitement moral*, sous forme de suggestion, d'encouragements, de travail physique et intellectuel modéré rend de très grands services dans la convalescence, mais doit être absolument prohibé pendant toute la période d'acuité de la maladie.

## § 3. — FORME MIXTE

ACCÈS A FORME MIXTE PROPREMENT DIT. — M. Kræpelin a bien mis en lumière les caractères de ces cas, plus nombreux qu'on ne croit communément, où des symptômes d'excitation et de dépression se montrent chez un même malade et dans un même espace de temps.

Dans un premier groupe les signes habituels de la dépression s'associent à une extrême mobilité de l'attention, à une véritable fuite des idées. Les malades se plaignent que la direction de leurs pensées leur échappe. « Ma tête travaille toujours, disait un de ces malheureux, je ne puis me fixer à rien ». Parfois il existe une *logorrhée mélancolique*. « Beaucoup de malades d'humeur triste sont d'une prolixité surprenante et étourdissent leur entourage par des plaintes incohérentes sur leur malheureux sort »[1].

Dans un deuxième groupe la maladie se présente avec les caractères de la *stupeur maniaque* (Kræpelin). La paralysie psychique s'associe à une agitation motrice plus ou moins prononcée : le malade, constamment en mouvement, bouscule son lit, déchire ses vêtements, salit les murs de sa chambre et montre cependant une obtusion intellectuelle si complète que les questions même les plus simples restent sans réponse.

Dans un troisième groupe enfin, l'inhibition est moins prononcée, mais l'humeur gaie de la manie est remplacée par une humeur sombre, inquiète, irritable dont le fond est la tristesse, comme dans la dépression.

La forme mixte persiste quelquefois pendant toute la durée de l'accès. Plus fréquemment elle se rencontre dans la période de transition de la folie à double forme, lorsque le malade flotte pour ainsi dire indécis entre la dépression et l'excitation.

Accès a double forme. — L'accès est ici constitué par *deux périodes :* une période de dépression et une période d'excitation. C'est en général par la dépression qu'il débute.

Le passage de la dépression à l'excitation se fait soit d'une manière brusque, un malade qui s'est couché mélan-

1. Kræpelin, *loc. cit.* p. 299.

colique se réveille le lendemain maniaque, soit d'une manière progressive, avec une période intermédiaire de folie maniaque dépressive mixte, comme il a été mentionné ci-dessus. L'inhibition psychomotrice est peu à peu reléguée au second plan, l'excitation la remplace; la fuite des idées et de la logorrhée s'établissent. Enfin la tristesse s'efface et la gaieté maniaque fait son apparition.

Quand un maniaque tombe dans la dépression, les mêmes étapes sont franchies en sens inverse.

### § 4. — MARCHE GÉNÉRALE. PRONOSTIC DE LA FOLIE MANIAQUE DÉPRESSIVE. CONCEPTION GÉNÉRALE. TRAITEMENT

L'accès de folie maniaque dépressive, présente une tendance très accusée à la récidive. Suivant les formes affectées par les accès successifs on distingue plusieur types de folie maniaque dépressive..

A. Folies périodiques :
   a. Manie;
   b. Dépression mélancolique.
B. Folie alterne.
C. Folie circulaire.
D. Folie maniaque dépressive atypique.

A. FOLIES PÉRIODIQUES. — a. Manie. — Les accès se pré-

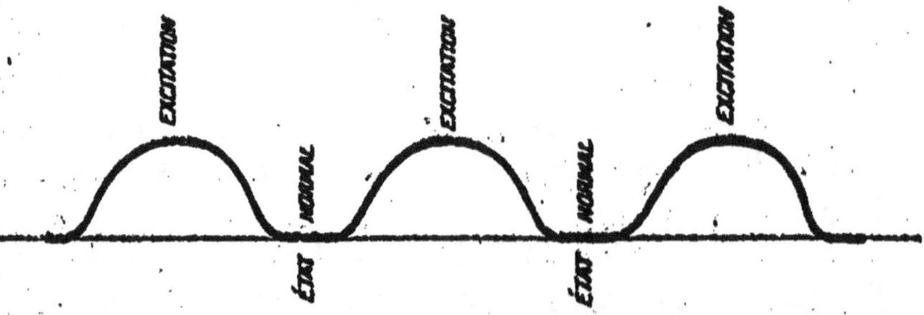


Schéma I. — Manie périodique.

sentent toujours avec le type maniaque et sont séparés les

uns des autres par des périodes normales. Le nombre des accès et la durée des périodes normales sont des éléments très variables. Quelques malades n'ont que deux ou trois accès dans leur vie; il est tout à fait exceptionnel qu'un malade n'en ait qu'un seul, pour peu que sa vie soit longue. La manie non récidivante n'existe pas, selon toute vraisemblance.

D'autres fois les accès se succèdent rapidement et avec une certaine régularité.

*b.* Dépression mélancolique périodique — Moins fréquente que la précédente, cette forme en est pour ainsi

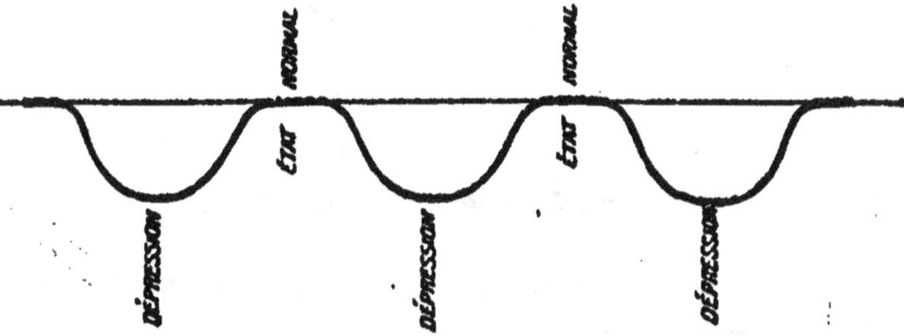


Schéma II. — Dépression mélancolique périodique.

dire la contrepartie. Ce qui vient d'être dit de la manie s'applique à la dépression.

*Folie à formes alternes.* — Les accès de manie et de

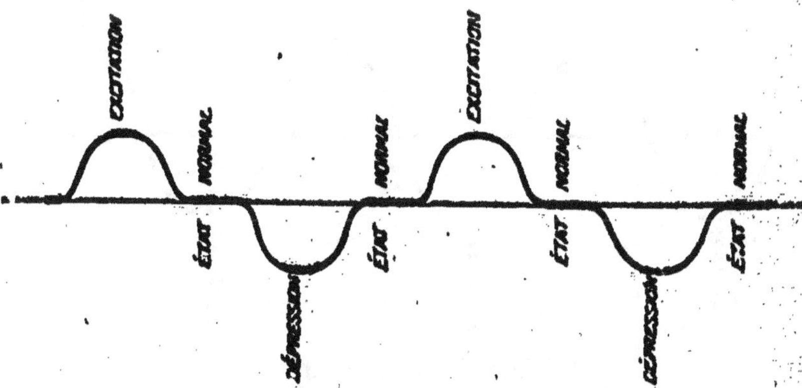


Schéma III. — Folie alterne.

dépression se succèdent séparés les uns des autres par des périodes normales.

*Folie à double forme.* — Les accès séparés par des intervalles lucides sont des accès à double forme, c'est-à-

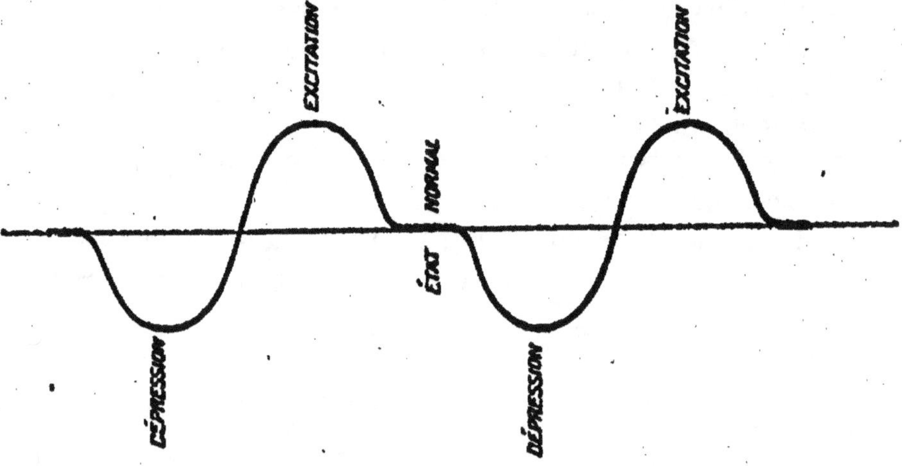


Schéma IV. — Folie à double forme.

dire comprennent une période de dépression et une période d'excitation.

*Folie circulaire.* — Les accès à double forme se succèdent sans interruption.

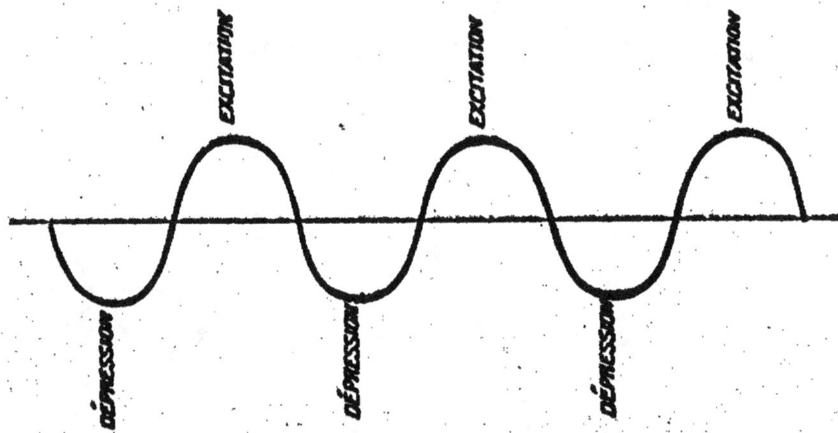


Schéma V. — Folie circulaire.

*Formes atypiques.* — Ce sont les plus fréquentes. Les

accès se succèdent sans ordre, sans régularité, prenant tantôt le type dépressif ou maniaque, tantôt le type mixte.

Enfin on peut voir les formes périodique, circulaire, atypique se combiner d'une façon parfois très complexe, de telle sorte que, par exemple, un circulaire devient pour un temps un simple maniaque périodique, ou qu'un malade dont les accès se sont jusque-là succédé sous la forme maniaque, présente un accès de dépression.

Il est assez fréquent, mais non constant, de voir les accès d'un même type prendre chaque fois un aspect identique : un accès maniaque ressemble au précédent et il y a de fortes probabilités pour que l'accès maniaque suivant lui ressemble.

Le *pronostic général de l'affection* est sombre. Les accès tendent en effet dans la majorité des cas à se rapprocher de plus en plus, de sorte que les intervalles lucides se réduisent progressivement et deviennent nuls ou à peu près.

La folie maniaque dépressive est assez fréquente. D'après M. Kräpelin elle représente 15 p. 100 environ des cas d'aliénation mentale.

Les causes immédiates sont inconnues. Celles qui sont invoquées par les malades et par les parents sont le plus souvent sans valeur. Il paraît bien établi que l'*hérédité* est très fréquente. M. Kräpelin la note dans 80 p. 100. Elle est souvent similaire. Un seul point est donc acquis : la folie maniaque dépressive est une maladie des dégénérés. Si vague que soit cette étiologie nous devons nous en contenter, faute de mieux.

L'âge auquel éclate le premier accès n'a rien de fixe : avant la vingt-cinquième année pour la plupart des malades, avant la dixième ou après la cinquantième pour quelques-unes. Assez souvent la maladie débute chez la femme avec les premières règles ou à l'occassion de la première grossesse.

*Diagnostic*. — Les principaux éléments du diagnostic sont : la paralysie psychique associée aux symptômes particuliers d'exaltation de l'automatisme que nous venons de passer en revue, l'absence d'affaiblissement intellectuel réel ; la répétition des accès avec *restitutio ad integrum* après chacun.

On distinguera :

La *paralysie générale* à l'affaiblissement intellectuel pathognomonique, dont un certain degré persiste même pendant les rémissions ; aux signes physiques également pathognomoniques ;

La *mélancolie d'involution* à la douleur morale intense et permanente, beaucoup plus accusée que dans la dépression mélancolique périodique ;

La *confusion mentale primitive* à son étiologie spéciale, aux troubles beaucoup plus marqués de l'orientation ;

Le *delirium tremens* aux hallucinations spécifiques ;

La *démence précoce* à la diminution rapide et prononcée de l'affectivité, aux phénomènes catatoniques qui s'y montrent si fréquemment, à l'absence de suite des idées même dans les cas qui simulent la manie.

HOMOGÉNÉITÉ DE LA FOLIE MANIAQUE DÉPRESSIVE. — SYMPTOMES FONDAMENTAUX. — La conception de la folie maniaque dépressive est due à M. Kræpelin et constitue un des progrès les plus importants que la psychiatrie ait accomplis de nos jours. Bien qu'elle groupe en une même entité morbide des états pathologiques en apparence différents et même opposés, tels que la dépression mélancolique et la manie, sa légitimité est incontestable cependant et s'appuie sur deux arguments principaux :

1° L'existence de *symptômes fondamentaux*, communs à toutes les formes, quelles qu'elles soient, maniaque, déprimée ou mixte.

2° *L'alternance* régulière ou non de phénomènes d'*excitation et de dépression chez le même sujet.*

*Symptômes fondamentaux.* — Il est facile de répartir les symptômes que les descriptions précédentes nous ont fait connaître, en deux groupes.

Le premier comprend tous les phénomènes morbides qui relèvent de la *paralysie psychique*, savoir *a.* l'affaiblissement de l'attention ; *b.* le ralentissement des associations d'idées ; *c.* l'insuffisance des perceptions ; *d.* l'indifférence pathologique.

Ces symptômes sont constants et se rencontrent dans la manie comme dans la dépression mélancolique, bien qu'ils soient plus apparents dans ce dernier cas. Nous avons vu, en effet, que la mobilité de l'attention traduisant l'affaiblissement de cette fonction, était un des signes fondamentaux de la manie. Nous savons également que la psychométrie a montré, entre les mains de M. Kräpelin, un ralentissement non douteux des associations d'idées dans cette même affection. Ces deux symptômes déterminent une diminution dans la capacité de travail intellectuel, diminution qui se rencontre et dans la dépression mélancolique et dans la manie. D'autre part la perception du monde extérieur est troublée chez le déprimé comme chez le maniaque. Mais, tandis que chez le premier, les perceptions ne sont souvent qu'incomplètes et se traduisent cliniquement par l'incertitude, chez le second les associations automatiques suppléent les associations normales absentes et donnent lieu à des perceptions fausses, à des *illusions*. Ni le maniaque, ni le déprimé ne perçoivent les phénomènes du monde extérieur sous leur véritable aspect, mais l'un reste dans le doute et l'autre affirme des erreurs. Quant à l'indifférence morbide, elle est le fait du maniaque, comme du déprimé : il suffit pour en être convaincu de se rappeler la parfaite sérénité avec laquelle le maniaque reçoit la nouvelle d'un malheur de famille, qui, à l'état normal, l'attristerait vivement.

L'inhibition psychique que traduisent ces quatre symptômes est donc le trouble fondamental et constant qui sert de lien commun aux divers types cliniques sous lesquels évoluent les accès de folie maniaque dépressive.

Les symptômes du second groupe relèvent non plus de l'inhibition psychique, mais de l'exaltation de l'automatisme mental qui souvent l'accompagne. Les principaux sont : *a*. la fuite des idées ; *b*. l'irritabilité ; *c*. les réactions impulsives ; *d*. le délire et les troubles psycho-sensoriels ; *e*. les idées fixes et parfois les idées obsédantes.

Tous ces phénomènes morbides sont contingents. Leur présence ou leur absence modifient l'*aspect*, non la *nature* de l'accès. Quelques-uns se montrent indifféremment dans la manie et dans la dépression mélancolique : tels sont le délire et les hallucinations. D'autres sont, au contraire, surtout le propre de l'une ou l'autre de ces deux formes morbides, la fuite des idées, l'irritabilité, l'impulsivité pour la manie ; les idées fixes pour la dépression ; mais il n'existe aucune règle précise à cet égard : on peut voir des déprimés avec fuite des idées et des maniaques dont le délire présente dans une certaine mesure les caractères de l'idée fixe.

*Alternance de l'excitation et de la dépression chez le même sujet.* — L'étroite parenté qui existe entre les états dépressifs et les états maniaques est encore plus évidente si au lieu de considérer un accès unique, on considère l'ensemble des accès chez un même individu. D'abord il est fort rare qu'un malade ne présente dans toute son existence qu'un seul accès de manie ou de dépression mélancolique. La manie et la dépression mélancolique isolées, non récidivantes, sont ainsi à peu près éliminées. Pour certains malades il est vrai, les accès se présentent toujours sous les dehors de la manie, pour d'autres toujours sous les dehors de la dépression. Ces deux groupes en apparence séparés par un abîme infranchissable sont cependant réunis par le groupe beaucoup plus considérable des folies à double forme, alternes, circulaires ou atypiques, qui établissent entre l'un et l'autre une transition insensible. Mais, bien plus, une observation attentive des malades montre que la plupart des accès présentant le type maniaque ou le type déprimé sont en réalité des accès à double forme. Il est, en effet, à peu près constant d'apprendre par une enquête soigneuse que les symptômes d'excitation maniaque ont été précédés d'une période prodromique caractérisée par une dépression plus ou moins accusée ou de constater à la suite d'un accès de dépression un état d'excitation que rien ne justifie, pas même la perspective pour le malade de reprendre bientôt sa vie habituelle. Tout accès de manie ou de dépression mélancolique contient donc en germe les éléments de l'excitation et de la dépression. L'accès de folie circulaire devient ainsi le prototype dont dérivent tous les autres.

Les quelques considérations qui précèdent nous montrent que malgré la diversité apparente des symptômes, la manie, la dépression mélancolique et leurs diverses combinaisons ne doivent point être considérées comme autant d'entités morbides différentes et que la conclusion suivante empruntée à M. Krapelin est parfaitement légitime :

« Les diverses formes décrites ne sont que *des manifestations différentes d'un seul et même processus pathologique fondamental, des équivalents*, comme les formes multiples, sous lesquelles se manifestent les paroxysmes épileptiques[1]. »

1. Kräpelin. *Lehrbuch der Psychiatrie*. 2ᵉ partie, p. 406.

# CHAPITRE XIII

## FOLIE RAISONNANTE[1]
### (PARANOÏA DE KRÆPELIN)

La folie raisonnante n'est, en quelque sorte, que l'épanouissement d'un germe morbide originel, dont l'existence se manifeste dès les premières années par des anomalies du caractère. Celles-ci peuvent, suivant l'heureuse expression de M. Séglas, « se résumer en deux mots : orgueil, méfiance ». A un moment donné les tendances pathologiques du sujet trouvent leur expression dans une idée fixe et le délire est constitué.

DÉBUT. — Quelquefois lent et progressif, beaucoup plus souvent rapide, presque brusque.

Dans le premier cas, les traits dominants de la personnalité s'accentuent peu à peu. L'individu, de plus en plus susceptible ou vaniteux se croit l'objet des réflexions malveillantes ou au contraire admiratives des uns et des autres. Les interprétations délirantes se multiplient et enfin apparaît l'*idée fixe*, idée de persécution ou de grandeur, autour de laquelle évoluera désormais tout un système délirant.

Dans le second cas, l'idée fixe est primitive relativement aux interprétations délirantes. Elle surgit quelquefois dès l'enfance comme chez ce malade de M. Magnan qui, inter-

---

1. Leroy. *Les persécutés persécuteurs.* Thèse de Paris 1896. — Ballet et Roubinowitch. *Les persécutés persécuteurs.* — Magnan. *Leçons cliniques.* Synonymes : Délire des persécuteurs ou des persécutés persécuteurs.

rogé sur sa vocation, répond qu'il sera pape. Sander a décrit cette forme sous le nom de « paranoïa originaire ».

En général l'idée fixe apparaît plus tard, dans la jeunesse ou dans l'âge mûr. Souvent elle est fondée sur un fait réel, dont le malade ne comprend pas la signification ou dont il exagère la portée : mesure disciplinaire parfaitement justifiée dont il est l'objet, perte d'argent, parfois injustice véritable, mais contre laquelle il n'existe aucun recours. Souvent aussi elle a pour base l'extrême crédulité du sujet qui prend au sérieux une simple plaisanterie ou une réflexion faite en l'air. « Il ressemble à Napoléon », dit un jour quelqu'un devant un psychopathe. Immédiatement l'idée germe chez ce dernier qu'il appartient à la famille impériale, qu'il est « le maître de la France », et devient le point de départ d'un système délirant.

CARACTÈRES FONDAMENTAUX DU DÉLIRE. — Une fois le thème, autrement dit l'idée fixe donné, le délire s'organise très rapidement caractérisé :

1º Par l'immuabilité de l'idée fixe fondamentale ;

2º Par la foi absolue du malade dans son délire ;

3º Par la précocité et l'intensité des réactions ;

4º Par la logique *apparente* qui préside à l'enchaînement des idées délirantes ;

5º Par l'absence ou du moins l'extrême rareté des hallucinations et par le grand nombre des fausses interprétations ;

6º Par l'absence d'affaiblissement intellectuel, si ancienne que soit l'affection.

L'observation suivante, très résumée, montre ces caractères sous un aspect quasi schématique.

Un instituteur, homme d'intelligence moyenne, mais de caractère susceptible et orgueilleux, n'obtient pas un avancement sur lequel il se croit en droit de compter. L'idée qu'il est victime d'une grave injustice naît dans son esprit et désormais ne le quittera plus (*immuabilité de l'idée fixe*). Les raisonnements de ses parents et de ceux qui lui portent intérêt n'ébranlent pas sa conviction et ne l'empêchent pas d'adresser à son inspecteur une protestation des plus virulentes (*foi absolue dans le délire, précocité et intensité des réactions*). Celle-ci n'ayant eu d'autre effet que de provoquer sa mise en disponibilité, il a recours au ministre de l'Instruction publique, au Président de la République, aux tribunaux. N'obtenant jamais justice il n'en a pas moins confiance dans l'excellence de sa cause et explique ses déceptions successives par la mauvaise foi des représentants de l'autorité et de la justice, ligués contre lui, parce que sa haute intelligence leur porte ombrage : tout le lui prouve clairement, et la méfiance qu'on lui témoigne et l'attention qu'il éveille partout où il se présente (*logique apparente du délire fausses interprétations*). Enfin interné, il ne cesse de protester contre ses persécuteurs au nombre desquels se rangent, bien entendu, le médecin qui le traite et le préfet qui a pris l'arrêté d'internement ; mais la mémoire demeure excellente et l'esprit lucide, bien que la maladie remonte déjà à plus de vingt-cinq ans (*absence d'affaiblissement intellectuel*).

On répète volontiers que le délire des persécuteurs est en quelque sorte logique, c'est-à-dire que l'idée fixe une fois donnée, les conceptions délirantes secondaires en découlent naturellement. Ainsi présentée cette assertion est inexacte. En effet, si les malades disposaient d'une logique impeccable, celle-ci leur montrerait l'inanité de leur idée fixe qui s'évanouirait aussitôt. Il est bien vrai que ces aliénés usent et abusent volontiers des déductions et des syllogismes, ce qui leur a valu le nom de *fous raisonnants*. Mais leur logique n'est qu'apparente. Leurs raisonnements sont tous entachés du même vice originel qui consiste à repousser systématiquement les arguments qui contrarient leur thèse et à accepter sans critique, comme autant de réalités, les hypothèses que leurs tendances pathologiques leur suggèrent : de là les interprétations délirantes chaque jour plus nombreuses auxquelles ils se livrent et le caractère puéril des preuves qu'ils accumulent. Il suffit d'un mot vague, d'une réponse évasive pour les convaincre qu'on adopte leur manière de voir et qu'on embrasse leur cause. Les concessions que leur font parfois les malheureux qu'ils persécutent deviennent à leurs yeux une preuve évidente que ces derniers se reconnaissent coupables, et servent d'aliment au délire.

Assez souvent leurs raisonnements subtils et spécieux, bien que radicalement faux, en imposent à certaines personnes suggestionnables ou d'esprit superficiel. Ils arrivent ainsi à se créer des défenseurs plus ardents qu'éclairés. L'histoire du fameux Sandon en est un exemple.

Formes. — « D'après leurs tendances maladives, dit M. Magnan, les persécuteurs raisonnants peuvent être distingués en différents groupes : les uns, persécuteurs processifs (*paranoïa querulens* des Allemands) qui font valoir devant les tribunaux leurs droits imaginaires ; les hypochondriaques persécuteurs, qui, croyant un jour avoir été mal soignés par un médecin en veulent à tous les médecins qu'ils rencontrent dans le cours de leur traitement et les persécutent ; les persécuteurs filiaux croyant avoir trouvé un père qu'ils persécutent de leur tendresse et de leurs revendications. Un autre groupe renfermerait les amoureux persécuteurs. Teulât, l'amoureux de la princesse de B... en était un magnifique exemple. »

Aux groupes précédents il faut ajouter les persécuteurs jaloux, chez lesquels les idées délirantes prennent la forme de jalousie morbide ; les inventeurs qui s'indignent de voir repousser leurs découvertes fantaisistes ; les mystiques, fondateurs de religion qui arrivent souvent à réunir à l'ombre de leur bannière un imposant cortège de débiles ou du moins de déséquilibrés.

On pourrait indéfiniment allonger cette liste, sans profit du reste, car, quelle que soit la nature de l'idée fixe, les caractères cliniques du délire ne varient pas.

*Diagnostic.* — La première question que le médecin doit se poser est celle-ci : les conceptions du sujet sont-elles ou non *délirantes* ? Il n'est pas toujours facile d'y répondre. Le délire a quelquefois des apparences vraisemblables et, d'autre part, des revendications fondées peuvent par l'opiniâtreté avec laquelle elles sont présentées ressembler aux idées délirantes d'un persécuté persécuteur. Seul l'examen minutieux de chaque cas permettra, dans la mesure du possible, d'éviter une erreur.

Le diagnostic se fera d'après les caractères fondamentaux énumérés plus haut et dont l'ensemble ne se rencontre dans aucune autre psychose.

La *démence paranoïde* a pour elle l'affaiblissement intellectuel, le caractère plus mobile du délire ; le *délire chronique*, la constance des hallucinations, l'évolution progressive de la maladie, *le délire de jalousie alcoolique*, la systématisation moins étroite des idées morbides, les hallucinations constantes, les signes propres à l'alcoolisme chronique et sa tendance à la guérison.

*Pronostic et traitement.* — Le délire des persécuteurs est une affection chronique, incurable, mais, comme nous l'avons vu, n'entraînant par elle-même aucun affaiblissement intellectuel.

La violence des réactions rend presque toujours l'internement nécessaire. Il n'existe aucun moyen connu de combattre le délire. Le traitement moral n'a aucune influence.

# CHAPITRE XIV

## PSYCHOPATHES CONSTITUTIONNELS
## PERVERSION ET INVERSION SEXUELLE. — OBSESSIONS

### § 1. — Psychopathes constitutionnels

Parmi les dégénérés, un certain nombre présentent dès l'enfance des anomalies psychiques évidentes, permettant de les ranger dans un groupe à part : ce sont les psychopathes constitutionnels.

Il y a lieu d'éliminer de ce groupe les épileptiques, les hystériques, les aliénés persécuteurs et les arriérés, qui, malgré une étroite parenté avec les psychopathes, doivent former des catégories indépendantes, sous peine d'introduire dans la science et dans la pratique une regrettable confusion.

J'étudierai d'abord l'état mental habituel des psychopathes, ensuite les anomalies physiques sexuelles qui, à cause de leur importance, méritent une description spéciale et enfin les obsessions.

### § 2. — Etat mental habituel des psychopathes

Les principales anomalies portent : *a)* sur le jugement, *b)* sur le caractère, *c)* sur la conduite

*a. Troubles du jugement.* — C'est là peut-être le stigmate le plus essentiel du psychopathe et le plus important au point de vue social. Le psychopathe « *voit faux* » : de là ses opinions singulières, ses paradoxes, ses entreprises ridicules.

En général il présente un état plus ou moins accusé de débilité mentale : faiblesse de l'attention et de la mémoire, lenteur des associations d'idées, pauvreté de l'imagination. Quelquefois cependant, certaines de ses facultés sont normales et même brillantes : telles sont la mémoire, l'imagination et les aptitudes artistiques. Mais, pour en tirer parti, il lui manque le *jugement*, et, presque toujours, quand il n'est pas un simple débile, il est un déséquilibré.

*b*) Les *anomalies du caractère* sont très variées.

Elles consistent quelquefois dans un pessimisme permanent tel que la vie dans son ensemble apparaît au malade sous un jour sombre, et que toutes les impressions ont sur son esprit un retentissement douloureux.

En général la note dominante du caractère chez le psychopathe est l'extrême mobilité des sentiments. Le sujet passe alternativement d'une joie exubérante à une désolation sans limites, d'une activité dévorante à un abattement profond, de l'affection à la haine, de l'égoïsme le plus complet à la générosité et au dévouement les plus exagérés. Aussi, le nom de *déséquilibrés* s'applique-t-il parfaitement à cette sorte de malades.

*c*) La *conduite* se ressent de l'insuffisance du jugement et de l'incohérence des sentiments. Elle est faite de contradictions.

Le psychopathe se pose volontiers en champion du droit, en vengeur de l'humanité. Il donne dans les idées anarchistes, cherche à s'immiscer dans les affaires publiques, à diriger les mouvements populaires et n'y réussit que trop souvent. Sans qu'il s'en doute sa conduite est souvent en contradiction avec ses principes de justice et de charité. En théorie il veut le bonheur universel, en pratique la satisfaction de ses tendances égoïstes.

En général il essaie de toutes les carrières et ne réussissant dans aucune, accuse la fatalité ou l'injustice des hommes. Il se pose volontiers en victime, alors qu'il est seulement ce que d'un mot vulgaire mais très expressif on appelle un *raté*. Quand il ne dispose d'aucune ressource personnelle et qu'il n'est assisté ni par les siens, ni par la société, il devient un *vagabond*.

Aux anomalies psychiques s'associent presque constamment des anomalies physiques, que l'on désigne sous le nom de *signes physiques de dégénérescence*. La plupart de ces anomalies peuvent se rencontrer chez les individus sains d'esprit. Seul leur groupement sur un même sujet leur donne une importance : elles sont plus nombreuses chez les aliénés que chez les normaux, plus nombreuses encore chez les psychopathes constitutionnels, les hystériques, les épileptiques, que chez les autres dégénérés. Elles ont un grand intérêt théorique, car elles sont pour ainsi dire la signature de la dégénérescence et une preuve que le processus morbide a frappé l'ensemble de l'organisme. Elles n'ont au contraire qu'un intérêt pratique médiocre. Aussi me bornerai-je à énumérer rapidement les principales.

Ce sont les malformations crâniennes : macrocéphalie, microcéphalie, scaphocéphalie, brachycéphalie et dolichocéphalie extrêmes etc.. ; l'asymétrie crânio-faciale ; le bec-de-lièvre, les malformations de la voûte palatine ; les anomalies dentaires : absence congénitale d'une ou de plusieurs dents, vices d'implantation, malformations (dent d'Hutchinson) ; les anomalies du pavillon auriculaire : atrophie du lobule, développement anormal du tubercule de Darvin, absence d'ourlet ; la pigmentation irrégulière de l'iris, le strabisme ; les anomalies des organes génitaux externes : cryptorchydie, infantilisme, hypo ou épispadias, pseudo-hermaphrodisme ; les anomalies dans la longueur des membres, l'oligodactylie, etc..., etc...

Près des anomalies somatiques doivent se placer les tatouages multiples dont beaucoup de psychopathes sont couverts et qui témoignent en général d'un état mental spécial.

Le tatouage si répandu chez les aliénés et chez les criminels est en quelque sorte un signe de dégénérescence acquis [1].

## § 3. — ANOMALIES DE LA VIE SEXUELLE

Il y a lieu de distinguer :

*A*. Des anomalies de degré : érotisme ; frigidité.

*B*. Des anomalies de nature : perversion sexuelle ; inversion sexuelle.

A. *Anomalies de degré*. — L'*érotisme* se traduit par des abus vénériens, et souvent par des attentats à la pudeur et des tentatives de viol.

La *frigidité* sexuelle consiste dans une indifférence et même une aversion du sujet pour les rapports sexuels, au moins normaux, car la frigidité peut s'associer à la perversion et à l'inversion sexuelles. Fait curieux et d'apparence paradoxale, elle est fréquente chez les prostituées.

B. *Anomalies de nature*. — La *perversion sexuelle* consiste dans le caractère anormal des conditions qui provoquent le besoin sexuel et parfois entraînent sa satisfaction. Ses formes les plus communes sont l'*onanisme*, le *fétichisme*, l'*exhibitionnisme*, le *sadisme* et le *masochisme*.

L'onanisme est très fréquent chez les psychopathes. Souvent très précoce, il doit être considéré comme un signe non comme une cause de dégénérescence, bien que selon toute vraisemblance il accentue les tares déjà existantes.

Le *fétichisme*, presque exclusivement constaté chez l'homme, est une anomalie telle que l'excitation génitale et parfois même la satisfaction du besoin sexuel se produisent à la vue ou au contact soit de certains objets, soit de

1. Martin. *Les tatouages chez les aliénés*. Thèse de Paris, 1900.

certaines p...ties du corps de la femme autres que les organes génitaux.

Peuvent devenir fétiches, α. parmi les objets : les vêtements (robes, jupons, fichus), les objets de toilette, les dentelles, les étoffes précieuses ; tous les objets en un mot se rapportant de près ou de loin à la femme ; β. parmi les parties du corps, les seins, la main, le pied, les cheveux. Plusieurs fétiches peuvent s'associer dans l'esprit du même malade.

Comme le fait remarquer Moll, le fait d'avoir une prédilection pour telle partie du corps de la femme n'implique pas à lui seul le fétichisme. « On peut aimer de préférence une jolie bouche, une chevelure blonde ou brune, de grands yeux sans être pour cela atteint de perversion génitale ». De même une lettre ou un objet ayant appartenu à une femme peuvent provoquer une impression agréable par les souvenirs qu'ils rappellent. L'anomalie commence quand la présence ou la représentation mentale de ces objets agit par elle-même et provoque une émotion sans que l'idée d'aucune femme déterminée s'y attache.

Le fétichisme fait souvent son apparition au moment même où l'instinct sexuel commence à se manifester. Le choix du fétiche dépend d'une impression qui d'une façon toute fortuite s'est associée à la première excitation génitale. Tandis que chez l'individu normal cette association ne laisse aucune trace, chez le fétichiste l'impression et l'excitation forment un couple indissoluble, de sorte que le premier élément appelle fatalement le second.

Le besoin de posséder le fétiche est quelquefois si violent qu'il conduit le malade au vol ou à des délits singuliers. Un malade de M. Vallon fut arrêté coupant des fragments d'étoffe sur les vêtements de dames qui se trouvaient avec lui dans la salle des dépêches d'un journal. La plupart des « coupeurs de nattes » sont des fétichistes des cheveux.

L'*exhibitionnisme* a déjà été défini. Il se rencontre également chez les déments et chez les épileptiques. Souvent il prend la forme d'obsession impulsive.

Le *sadisme* consiste dans un sentiment de volupté procuré au malade par la souffrance qu'il provoque ou dont il est témoin. Ce sentiment est presque toujours associé à un état d'excitation génitale. Comme la plupart des anomalies sexuelles il est surtout fréquent chez l'homme.

L'histoire contient de terribles exemples de sadisme. Tel est celui du maréchal Gilles de Rays qui en huit ans assassina, après les avoir souillés et torturés, plus de 800 enfants[1]. Plus près de nous les exploits du trop célèbre Vacher sont encore présents à toutes les mémoires.

Le sadisme s'exerce surtout sur les femmes et sur les enfants, plus rarement sur les animaux.

Beaucoup de sadiques se contentent du simulacre de la souffrance ou d'une humiliation factice infligée à leur pseudo-victime. Le sadisme est alors *symbolique* (Krafft-Ebing).

Le *masochisme*, contrairement au sadisme est plus fréquent chez la femme. Il consiste dans un plaisir anormal que le sujet éprouve de sa propre souffrance ou de sa propre humiliation. A cette catégorie appartiennent ces individus qui exigent des femmes qu'elles les frappent, les insultent et chez lesquels l'excitation génitale ne se produit qu'à ce prix.

L'*inversion sexuelle* consiste dans le contraste qui existe entre le *sexe physique* et le *sexe psychique* : le sujet présente les tendances sexuelles du sexe opposé au sien.

Beaucoup plus fréquente chez l'homme que chez la femme l'inversion sexuelle le conduit souvent (mais non toujours) à la pédérastie.

L'inversion sexuelle est toujours congénitale. L'anomalie

1. Rapporté par Krafft-Ebing d'après l'historien Jacob.

retentit souvent sur toute la personnalité psychique du sujet et même sur sa personnalité physique.

Beaucoup d'invertis ont le caractère et les goûts du sexe opposé au leur. Le petit garçon joue à la poupée, ne se plaît que dans la société des petites filles. Plus tard les mêmes tendances féminines persistent et le malade s'y abandonne en cachette. On voit ainsi des hommes, normaux en apparence, revêtir en cachette des robes de femmes, se couvrir de dentelles, s'adonner avec passion à des travaux féminins : couture, tapisserie, etc...

Au point de vue physique on note certaines anomalies rappelant les caractères normaux de l'organisme féminin, développement considérable des seins et des hanches, absence de barbe, forme arrondie du cou, etc. Parfois on observe un degré plus ou moins marqué de pseudo-hermaphrodisme.

Les anomalies inverses se rencontrent chez la femme invertie.

Quelques invertis peuvent avoir des rapports sexuels normaux mais n'en éprouvent aucune satisfaction et se sentent toujours attirés vers le sexe homologue ; souvent ils se marient, espérant ainsi guérir leur infirmité, mais leur tentative reste sans succès.

## § 4. — Obsessions[1]

L'obsession est constituée *par une idée obsédante associée à un état d'angoisse, sans trouble marqué de la conscience ni du jugement.*

Nous avons déjà étudié l'idée obsédante et nous savons qu'elle constitue une forme d'automatisme mental.

1. Arnaud. *Sur la théorie de l'obsession.* Arch. de neurol., 1902, n° 76. — Roulinowitsch. *Étude clinique des obsessions et des impulsions morbides.* Ann. méd. psych., 1899. Septembre, octobre. — P. Janet. *Les obsessions et l'anasthénie,* 1902. Paris, F. Alcan.

Nous connaissons également les principaux caractères de l'angoisse. Ses rapports avec l'idée obsédante ont été très discutés. Pour Westphal qui, un des premiers a donné une étude approfondie de l'obsession, l'angoisse serait *toujours secondaire* à l'idée obsédante. Cette opinion est certainement trop absolue, car l'angoisse peut précéder l'idée obsédante et même s'en montrer indépendante.

Cette question paraît analogue à celle que nous nous sommes posée à propos des rapports de la désorientation allopsychique et des hallucinations. J'inclinerais à la résoudre dans le même sens : idée obsédante et angoisse sont deux manifestations d'un même trouble psychique fondamental.

La conservation de la conscience et du jugement est, comme je l'indiquais à l'instant, la règle dans l'obsession et permet au malade de reconnaître la nature pathologique du phénomène. Cette règle souffre cependant quelques exceptions. Le sujet a quelquefois, au moment où l'angoisse atteint son paroxysme, le sentiment d'un dédoublement ou d'une transformation de sa personnalité. Une obsédée de M. Séglas entrait dans un magasin « pour parler, demander quelque chose, afin de se donner une nouvelle preuve qu'elle était bien réellement elle ».

L'obsession se complique quelquefois d'*hallucinations* surtout d'hallucinations motrices qui *extériorisent* en en quelque sorte l'idée obsédante.

L'obsession présente des formes multiples. Il y a lieu de distinguer d'abord trois grandes classes suivant l'influence que l'idée obsédante exerce sur les réactions du malade : 1° les obsessions intellectuelles, ne s'accompagnant d'aucun phénomène volontaire ; 2° les obsessions impulsives, dans lesquelles l'idée tend à se transformer en acte ; 3° les obsessions inhibitrices dont l'action tend à paralyser certaines manifestations volontaires.

1° Obsession intellectuelle. — La conscience du malade est occupée soit par une idée concrète, idée d'un mot, d'un objet quelconque, image de telle personne, de telle scène, soit par une idée abstraite, souvent de nature métaphysique. A cette dernière catégorie appartiennent les obsessions dans lesquelles le malade a le sentiment qu'il n'existe pas, que le monde extérieur n'est formé que de fantômes. L'idée obsédante prend alors la forme négative. D'autres fois sans aller à la négation complète elle se traduit par le doute, servant ainsi d'intermédiaire entre l'obsession intellectuelle et l'obsession inhibitrice.

2° Obsessions impulsives. — Elles sont fort nombreuses. Voici les principales :

*Onomatomanie :* besoin irrésistible de prononcer certains mots, parfois des mots orduriers (coprolalie). Associée à un tic la *coprolalie* constitue la maladie des tics convulsifs (maladie de Gilles de la Tourette).

*Arithmomanie* : besoin irrésistible de compter certains objets, d'additionner certains chiffres, etc.

*Kleptomanie* : impulsion morbide à voler des objets qui sont parfaitement inutiles au sujet ou qu'il pourrait facilement payer.

*Dypsomanie* : Impulsion irrésistible à prendre des boissons alcooliques, quelle qu'en soit la nature (vin, liqueurs eau de Cologne, alcool camphré) survenant par accès chez un homme d'habitude sobre et pouvant même éprouver en dehors des crises une véritable répugnance pour l'alcool. Les accès se répétant, le dipsomane devient quelquefois un intoxiqué. Il se distingue cependant d'une façon radicale de l'alcoolique vulgaire. « L'un (le dipsomane) est aliéné avant de boire, l'autre (l'alcoolique) devient aliéné, parce qu'il a bu » (Magnan).

*Pyromanie. — Impulsion au suicide et à l'homicide*[1].

1. Vallon. *Obsession homicide.* Ann. méd. psych. 1896. Janvier.

— Ces trois obsessions sont également graves au point de vue social et méritent d'être réunies dans un même groupe. La première consiste dans une impulsion de caractère obsédant à allumer des incendies. Les deux autres n'ont pas besoin de définition

Il arrive que les malades obéissent à leur funeste tendance. M. Vallon a rapporté l'observation d'un jeune homme qui, atteint d'obsession homicide, luttait contre l'impulsion, et, vaincu, cédait.

Ce cas est cependant assez rare. En général, les malades arrivent par des moyens variés et parfois singuliers à échapper à l'impulsion. Beaucoup s'enfuient au moment du paroxysme, d'autres demandent qu'on les maintienne ou qu'on les attache, d'autres encore se font volontairement interner. Une malade de M. Joffroy, prise dans la rue par l'idée de jeter son enfant sous les roues d'un omnibus, entra chez un marchand de vins, déposa l'enfant sur le comptoir et s'enfuit.

Il est fort rare également que les malades cèdent aux impulsions du suicide. Les subterfuges qu'ils emploient pour échapper à leur obsession sont innombrables. Une femme obsédée par l'idée de se précipiter par la fenêtre fit griller toutes les croisées de sa maison. Un malheureux s'était condamné à ne jamais traverser la Seine pour échapper à l'idée de s'y noyer.

Quant au suicide familial il est presque toujours le fait non d'une obsession, mais d'une idée fixe développée par l'exemple.

3° OBSESSIONS INHIBITRICES. — Elles prennent comme les précédentes des formes très variées.

Une des plus fréquentes est la « *folie du doute* » dont le trait caractéristique est l'impossibilité pour le malade d'affirmer un fait ou de prendre une détermination.

Beaucoup d'individus normaux éprouvent ce phénomène à un léger degré. C'est un commencement de folie du doute que d'hésiter à plusieurs reprises avant de mettre une lettre à la poste, alors qu'on a déjà plusieurs fois vérifié le contenu, l'adresse, la fermeture de l'enveloppe, l'adhérence du timbre, etc.

Le doute prend volontiers la forme du *scrupule*, si fréquent chez les personnes religieuses : crainte de profaner des objets sacrés, de n'être pas en état de grâce.

Très voisines de la folie du doute sont les *phobies* qui sont des craintes sans fondement, parfois ridicules et dont le sujet reconnaît lui-même l'inanité.

Certains malades n'osent toucher aucun objet, portent constamment des gants, se lavent les mains cent fois par jour. Cette phobie à laquelle se joint souvent la crainte de contracter une maladie infectieuse par le contact d'objets contaminés (*nosophobie*), constitue le *délire du toucher*.

D'autres redoutent de ne pouvoir se tenir debout, accomplir certains mouvements tels que la marche. « En présence d'une place déserte, d'une rue très large, sur un pont, à l'église, au théâtre, le malade est pris tout à coup de l'idée qu'il ne pourra franchir le vide béant devant lui, qu'il va mourir, se trouver mal[1] ».

Ce phénomène morbide, qui porte le nom d'*agoraphobie* provoque une véritable paralysie fonctionnelle et le malade tomberait s'il n'était soutenu. Il suffit de l'appui le plus frêle pour le calmer et lui rendre son assurance : l'origine de l'accès est donc toute psychique.

La *claustrophobie* s'oppose à l'agoraphobie : elle consiste dans l'impossibilité pour le malade de demeurer dans un espace clos.

L'*éreuthophobie*, décrite d'abord par MM. Pitres et Ré-

1. Régis. *Manuel pratique de Médecine mentale*. p. 279.

gis, est constituée par la peur de rougir. Les malades n'osent se présenter nulle part, certains de rougir sitôt que l'attention sera attirée sur eux. Cette phobie est très voisine de la timidité et la complique parfois.

ÉTIOLOGIE. — Elle comprend deux facteurs principaux : l'hérédité névropathique et l'affaiblissement général de l'organisme. Aussi rencontrons-nous chez la plupart des obsédés une hérédité plus ou moins chargée, associée à l'action de causes débilitantes telles que le surmenage physique et intellectuel, la grossesse, la lactation, les hémorrhagies abondantes et répétées.

L'obsession est toujours liée à un état neurasthénique prononcé, et l'on distingue généralement des obsessions associées à la neurasthénie congénitale et des obsessions associées à la neurasthénie acquise, suivant que prédomine l'hérédité névropathique ou l'action des causes débilitantes signalées plus haut. Cette distinction est toute schématique et les deux groupes ainsi constitués sont reliés par un nombre infini d'intermédiaires.

TRAITEMENT. — Le traitement *physique* comprend surtout le repos, la vie au grand air, une alimentation reconstituante; le traitement *moral* consiste dans la suggestion soit hypnotique, soit à l'état de veille. Cette dernière est de beaucoup préférable, les obsédés ne retirant en général que peu de bénéfice de l'hypnose.

1. Pitre et Régis. *L'obsession de la rougeur*. Arch. de neurol. 1897. janvier.

# CHAPITRE XV

## ÉPILEPSIE

Au point de vue psychique l'épilepsie se traduit par des troubles permanents et par des accidents paroxystiques.

Troubles intellectuels permanents. — Ils donnent *à la personnalité épileptique* son cachet particulier et permettent souvent en dehors de tout examen médical de soupçonner l'existence de la névrose. Nous étudierons séparément les troubles du caractère et les troubles de l'intelligence.

*a. Troubles du caractère.* — Ils sont toujours très accusés. Voici les principaux :

α. Irritabilité et variabilité d'humeur, égoïsme, duplicité.

β. Apathie habituelle, réactions impulsives passagères, colères violentes et parfois terribles.

γ. Manque de suite dans la conduite et dans les idées, plus rarement, entêtement et ténacité anormale : « Plusieurs hommes célèbres qui passent pour avoir été épileptiques, ont brillé plus par leur ténacité que par la grandeur de leurs conceptions[1] ».

δ. Religiosité morbide, non constante, mais fréquente, ostentatoire, ne considérant que le côté matériel des religions, sans influence aucune sur la moralité du sujet.

*b. Troubles de l'intelligence.* — Les épileptiques sont

1. Féré. *Les épilepsies et les épileptiques*, p. 423. Paris, F. Alcan.

*quelquefois*, mais non souvent, comme l'ont avancé certains auteurs des hommes très intelligents. Quelques-uns tiennent une place importante dans l'histoire, dans la littérature et dans les arts, tels sont César, Napoléon, Flaubert, pour ne citer que ceux-là. D'autres, dans une sphère plus modeste, occupent d'une manière honorable des situations demandant une intelligence lucide et un jugement sain. Ces cas sont exceptionnels. L'affaiblissement intellectuel fait presque toujours partie du tableau de l'épilepsie. Il est à la fois *congénital*, car la plupart des épileptiques sont originellement des débiles, et *acquis*, car les manifestations comitiales, crises, vertiges, délires, exercent sur l'intelligence une action néfaste et durable. Suffisamment prononcé, l'affaiblissement intellectuel devient la *démence épileptique*.

L'intensité de celle-ci est fonction du nombre et de la violence des crises. « On ne peut pas douter en effet que la stupeur provoquée par les paroxysmes majeurs soit plus grande que celle provoquée par les paroxysmes mineurs ; il est donc certain, comme l'admettent du reste Legrand du Saulle, Voisin, Sommer, etc..., que si les grandes attaques se répétaient aussi souvent, elles entraîneraient beaucoup plus rapidement la démence que les paroxysmes incomplets[1] ».

Les deux caractères essentiels de la démence épileptique sont 1° d'être *irrégulièrement progressive*, procédant par poussées consécutives aux attaques ; 2° d'être dans une certaine mesure *rémittente*, l'affaiblissement intellectuel diminuant quand les crises viennent à s'espacer.

TROUBLES MENTAUX PAROXYSTIQUES. — Ils s'associent aux attaques convulsives ou les remplacent. Nous passerons en revue leurs principales formes.

1. Féré, *loc. cit.* p. 227.

*a. Auras sensorielles et psychiques.* — Les premières consistent en hallucinations ou en illusions et les secondes « rappellent ordinairement le souvenir agréable ou pénible, soit d'une personne, soit d'un événement important de la vie[1] ».

*b. Inconscience associée aux phénomènes convulsifs* : le plus souvent complète, elle peut exister seule donnant lieu :

α. au *vertige*, qui est plutôt « une sensation d'éblouissement » qu'un véritable vertige[2], et qui s'accompagne quelquefois, mais non toujours de chute et de mouvements convulsifs légers. Joints à la pâleur de la face et à l'amnésie consécutive ces derniers phénomènes font du vertige une attaque d'épilepsie rudimentaire.

β. à l'*absence*, essentiellement caractérisée par une suspension momentanée des opérations psychiques. Le malade devient brusquement immobile, le regard fixe, la physionomie hébétée ; l'accès passé, il reprend son ouvrage ou sa conversation au point même où l'absence les avait interrompus. Quelquefois, il continue d'une façon tout automatique une besogne ou un mouvement commencés avant l'accès. Un perruquier, cité par Besson, continuait ainsi pendant ses absences à raser ses clients tout aussi adroitement que dans son état normal.

Exceptionnellement l'absence se prolonge des heures, des jours et même des semaines. M. Féré rattache avec raison aux absences cette variété particulière d'états crépusculaires, appelés *fugues épileptiques*, au cours desquels le malade peut exécuter des actes compliqués, tels que voyager, descendre dans des hôtels, etc., sans en conserver aucun souvenir. Legrand du Saulle en a rapporté un curieux exemple. Un individu qui se trouvait au Havre au moment

1. Magnan, *loc. cit.* p. 6.
2. Féré, *loc. cit.*, p. 130.

où débutait l'accès se réveilla en rade de Bombay ignorant où il se trouvait et comment il y était venu.

Ces fugues rappellent les états somnambuliques, avec lesquels ils peuvent d'ailleurs coexister.

*c. Stupeur consécutive à l'attaque* : phénomène constant et constituant dans les cas douteux un excellent élément de diagnostic (Samt). Elle est plus ou moins prolongée et dure de quelques minutes à quelques heures.

*d. Délire* : c'est la manifestation la plus grave de l'épilepsie. Tantôt il accompagne une crise convulsive, la précédant quelquefois, la suivant presque toujours, tantôt il la remplace.

Il s'annonce par une accentuation des troubles de l'émotivité et du caractère. Le malade devient irritable, anxieux et très vite, en quelques minutes, quelques heures au plus, le délire s'établit.

Ses caractères fondamentaux sont, dans la forme classique :

α. L'*obnubilation* profonde de la conscience et la *désorientation* complète dans le temps et dans l'espace ;

β. L'*angoisse*, parfois terrible, angoisse active se traduisant au dehors par une violente agitation ;

γ. Les *hallucinations* multiples et combinées, constituant de véritables scènes et de véritables drames, associées à des idées délirantes pénibles ;

δ. Les *réactions purement automatiques* et extraordinairement violentes. Poussée à son extrême limite, la violence devient la *fureur* épileptique, au cours de laquelle le malade se livre à des actes souvent révoltants par leur brutalité et portant toujours l'empreinte d'une inconscience absolue. Il tue indistinctement un étranger, ses propres enfants, crible le cadavre de coups de couteau, le met en pièces, en dévore des parcelles. Dans quelques cas rares, mais très importants au point de vue médico-légal, l'acte criminel paraît inspiré par les sentiments habituels du sujet [1]. Le *suicide* s'observe quelquefois ;

ε. L'*amnésie consécutive*, en général absolue, qui suit la crise. Toutes les descriptions classiques nous montrent le malade dans l'ignorance complète des dégâts ou des crimes dont il est l'auteur. Cette règle, vraie, souffre des exceptions. Le malade peut avoir le souvenir, vague le plus souvent, des actes accomplis par lui au cours de l'accès. Trois cas peuvent se présenter : 1° Le sujet conserve le souvenir soit de la totalité, soit d'une partie de la période délirante, et celui-ci persiste comme un souvenir ordinaire; 2° le souvenir, présent aussitôt après l'accès, s'efface ensuite, le malade nie des faits qu'il a d'abord reconnus comme exacts ; 3° inversement, le souvenir, absent au moment où le malade revient à lui, apparaît ensuite : le malade admet un fait qu'il a commencé par nier. La mémoire se comporte ainsi vis-à-vis du délire épileptique, comme vis-à-vis du rêve. Nous pouvons oublier au bout de quelques heures un rêve dont nous avions au réveil un souvenir très net ou au contraire, bien que le fait soit plus rare, voir apparaître d'une façon fortuite le souvenir d'un rêve qui semblait n'avoir laissé aucune trace dans notre esprit.

L'accès de délire comitial *dure* de quelques minutes à plusieurs jours. Il peut se réduire à un *seul acte impulsif*. Comme les autres manifestations de l'épilepsie, il peut se reproduire sous l'influence de causes extérieures identiques et affecter chaque fois la même forme. Cette règle est loin d'être absolue.

La *terminaison* survient tantôt brusquement, après un profond sommeil; tantôt progressivement, laissant pendant quelques heures des idées délirantes et des hallucinations qui persistent malgré le retour de la lucidité.

1. Féré, *loc. cit.*, p. 111.

J'ai décrit la forme la plus habituelle, classique, pourrait-on dire, du délire épileptique. Il convient de signaler une forme différente que l'on rencontre quelquefois et dans laquelle des *idées de grandeur* remplacent les idées délirantes pénibles, prenant souvent le caractère mystique et s'associant à un état d'*euphorie* qui peut aller jusqu'à l'extase.

Le *diagnostic* très facile, quand tous les signes se rencontrent au grand complet chez un épileptique avéré, devient quelquefois très épineux, quand l'épilepsie est « silencieuse, sournoise dans ses allures[1] ».

Il n'existe aucun signe pathognomonique du délire épileptique, sauf peut-être la *stupeur* consécutive, sur l'importance de laquelle Saint et Moëli[2] insistent à bon droit. Cependant celle-ci peut être légère et échapper à l'observation de l'entourage. Les antécédents du malade ne peuvent non plus suffire à étayer le diagnostic, car le délire constitue parfois la première manifestation de l'épilepsie et, d'autre part, des épileptiques avérés présentent des troubles mentaux n'ayant rien de commun avec le mal comitial (délire alcoolique, délire chronique). C'est seulement *à l'ensemble des symptômes et à l'ensemble des antécédents que l'on reconnaîtra le délire ou toute autre manifestation épileptique.*

On distinguera :

Le *delirium tremens* au délire d'occupation, à la conservation de l'orientation autopsychique, aux stigmates de l'alcoolisme chronique ;

Les *états d'obnubilation* passagère que l'on rencontre au cours de l'alcoolisme chronique, à l'absence de stupeur consécutive (Moëli) ;

Les *accès délirants de la paralysie générale*, ressem-

---

1. Magnan, *loc. cit.* p. 2.
2. Allg. Zeitsch. f. Psychiat., 1900. 57. Fasc. 2 et 3.

blant au délire épileptique, aux antécédents du malade et surtout à la présence des signes physiques propres à cette affection ;

La *manie* à la fuite des idées ;

Les *accès d'agitation catatonique* à la conservation relative de la lucidité.

Plusieurs auteurs, M. Krafft-Ebing, entre autres, ont décrit sous le nom de *délire transitoire* ou de *manie transitoire* des accès délirants très courts, non récidivants, qu'ils considèrent comme appartenant à une entité morbide autonome. La ressemblance de ces accès avec les délires épileptiques est telle que la plupart des aliénistes les considèrent comme étant de nature comitiale, au moins dans la grande majorité des cas. Cette opinion est notamment celle de M. Schwartz[1], de M. Régis[2] et de M. Vallon[3]. Pour ces auteurs les cas de délire transitoire qui ne relèvent pas de l'épilepsie sont imputables soit à une maladie infectieuse, soit à l'alcoolisme, soit à la dégénérescence mentale. Seule, au point de vue pratique, la connaissance des antécédents permet d'établir à laquelle de ces causes un accès donné peut être rapporté.

L'*étiologie* du délire épileptique se confond avec celle de l'épilepsie en général.

TRAITEMENT DE L'ÉPILEPSIE. — Nous distinguerons le traitement de l'épilepsie elle-même et le traitement des accidents psychiques.

Le premier est du ressort de la neurologie. Je me bornerai à en indiquer les grandes lignes.

Il comprend :

*A.* Le traitement hygiénique ;

*B.* Le traitement médicamenteux.

---

1. Schwartz. *Mania transitoria.* Allg. Zeits. f. Psychiat. 1891.
2. Régis. *Manuel de maladies mentales.*
3. Vallon. *Rapport au Congrès d'Angers;* 1898.

A. *L'hygiène d'un épileptique* comporte *a*) une alimentation réduisant au minimum la quantité de toxines produites dans l'organisme : le régime lacté partiel associé aux viandes blanches, aux œufs, aux légumes verts est ici d'une grande utilité ; *b*) la suppression de toute boisson alcoolique ; *c*) la vie au grand air, les travaux manuels et les travaux intellectuels modérés ; une direction morale douce mais ferme : il faut s'efforcer de faire comprendre à l'épileptique qu'il est soumis aux lois communes et qu'il est, comme un autre, responsable de ses actions.

B. *Traitement médicamenteux.* — De tous les médicaments employés contre l'épilepsie, je ne citerai que les bromures alcalins dont l'efficacité est incontestable et l'opium qu'une méthode récente a remis en honneur.

Les bromures de sodium et de potassium s'administrent soit seuls, soit associés entre eux et au bromure d'ammonium, sous le nom de tribromure. Les doses varient suivant l'âge, le nombre des crises, la tolérance du sujet. Le maximum *utile* chez l'adulte paraît être 8 à 10 grammes. En général, on obtient de bons résultats avec des doses moyennes de 3 à 6 grammes.

L'action des bromures paraît beaucoup plus énergique quand le malade est soumis à un régime alimentaire achloruré, c'est-à-dire dont le sel est absent (Richet et Toulouse).

Flechzig a introduit il y a quelques années dans la pratique une méthode de traitement consistant à administrer à l'épileptique des doses croissantes d'opium et à supprimer brusquement le médicament. Ce procédé suspend les attaques, parfois pendant un temps fort long. Malheureusement les retours offensifs sont à craindre.

*Traitement des troubles mentaux.* — Une première question se pose : doit-on interner un épileptique ? Oui, dans deux cas : 1° quand les attaques s'accompagnent de troubles délirants marqués ; 2° quand, en dehors des attaques, il est sujet à des impulsions violentes. Les épileptiques idiots et imbéciles sont soumis à la même règle.

Pendant les accès délirants, le malade doit être l'objet d'une surveillance constante. Malheureusement le lit n'est ici que difficilement accepté à cause de l'obnubilation profonde. Les bains prolongés, l'usage prudent des hypnotiques sont particulièrement indiqués. Le refus d'aliments, les menaces de collapsus seront traités par les méthodes ordinaires.

*Responsabilité.* — Un épileptique ne peut être considéré comme absolument irresponsable que dans un des trois cas suivants : 1° si l'acte qui lui est imputé a été commis au cours d'un accès délirant ; 2° s'il est dément ; 3° s'il est idiot ou imbécile.

Si l'acte a été commis dans un intervalle lucide, si, d'autre part, en dehors des accès, le sujet ne présente aucun signe évident d'affaiblissement intellectuel, il doit être considéré comme responsable, partiellement tout au moins, car on doit tenir compte de son caractère irritable et impulsif[1].

De même au point de vue de la capacité civile, un épileptique ne doit être interdit que s'il présente un trouble mental permanent.

---

1. Voir, à titre d'exemple, le cas étudié dans un remarquable rapport de M. Motet (*Ann. d'hyg. publiq. et de méd. lég.*, 1882).

# CHAPITRE XVI

## HYSTÉRIE

Etudier d'une façon complète les troubles mentaux de l'hystérie serait faire l'histoire tout entière de cette névrose,
car l'hystérie est essentiellement une maladie mentale.

Il est cependant d'usage d'abandonner à la neurologie
une grande partie de son domaine et de ne réserver à la
psychiatrie que les phénomènes appartenant à la sphère
psychique, non seulement par leur origine mais encore par
leur aspect. Les paralysies, les contractures, les anesthésies,
tous les symptômes *somatiques* en un mot seront donc
systématiquement éliminés de la description qui va suivre.

Les troubles mentaux des hystériques relèvent tous de la
*prédominance de l'automatisme sur les opérations psy-
chiques volontaires et conscientes.*

On les distingue en *permanents* et en *paroxystiques.*

Troubles mentaux permanents. — Ils constituent les *stigmates mentaux* de M. Janet[1] et donnent à la personnalité
hystérique son cachet particulier. Voici les principaux :

a. *Affaiblissement et mobilité de l'attention* qui cesse
de diriger les associations d'idées et laisse le champ
libre à l'automatisme mental. Tantôt le malade vit comme
dans un rêve où les images et les idées se succèdent sans
ordre et sans logique. Tantôt l'automatisme prend la
forme d'une idée fixe qui tient sous sa dépendance les

1. Pierre Janet. *État mental des hystériques.*

phénomènes affectifs et les réactions. Presque toujours subconsciente l'idée fixe hystérique demande à être minutieusement cherchée et souvent ne se révèle que dans le sommeil hypnotique.

b. *Troubles de la mémoire; amnésie de reproduction :* les souvenirs ne peuvent plus être évoqués volontairement, mais peuvent encore surgir d'une façon automatique; souvent partielle l'amnésie de reproduction est sujette dans sa marche à des rémissions et à des exacerbations multiples et très variable dans sa durée qui s'étend de quelques minutes à plusieurs années; des illusions et des hallucinations de la mémoire forment la base des *récits imaginaires*, remarquables par la précision, la richesse des détails et le caractère assez vraisemblable : ils relèvent d'une extrême suggestibilité et prennent souvent leur origine dans une lecture faite par le malade ou dans un événement raconté devant lui.

c. *Modifications de l'affectivité et du caractère* : indifférence morbide, associée à une grande variabilité d'humeur, égoïsme, susceptibilité, besoin anormal d'attirer l'attention. L'hystérique ressemble ainsi beaucoup au psychopathe constitutionnel. Tous les deux portent du reste l'empreinte d'une dégénérescence mentale accusée, et appartiennent à deux groupes très voisins de prédisposés.

On a beaucoup discuté sur la *moralité* des hystériques notamment sur leur duplicité et leur tendance au mensonge. Les uns ne voient dans les propos inexacts de ces malades que des erreurs imputables à l'amnésie, d'autres, plus sévères, les jugent intentionnels et y voient une marque de perversité. Les deux opinions contiennent une part de vérité. Il est certain que les hystériques commettent souvent des erreurs de bonne foi, mais il est non moins certain qu'ils mentent sciemment. *Le mensonge hystérique* n'est pas un vain mot.

d. *Troubles de la vie sexuelle* : Quelquefois, beaucoup

moins souvent que ne croit le public, les hystériques présentent des *tendances érotiques,* bien plus fréquemment de la *frigidité,* associée ou non à la perversion sexuelle.

c. *Affaiblissement de la volonté. L'aboulie* est un phénomène constant, et se traduit, par l'apathie, la négligence. Si parfois l'hystérique fait preuve d'une activité fébrile, celle-ci est de courte durée et la détente consécutive est toujours marquée par une exagération de l'aboulie.

Les réactions automatiques remplacent les réactions volontaires et se manifestent sous les formes les plus variées : suggestibilité pathologique, catalepsie, impulsions passionnelles.

Troubles mentaux épisodiques. — Ils accompagnent les attaques ou en sont indépendants.

a. *Troubles mentaux associés aux attaques.* — Ce sont :

1° *Avant la crise :* une accentuation des troubles ordinaires du caractère, parfois une hallucination, une idée fixe.

2° *Pendant :* des hallucinations, des idées délirantes, une agitation motrice qui peuvent remplacer en partie ou en totalité les phénomènes hystériques (forme maniaque, forme extatique de la crise.)

3° *Après :* des phénomènes délirants associés à des hallucinations multiples et combinées, souvent de nature érotique, se traduisant par des attitudes et des mouvements passionnels.

b. — Parmi les troubles mentaux indépendants des attaques, une place importante revient au *somnambulisme* spontané ou provoqué qui représente l'automatisme psychique sous sa forme la plus parfaite.

Très voisins des états somnambuliques sont les *états crépusculaires* qui se présentent sous deux formes principales : α, la forme stupide, caractérisée par l'hébétude, l'absence de réaction; β, la forme agitée, caractérisée par des symptômes d'excitation et des réactions violentes associés à un délire confus. Parfois l'agitation est assez vive pour simuler le délire épileptique. La durée de l'accès ne se prolonge guère au delà de quelques jours.

Les hystériques sont encore sujets à des accès délirants qui prennent la forme de la folie maniaque-dépressive, qui sont connus sous les noms de *manie* et de *mélancolie hystérique*. J'en reparlerai à propos du diagnostic différentiel.

Le *diagnostic positif* des troubles mentaux hystériques doit surtout s'appuyer sur l'existence des stigmates psychiques étudiés au début de ce chapitre et des stigmates physiques décrits dans tous les ouvrages de neurologie : boule et clou hystérique, ovaralgie, anesthésies, monoplégies, troubles viscéraux tels que vomissements opiniâtres, palpitations, etc.

Le *diagnostic différentiel* est surtout délicat quand il se pose avec les affections suivantes.

a. *Catatonie*. — Le problème est d'autant plus compliqué que la plupart des phénomènes catatoniques se rencontrent dans l'hystérie, et réciproquement la plupart des accidents hystériques, nerveux ou psychiques, dans la catatonie. Le seul caractère différentiel certain est l'*affaiblissement intellectuel* à peu près constant dans la catatonie, tout à fait exceptionel dans l'hystérie. Avant son apparition, le diagnostic demeure douteux et ne peut se fonder que sur des nuances : désagrégation psychique plus marquée dans la catatonie, se traduisant par une véritable incohérence ; caractère plus stable des symptômes ; stéréotypie plus accusée ; indifférence morale plus marquée ; absence d'idée fixe subconsciente.

b. *Epilepsie*. — L'inconscience pendant les accès, l'amnésie consécutive plus constante et plus complète, la nature des crises convulsives serviront de base au diagnostic fort difficile quelquefois. Il paraît du reste établi que l'hystérie et l'épilepsie peuvent coexister chez un même sujet.

c. *Manie*. — Ici l'agitation est en général plus continue, moins soumise aux influences extérieures, telles que la présence d'un public qui toujours l'accentue chez l'hystérique, la fuite des idées est beaucoup plus nette, les hallucinations sont plus exceptionnelles.

d. *Dépression mélancolique*. — La dépression a un caractère durable, permanent, indépendant des impressions extérieures, tandis que chez l'hystérique déprimé il suffit parfois d'une plaisanterie, d'une parole encourageante pour dissiper, au moins d'une façon momentanée, les phénomènes mélancoliques. Les manifestations de l'automatisme psychique sont beaucoup moins accusées dans la dépression mélancolique que dans l'hystérie.

Le *pronostic* de l'hystérie est grave. Les troubles mentaux épisodiques cèdent en général, soit spontanément soit sous l'influence du traitement, mais le terrain hystérique demeure prêt à en faire éclore de nouveaux.

Le *traitement*[1] comprend le repos, l'isolement, l'hydrothérapie, la suggestion qui, soit à l'état de veille, soit dans le sommeil hypnotique, produit de merveilleux résultats et enfin le traitement des causes somatiques si fréquentes dans l'hystérie.

L'agitation sera traitée par les moyens habituels. L'isolement produit souvent de très heureux effets.

---

1. Sollier. *L'hystérie et son traitement*. Paris, F. Alcan.

# CHAPITRE XVII

## ARRÈTS DE DÉVELOPPEMENT

Comme les psychopathes constitutionnels, les arriérés sont des dégénérés qui entrent dans la vie avec un trouble mental non en puissance mais effectif.

Étiologie. — Toutes les causes mentionnées dans l'étiologie générale comme susceptibles de provoquer la dégénérescence peuvent entraîner des arrêts de développement, qu'elles agissent pendant la vie intra-utérine ou pendant les premières années de la vie extra-utérine. Dans ce dernier cas, l'affection bien qu'acquise en réalité, est pratiquement congénitale.

Deux causes cependant méritent une mention spéciale ; l'*hérédo-alcoolisme* et l'*hérédo-syphilis*. L'alcoolisme sous toutes ses formes se rencontre chez les parents des arriérés : alcoolisme chronique, ivresse au moment de la conception ou pendant la grossesse. Une statistique récente de M. Bourneville donne pour 100 arriérés, 48 enfants d'alcooliques.

L'hérédo-syphilis peut agir de deux façons, soit en créant grâce à des troubles intra-utérins une anomalie congénitale, soit en déterminant dans les premiers mois de la vie des lésions cérébrales et méningées dont l'arrêt de développement n'est que la conséquence.

On distingue deux sortes d'arrêt de développement : 1º un arrêt de développement général, qui frappe l'ensemble des fonctions psychiques et qui comporte trois degrés : l'*idiotie*, l'*imbécillité* et la *débilité mentale* ;

2° un arrêt de développement à peu près exclusivement limité à la sphère morale : *folie morale.*

## § 1. — ARRÊT DE DÉVELOPPEMENT GÉNÉRAL, DÉBILITÉ MENTALE, IDIOTIE, IMBÉCILLITÉ

PREMIÈRES MANIFESTATIONS. — Les principales sont, d'après M. Sollier, qui en a fait une excellente étude :

*a.* la difficulté à prendre le sein ; il semble chaque fois que ce soit nouveau pour l'enfant ;

*b.* le caractère violent, continu et non motivé des *cris ;*

*c.* l'impossibilité de fixer le regard ;

*d.* le manque d'expression de la physionomie.

Plus tard, à l'âge où l'intelligence commence à se manifester, les signes de l'insuffisance psychique deviennent de plus en plus évidents. Le bébé est triste, grognon ou au contraire extraordinairement bruyant et turbulent. Il ne parle pas, ou ne dit que quelques mots alors que les enfants de son âge disposent déjà de tout un vocabulaire. Plus important que le langage de transmission est encore le langage de réception. Ce qui caractérise l'enfant arriéré dès l'origine, c'est le nombre très restreint des mots non qu'il prononce mais *qu'il comprend.*

Au point de vue physique l'arrêt de développement se traduit souvent par un retard dans la croissance, dans le développement du système pileux et surtout dans la marche.

*Symptômes.* — A mesure que, l'enfant grandissant, les fonctions psychiques prennent une plus grande importance, leur insuffisance devient plus nette et se manifeste par l'impossibilité où se trouve le sujet de profiter de toute éducation.

Cette incapacité relève de *l'absence ou de la faiblesse de l'attention* (Sollier), de sorte que le degré d'atrophie de cette faculté peut servir de repère pour classer les arriérés. M. Sollier distingue :

1° *l'idiotie absolue* : absence complète et impossibilité de l'attention ;

2° *l'idiotie simple* : faiblesse et difficulté de l'attention.

3° *l'imbécillité* : instabilité de l'attention.

On peut y joindre la *débilité mentale* où le symptôme capital est, comme dans l'imbécillité, l'instabilité de l'attention, moins accusée cependant.

L'atrophie de l'attention, tel est donc le symptôme capital des arrêts du développement[1].

Autour de lui se groupent un certain nombre d'autres symptômes que je passerai rapidement en revue.

*a.* La lenteur et le peu de variété des processus psychiques qui entraînent l'insuffisance du jugement et l'absence ou la rareté des idées générales. Ces deux derniers symptômes sont les plus frappants chez les simples débiles ;

*b.* La *faiblesse et l'infidélité de la mémoire*. Si l'on demande à un idiot ou à un imbécile la relation d'un événement dont il a été témoin, il la donne rarement exacte. Les détails et le fond même sont altérés. Enfin les arriérés font volontiers des récits imaginaires, dénotant par leur monotonie et leur caractère enfantin une imagination très pauvre ;

*c. L'indifférence morale* associée à *l'irritabilité morbide* (de ce symptôme doit être rapproché le trouble du sens moral) ; le *caractère impulsif des réactions et l'extrême suggestibilité de la volonté ;* ce dernier trouble joint à la faiblesse de la mémoire, à l'insuffisance du jugement et du sens moral ne permet d'accepter le témoignage d'un idiot ou d'un imbécile qu'avec une extrême circonspection ;

*d.* Les *troubles du langage*. Chez l'idiot le plus inférieur le langage est absent. Chez l'idiot et chez l'imbécile on constate généralement :

α. Un *vocabulaire* plus restreint que chez l'individu normal de même âge et de même condition.

1. Sollier. *Psychologie de l'idiot et de l'imbécile.* Paris, F. Alcan.

β. Des troubles de la *syntaxe* parfois fort curieux. Certains idiots parlent nègre, pour employer une expression vulgaire : « Moi pas savoir, etc. ». D'autres n'emploient jamais les pronoms je, tu, il, etc... Ils désignent tout le monde et se désignent eux-mêmes par le nom propre. Une imbécile Élise B. disait : « Élise B. veut aller dormir. » La substitution d'un pronom au nom propre est une opération impossible pour ces malades. Au point de vue de l'élocution on constate souvent la *blésité*, le *bégaiement*, le *bredouillement*, le *balbutiement*. Le langage écrit nécessitant des associations très complexes est encore moins développé que le langage parlé. Beaucoup d'arriérés ne savent pas lire, peu savent écrire d'une façon à peu près convenable. L'écriture nécessite en effet des mouvements délicats dont la difficulté s'ajoute à celle de la lecture. La *mimique*, la plus élémentaire de toutes les formes du langage, est la moins atteinte. Elle n'a cependant pas en général la même vivacité que chez l'individu normal. Un simple coup d'œil suffit à distinguer l'idiot qui ne parle pas du sourd-muet intelligent.

Tels sont les caractères essentiels et fondamentaux de l'idiotie et de l'imbécillité. Ils peuvent présenter tous les degrés, depuis l'idiotie complète où la mentalité de l'individu est inférieure à celle de l'animal jusqu'à la débilité mentale légère compatible avec une vie sociale normale. Ces extrêmes sont réunis par une infinité de degrés intermédiaires de sorte qu'entre l'idiotie, l'imbécillité et la simple débilité mentale il n'y a pas de frontières.

Toutes les facultés ne subissent pas toujours un égal degré d'atrophie. La *mémoire* est quelquefois assez bonne, parfois même singulièrement développée. « Forbes Winslow (cité par Sollier), rapporte le cas d'un idiot qui pouvait se rappeler le jour où chaque personne était morte dans le pays depuis trente-cinq ans et répétait sans varier les noms et l'âge du décédé ». Quelques imbéciles présentent des dispositions relativement remarquables pour les arts, la musique surtout. Certains retiennent avec une facilité surprenante un air même compliqué et le répètent d'une façon à peu près passable sur un instrument. Jamais cependant ils n'acquièrent un vrai talent, car il leur manque *l'attention* pour développer leurs dispositions naturelles.

Au point de vue *physique*, on peut rencontrer chez les arriérés tous les signes physiques de dégénérescence.

L'instinct sexuel est ou absent (idiot le plus inférieur), ou anormalement développé, ou perverti. Beaucoup d'idiots et d'imbéciles s'adonnent à la masturbation, à la pédérastie ou se livrent à des tentatives de viol, à l'exhibitionnisme, au sadisme etc...

Le gâtisme est fréquent. Souvent il n'est que nocturne et peut être évité grâce à une surveillance constante.

*Complications.* — Elles sont somatiques ou psychiques.

Les premières relèvent soit d'un défaut de développement soit d'un défaut de résistance de l'organisme. Ce sont' d'une part les malformations qui constituent les signes physiques de dégénérescence, d'autre part les multiples infections auxquelles la mauvaise nutrition des tissus prépare le terrain.

Parmi les reliquats laissés après elles par les infections, une place doit être réservée aux lésions cérébrales ou médullaires permanentes qui se traduisent par des phénomènes de paralysie et d'atrophie (hémiplégie infantile, paralysie infantile, strabisme, etc... Ces troubles sont souvent contemporains des troubles mentaux et relèvent de la même cause.

L'*épilepsie* forme une transition entre les complications somatiques et les complications psychiques. La fréquence des convulsions infantiles dans les antécédents des arriérés établissent déjà sa parenté étroite avec les arrêts de développement. Les crises épileptiques sont fréquentes chez les idiots et les imbéciles. L'action perturbatrice que les attaques grandes et petites exercent sur les fonctions psychiques se traduit à la longue par l'accentuation de la faiblesse intellectuelle. L'idiot ou l'imbécile deviennent par surcroît des déments épileptiques.

La plupart des *maladies mentales* peuvent se développer, bien que le fait ne soit pas très fréquent, chez les arriérés : paralysie générale, démence précoce, folie maniaque dépressive. Toutes ces affections trahissent la nature du terrain par la pauvreté, la nullité des idées délirantes et l'absence de toute systématisation.

*Pronostic, diagnostic, traitement.* — Les arrêts de développement constituent non des maladies mais des infirmités. Leur pronostic est donc grave. L'éducation peut cependant exercer une influence favorable chez quelques sujets.

Les éléments du diagnostic sont donnés par les antécédents du sujet et par l'absence de tout vestige d'un développement intellectuel antérieur plus complet.

La principale indication du *traitement* est d'éveiller l'*attention* du sujet et d'imprimer une bonne direction à l'automatisme qui domine ses réactions. Ce but est malheureusement plus facile à montrer qu'à atteindre. Des progrès considérables ont été cependant réalisés dans ces derniers temps sur ce point particulier de thérapeutique.


### § 2. — FOLIE MORALE

En raison de sa complexité, le sens moral est une des fonctions les plus délicates et les plus vulnérables de l'esprit. Aussi le trouvons-nous altéré dans la plupart des psychoses, surtout dans celles qui s'accompagnent d'affaiblissement intellectuel.

Les symptômes que son altération détermine ne méritent le nom de *folie morale* qu'autant qu'ils existent à l'état isolé ou tout au moins qu'ils ne sont associés à aucun autre trouble mental évident. Je dis *évident*, car une observation minutieuse permet le plus souvent de constater dans la personnalité du sujet certaines particularités physiques et psychiques témoignant que l'anomalie s'étend en dehors de la sphère morale.

La folie morale s'annonce de bonne heure par des anomalies dans le caractère et dans la conduite. L'enfant est méchant, cruel, menteur, irritable et violent ou au contraire taciturne et sournois.

L'éducation n'est d'aucun secours pour modifier de telles natures. Le sens moral n'est pas en effet un ensemble de notions créées de toute pièce par la culture intellectuelle. Il est le résultat d'une sensibilité spéciale, d'une fonction dont l'organe fait en quelque sorte défaut dans la folie morale. « Là où cet appareil est absent. dit M. Bleuler, le meilleur milieu ne sert de rien [1] ».

À mesure que l'enfant devient homme, qu'il prend avec la société un contact plus direct, son infirmité devient plus manifeste.

Le caractère dominant du fou moral est un égoïsme profond servi par une indifférence complète pour le bien et pour le mal.

Son but est exclusivement son plaisir ou son intérêt (intérêt mal compris, bien souvent), et pour l'atteindre il ne recule devant aucun moyen, aucun expédient. Il n'a ni le sentiment de l'honneur, ni le respect de la vérité. Son unique préoccupation est d'échapper aux sanctions pénales.

Dur et méchant envers ses inférieurs et les faibles en général, il est lâche devant quiconque sait ou peut le dominer. A l'asile ou en prison, il se soumet assez bien à

_______

1. Bleuler. *Der geborene Verbrecher. Eine kritische Studie*, 1896, p. 21.

la règle ou à la discipline et ne s'abandonne à ses mauvais penchants qu'après avoir recouvré sa liberté.

Sans doute il y a des fous moraux, qui jouissent d'un jugement sain et d'une volonté pondérée. Ceux-là font quelquefois une carrière brillante, débarrassés des scrupules qui pourraient entraver leur liberté d'action.

Presque toujours cependant d'autres anomalies psychiques s'ajoutent au trouble de la sphère morale. Les plus fréquentes sont :

a. La *faiblesse du jugement* : le sujet calcule mal la portée de ses actes et malgré toutes les précautions dont il cherche à s'entourer, entre en conflit avec la loi. « L'insouciance des criminels » est bien connue.

b. L'*absence d'esprit de suite*, qui l'empêche d'utiliser les facultés parfois très développées dont il dispose.

c. L'*impulsivité* : le fou moral cède volontiers au premier mouvement, de sorte qu'il est fort difficile dans la pratique de le distinguer du criminel impulsif. Le meilleur critérium serait l'existence du *remords* chez ce dernier. Il est malheureusement impossible d'en apprécier la sincérité. On sait avec quelle art consommé des criminels endurcis simulent le repentir le plus touchant.

d. Diverses anomalies psychiques : obsessions, émotivité morbide, etc.

Les signes physiques de dégénérescence sont fréquents.

L'*internement* s'impose dans la plupart des cas. Les colonies agricoles, bien surveillées, conviennent admirablement à ce genre de malades. Quant au traitement moral, proprement dit, il n'est de nul effet.

---

# TABLE ALPHABÉTIQUE

# TABLE DES MATIÈRES

## DEUXIÈME PARTIE : **Psychiatrie spéciale.**



ÉVREUX, IMPRIMERIE DE CHARLES HÉRISSEY

### MALADIES NERVEUSES ET MENTALES

BINET. **Les altérations de la personnalité. 1 vol. in-8, cart. 6 fr.**

DEGA (M^lle G.). **Essai sur la cure préventive de l'hystérie féminine par l'éducation. 1 vol. in-8. 1898** . . . . . 3 fr. »

DUMAS, docteur en médecine et docteur ès lettres. **La tristesse et la joie. 1 vol. in-8. 1900** . . . . . . . . . . . . . 7 fr. 50

FÉRÉ (Ch.). médecin de Bicêtre. **Le traitement des aliénés dans les familles. 1 vol. in-18. 2° édit. Cartonné.** . . . . . . 3 fr. »

— **Les épilepsies et les épileptiques. 1 vol. grand in-8, avec 67 gravures et 12 planches hors texte.** . . . . . . . . 20 fr. »

— **Pathologie des émotions, études cliniques et physiologiques. 1 vol. grand in-8, avec figures** . . . . . . . 12 fr. »

— **La famille névropathique.** Théorie tératologique de l'hérédité et de la prédisposition morbides et de la dégénérescence. **1 vol. in-12, 2° édit., 1898, avec 25 gravures dans le texte, cartonné à l'anglaise.** . . . . . . . . . . . . . . . 4 fr. »

— **Dégénérescence et criminalité. 1 vol. in-18, 3° édition, 1900, avec 21 graphiques.** . . . . . . . . . . . . . 2 fr. 50

FLEURY (M. de). **Introduction à la médecine de l'esprit. 1 vol. in-8 avec figures, 6° édit., 1900.** (*Couronné par l'Académie française*). . . . . . . . . . . . . . . . . . 7 fr. 50

— **Les grands symptômes neurasthéniques. 1901. 1 vol. in-8 avec figures** . . . . . . . . . . . . . . . . . 7 fr. 50

GRASSET, professeur à la Faculté de médecine de Montpellier. **Les maladies de l'orientation et de l'équilibre. 1901. 1 vol. in-8 avec gravures, cartonné** . . . . . . . . . . 6 fr. »

ICARD (S.). **La femme pendant la période menstruelle, étude de psychologie morbide et de médecine légale. 1 vol. in-8.** 6 fr. »

JANET (Pierre), professeur au Collège de France et RAYMOND (F.), professeur de la clinique des maladies nerveuses à la Salpêtrière. **Névroses et idées fixes.** — I. *Études expérimentales sur les troubles de la volonté, de l'attention, de la mémoire, sur les émotions, les idées obsédantes, et leur traitement,* par P. JANET. 1 vol. grand in-8, avec 68 figures, 1898 . . . . . . . . . . 12 fr. »

II. — *Fragments des leçons cliniques du mardi sur les névroses, les maladies produites par les émotions, les idées obsédantes, et leur traitement,* par F. RAYMOND et Pierre JANET. 1 vol. gr. in-8, avec 97 gravures. 1898 . . . . . . . . . . . . . . . 14 fr. »
(*Ouvrage couronné par l'Académie des sciences et par l'Académie de médecine.*)

JANET (Pierre), professeur au Collège de France. **Les obsessions et la psychasthénie.** 1 vol. grand in-8, avec gravures. 1902 . . . . . . . . . . . . . . . . . . . . . . . . . . . . . 18 fr. »

LANGE, professeur à l'Université de Copenhague. **Les émotions.** Étude psycho-physiologique. Traduit de l'allemand par le D' G. Dumas. 2ᵉ édit., 1902. 1 vol. in-12 . . . . . . . . . 2 fr. 50

LÉVY (P.-E.) **L'éducation rationnelle de la volonté,** *son emploi thérapeutique.* Préface de M. le Professeur Bernheim. 3ᵉ édit., 1901. 1 vol. in-12, cartonné . . . . . . . . . . . . . . . . 4 fr. »

MAUDSLEY. **Le crime et la folie.** 1 vol. in-8. 6ᵉ édit. Cart. 6 fr. »

RODET (P.). **Morphinisme et morphinomanie.** 1 vol. in-12, cart. à l'anglaise. *Couronné par l'Académie de médecine.)* . . 4 fr. »

SOLLIER (P.). **Genèse et nature de l'hystérie.** 2 forts vol. in-8. 1897 . . . . . . . . . . . . . . . . . . . . . . . . . . . 20 fr. »

— **L'hystérie et son traitement.** 1 vol. in-12, cart., 1901. 4 fr. »

TISSIÉ (Ph.). **Les rêves,** pathologie, physiologie. 1 volume in-18 . . . . . . . . . . . . . . . . . . . . . . . . . . . . . 2 fr. 50

VOISIN (Jules), médecin de la Salpêtrière. **L'idiotie,** *psychologie et éducation de l'idiot.* 1893. 1 vol. in-12, avec 17 gravures. 4 fr. »

— **L'épilepsie.** 1 vol. in-8. 1897 (*Couronné par l'Académie de médecine.*) . . . . . . . . . . . . . . . . . . . . . . . 6 fr. »

WILLIAM JAMES. **Les émotions,** introduction du D' G. Dumas, 1 vol. in-16, traduit de l'anglais . . . . . . . . . . . . . . 2 fr. 50

## PSYCHOLOGIE PATHOLOGIQUE

DUPRAT. **L'instabilité mentale.** essai sur les données de la psycho-pathologie. 1 vol. in-8. 1899 . . . . . . . . . . . 5 fr. »

— **Les causes sociales de la folie.** 1900. 1 vol. in-12 . 2 fr. 50

DURKHEIM (Em.). professeur à l'Université de Bordeaux. **Le suicide.** 1 vol. in-8. 1897 . . . . . . . . . . . . . . . . . . 7 fr. 50

GURNEYS, MYERS et PODMORE. **Les hallucinations télépathiques,** adaptation de l'anglais par L. Marillier, avec préface de M. Ch. Richet, 3ᵉ édit., 1899, 1 vol. in-8 . . . . . 7 fr. 50

MURISIER, professeur à l'Université de Neufchâtel. **Les maladies du sentiment religieux.** 1 vol. in-12, 2ᵉ édit., 1903 . . 2 fr. 50

NORDAU (Max). **Dégénérescence.** 2 vol. in-8, 5ᵉ édit., 1899 17 fr. 50

RIBOT (Th.), de l'Institut. **Les maladies de la mémoire.** 14ᵉ édit., 1901. 1 vol. in-18 . . . . . . . . . . . . . . . . . . 2 fr. 50

— **Les maladie de la volonté.** 16ᵉ édit., 1901. In-18 . . 2 fr. 50

— **Les maladies de la personnalité.** 9ᵉ édit., 1901. In-18 . 2 fr. 50

SOLLIER (P.). **Psychologie de l'idiot et de l'imbécile.** 2ᵉ édit., 1901, 1 vol. in-8, avec planches . . . . . . . . . . . . . . 5 fr. »

**Hygiène de l'alimentation dans l'état de santé et de maladie,** par lo D<sup>r</sup> J. Laumonier, avec gravures. 2<sup>e</sup> édition............... **4 fr.**
**L'alimentation des nouveau-nés,** *Hygiène de l'allaitement artificiel,* par lo D<sup>r</sup> S. Icard, avec 60 gravures (*Ouvrage couronné par l'Académie de médecine*)........................................... **4 fr.**
**L'hygiène sexuelle et ses conséquences morales,** par lo D<sup>r</sup> S. Ribbino, professeur à l'Université do Lund (Suède), 2<sup>e</sup> édition... **4 fr.**
**Hygiène de l'exercice chez les enfants et les jeunes gens,** par lo D<sup>r</sup> F. Lagrange, lauréat do l'Institut, 7<sup>e</sup> édition............... **4 fr.**
**De l'exercice chez les adultes,** par *le même,* 4<sup>e</sup> édition........ **4 fr.**
**Hygiène des gens nerveux,** par lo D<sup>r</sup> Levillain, 4<sup>e</sup> édition.... **4 fr.**
**L'idiotie.** *Psychologie et éducation de l'idiot,* par lo D<sup>r</sup> J. Voisin, médecin do la Salpêtrière, avec gravures...................... **4 fr.**
**La famille névropathique.** *Hérédité, prédisposition morbide, dégénérescence,* par lo D<sup>r</sup> Ch. Féré, médecin do Bicêtre, avec gravures, 2<sup>e</sup> édition...................................... **4 fr.**
**L'éducation physique de la jeunesse,** par A. Mosso, professeur à l'Université do Turin, préface do M. *le Commandant Legros*...... **4 fr.**
**Manuel de percussion et d'auscultation,** par lo D<sup>r</sup> P. Simon, professeur à la Faculté do médecine do Nancy, avec gravures...... **4 fr.**
**Éléments d'anatomie et de physiologie génitales et obstétricales,** par lo D<sup>r</sup> A. Pozzi, professeur à l'École do médecine do Reims, avec 219 gravures............................ **4 fr.**
**Le traitement des aliénés dans les familles,** par lo D<sup>r</sup> Féré, 2<sup>e</sup> édition...................................... **3 fr.**

---

# NOTICES SUR LES VOLUMES DE CETTE COLLECTION

---

# La Famille névropathique
### Théorie tératologique de l'hérédité
### et de la prédisposition morbides et de la dégénérescence
#### Par lo **D<sup>r</sup> Ch. FÉRÉ**, médecin do Bicêtre.

1 vol. in-12, 2<sup>e</sup> édit., avec 25 gravures dans lo texte, cart. à l'angl.. **4 fr.**

M. Féré montro que les exceptions connues sous lo nom d'hérédité dissemblable et d'hérédité collatérale so retrouvent dans les familles tératologiques qui, souvent, sont aussi des familles pathologiques. Co qui est héréditaire, co sont des troubles de la nutrition do la période embryonnaire, entraînant des effets différents suivant l'époquo à laquello ils so produisent. Les troubles du développement commandent la prédisposition morbido, de nombreux faits le prouvent. Ces troubles héréditaires ou accidentels do l'évolution réalisent uno destruction progressivo des caractères do la raco; la dégénérescence, quello quo soit sa cause, peut êtro définio uno dissolution de l'hérédité qui aboutit en fin do compto à la stérilité.

---

## Envoi franco contre mandat-poste.

# Le Traitement des Aliénés
## dans les familles
### Par *le même.*

1 vol. in-12, cartonné à l'anglaise. 2ᵉ édition.... ................... **3 fr.**

# L'Instinct sexuel, Évolution et dissolution
### Par *le même.*

1 vol. in-12, cartonné à l'anglaise, 2ᵉ édition............. .......... **4 fr.**

L'instinct sexuel n'est pas un instinct incoercible auquel tous seraient réduits à obéir, si anormale que soit la forme sous laquelle celui-ci se manifeste. L'auteur s'est proposé de mettre en lumière la nécessité du contrôle et de la responsabilité dans l'activité sexuelle, tant au point de vue de l'hygiène qu'au point de vue de la morale.

M. Féré prouve qu'il n'y a aucune raison pour que les actes sexuels échappent à la responsabilité, et les faits montrent qu'ils n'y échappent pas; la nature et la société éliminent les pervertis et favorisent les sobres.

# L'Hystérie et son traitement
### Par le Dʳ Paul SOLLIER

Cartonné à l'anglaise........................................... **4 fr.**

Cet ouvrage s'adresse tout spécialement aux praticiens, à qui, depuis quelques années, on semblait dénier la capacité de traiter l'hystérie qui rentrait de plus en plus dans le domaine des psychologues.

L'auteur a eu pour but précisément, en faisant d'abord l'examen critique des théories sur la nature de l'hystérie et le mécanisme de ses phénomènes, de montrer qu'ils sont d'ordre essentiellement physiologique, et que leur traitement est par conséquent du ressort des cliniciens. Établir la pathogénie générale des troubles hystériques et partir de là pour en déduire le traitement rationnel, telle est l'idée directrice de l'ouvrage.

Aussi l'auteur a-t-il cru devoir rentrer dans les plus minutieux détails sur la conduite à tenir vis-à-vis des malades et de leur famille, sur la mise en œuvre des procédés à employer contre les divers accidents, procédés anciens et empiriques mais reconnus excellents, ou procédés nouveaux. Pour les premiers, il montre comment la pathogénie proposée les explique et les justifie; pour les seconds, il expose comment ils découlent de cette pathogénie.

La théorie et la pratique se trouvent donc toujours intimement liées; l'auteur ne donne aucun conseil, aucune manœuvre, aucun procédé dont il n'explique le pourquoi en même temps que le comment de leur application.

## Envoi franco contre mandat-poste.

Basé sur la longue expérience de l'auteur, cet ouvrage constitue pour les praticiens le guide le plus complet et le plus pratique du traitement de l'hystérie.

---

# Hygiène des Gens nerveux

### PRÉCÉDÉE DE NOTIONS ÉLÉMENTAIRES

#### Sur la Structure, les Fonctions et les Maladies du Système nerveux

### Par le Dʳ F. LEVILLAIN

Ancien élève de la Salpêtrière,
lauréat de la Faculté de médecine de Paris.

1 vol. in-12, avec figures dans le texte, 4ᵉ édition, cartonné à l'anglaise.    **4 fr.**

L'auteur a fait un choix judicieux des préceptes d'hygiène générale spécialement applicables aux gens nerveux et se livre à une étude rapide des principaux procédés de traitement usités contre les maladies nerveuses (hydrothérapie, électrothérapie, traitement psychique, hypnotisme et suggestion, médicaments).

---

# Morphinomanie et Morphinisme

### Par le Dʳ Paul RODET

*(Ouvrage couronné par l'Académie de médecine, Prix Falret.)*

1 vol. in-12, cartonné à l'anglaise............................... **4 fr.**

Cet ouvrage contient d'abord un historique complet du morphinisme, en faisant assister le lecteur aux différentes étapes que cette affection a traversées avant d'être reconnue comme une véritable entité. Après avoir étudié les mœurs des morphinomanes, la morphinomanie à deux, sa propagation rapide, M. Rodet aborde la symptomatologie et la théorie de l'abstinence qui constituent deux chapitres importants de son ouvrage. Puis il continue par l'examen des intoxications coexistant si communément avec la morphinomanie, en particulier de l'alcoolisme et de la cocaïnomanie, l'étude médico-légale du morphinisme, et donne, pour terminer, une large place au *traitement*, exposant les diverses méthodes employées et appréciant leur valeur thérapeutique.

---

# L'Idiotie

### Hérédité et dégénérescence mentales,
### Psychologie et éducation mentale de l'idiot

### Par le Dʳ Jules VOISIN, médecin de la Salpêtrière.

1 vol. in-12, avec 17 gravures dans le texte, cartonné à l'anglaise...    **4 fr.**

L'auteur, choisissant ses exemples parmi différents types d'idiots étudiés dans son service d'hôpital, examine leurs instincts, leurs sentiments, leurs

---

## Envoi franco contre mandat-poste.

lueurs d'intelligence et de volonté, ainsi que leurs caractères physiques.
De là, il passe à l'éducation et au traitement qui doivent être appliqués à
ces déshérités, pour qu'ils cessent d'être à charge à tous, et qu'ils deviennent utiles à eux-mêmes et à la société.

# Manuel de
# Percussion et d'Auscultation

### Par le D' Paul SIMON
Professeur à la Faculté de médecine de Nancy.

1 vol. in-12, cartonné à l'anglaise, avec gravures...................... **4 fr.**

## Le
# Phtisique et son traitement hygiénique

### SANATORIA — HOPITAUX SPÉCIAUX — CURES D'AIR

### Par le D' E.-P. LÉON-PETIT
Médecin de l'hôpital d'Ormesson, secrétaire général de l'Œuvre des Enfants
tuberculeux.

Préface de M. le D' HÉRARD, membre de l'Académie de médecine.
*(Ouvrage couronné par l'Académie de médecine.)*
1 vol. in-12, cart. à l'angl. avec 20 grav. dans le texte, 2e éd.. **4 fr.**

# Hygiène de l'Alimentation
## Dans l'état de santé et de maladie

### Par le D' LAUMONIER
1 vol. in-12, cartonné à l'anglaise, avec gravures dans le texte, 2e édit.. **4 fr.**

# La Profession Médicale
## Ses devoirs, ses droits

### Par le D' G. MORACHE
Professeur de médecine légale à la Faculté de médecine de l'Université
de Bordeaux,
Membre associé de l'Académie de médecine.

1 vol. in-12, cartonné à l'anglaise................................... **4 fr.**

M. Morache a cherché à envisager avec la plus entière indépendance
les conditions de la profession médicale. Les futurs médecins, ceux qui

**Envoi franco contre mandat-poste.**

déjà s'engagent sur le terrain si difficile de la pratique professionnelle, recueilleront dans cet ouvrage d'excellents principes qui pourront leur servir de guide, tout au moins les aider à fixer leurs légitimes hésitations. Cet ouvrage intéresse également le grand public qui, prenant part à la vie des médecins, est curieux de connaître leurs devoirs professionnels.

# L'Alimentation des Nouveau-nés
## Hygiène de l'allaitement artificiel
### Par le D' S. ICARD

*(Ouvrage couronné par l'Académie de médecine et par la Société protectrice de l'enfance de Paris.)*

1 vol. in-12, cartonné à l'anglaise, avec 60 gravures dans le texte... **4 fr.**

Quelles sont les lois de l'allaitement artificiel? Quel est le lait que nous devons choisir pour remplacer celui de la mère? Le lait est-il la seule nourriture qui convienne à l'enfant? Que penser des produits industriels présentés comme succédanés du lait? Faut-il donner le lait pur ou coupé? Quelle doit être la ration quotidienne et quels sont les meilleurs procédés pour administrer le lait? Celui-ci doit-il être cru, bouilli ou stérilisé? La contamination est-elle possible par le lait cru? Quelles sont les différentes méthodes de stérilisation du lait? Quels sont les signes d'une bonne alimentation? A quel âge convient-il de donner à l'enfant une nourriture plus substantielle que le lait et quelle doit être cette nourriture?

Telles sont les questions que l'auteur traite dans ce livre, questions capitales et auxquelles doit pouvoir toujours répondre tout médecin qui assume la responsabilité de faire élever un enfant à l'allaitement artificiel.

# De l'Exercice chez les Adultes
### Par le D' Fernand LAGRANGE
Lauréat de l'Institut.

1 vol. in-12, 4ᵉ édition, cartonné à l'anglaise..................... **4 fr.**

Les livres de M. Lagrange ont toujours beaucoup de succès auprès du grand public, à qui nous n'avons pas craint de recommander le présent volume d'une façon spéciale. Comme il n'est personne qui ne soit, sinon arthritique, ou goutteux, ou obèse, ou dyspeptique, ou diabétique, ou essoufflé, ou quelque peu névrosé, du moins candidat à quelqu'une de ces petites infirmités avec lesquelles il faut passer une partie de l'existence, chacun voudra savoir comment il devra se comporter pour rendre cette partie la plus supportable et la plus longue possible.

*(Revue Scientifique.)*

**Envoi franco contre mandat-poste.**

# Hygiène de l'Exercice
## Chez les Enfants et les Jeunes gens

### Par *le même*.

1 vol. in-12, 7ᵉ édition, cartonné à l'anglaise..................... **4 fr.**

Les jeunes gens doivent pratiquer des exercices physiques destinés à fortifier leur santé, des exercices hygiéniques et non pas athlétiques, M. le docteur Lagrange développe cette saine doctrine en un charmant petit volume que je viens de lire avec le plus grand plaisir, et je le recommande aux méditations de toutes les mères de famille et même des pères qui ont le temps de s'occuper de leurs enfants.

Avec quel bonheur j'ai vu M. Lagrange proscrire aux écoliers la gymnastique de chambre et de gymnase, et l'escrime dans une salle d'armes, où l'on respire la sueur et l'haleine empoisonnante de ses voisins ou de ceux qui vous ont précédé. M. Lagrange veut que les exercices physiques des enfants soient effectués en plein air, que leurs poumons se dilatent pour appel du bon air... Ce sont les jeux qui sont les plus favorables au développement des enfants et des jeunes gens des deux sexes.

Dʳ G. DAREMBERG (*Les Débats*).

# La Fatigue et l'Entraînement physique
### Par le Dʳ Philippe TISSIÉ

Chargé de l'inspection des exercices physiques dans les lycées et collèges de l'Académie de Bordeaux,

Précédé d'une lettre-préface de M. le Professeur CH. BOUCHARD, de l'Institut.

1 vol. in-12, avec gravures dans le texte, cartonné à l'anglaise...... **4 fr.**
(*Ouvrage couronné par l'Académie de médecine.*)

M. Tissié expose les recherches qu'il a faites et les observations qu'il a recueillies sur la psychodynamie de l'entraînement physique et sur les réactions mentales provoquées par l'entraînement intensif. Dans le cours de ces études, il a été conduit à trouver dans l'émission nerveuse profonde la principale cause pathologique de l'entraînement intensif chez les sujets sains et surtout chez les débiles nerveux, qu'il désigne sous le nom de *fatigués*, considérant la fatigue comme un phénomène neurique qui se manifeste par un abaissement plus ou moins rapide et intense du *potentiel* nerveux de chaque individu.

L'auteur traite successivement de l'entraînement physique, de l'entraînement intensif, de la fatigue chez les débiles nerveux (fatigue d'origine physique, fatigue d'origine psychique, hygiène du fatigué), des méthodes en gymnastique (méthode suédoise, méthode française, méthode psychodynamique qu'il a créée et qui repose sur les réactions nerveuses de chaque groupe d'individus), de l'entraînement physique à l'école, de l'hérédité.

### Envoi franco contre mandat-poste.

# L'Éducation physique de la Jeunesse

Par **A. MOSSO**, professeur à l'Université de Turin.

1 vol. in-12, cart à l'angl., précédé d'une préface du Commandant LEGROS. **4 fr.**

L'auteur aborde les problèmes scientifiques et sociaux les plus variés, sans en excepter les problèmes physiologiques pour lesquels sa compétence est universellement reconnue et appréciée. La préface du commandant Legros, montrant l'importance de ces questions au point de vue militaire, complète utilement les chapitres consacrés par l'auteur à l'éducation et au développement des forces physiques du soldat.

# L'Hygiène sexuelle

## et ses conséquences morales

Par le **D' SEVED RIBBING**, Professeur à l'Université de Lund (Suède).

1 vol. in-12, cartonné à l'anglaise, 2ᵉ édition...................... **4 fr.**

Le livre du D' Ribbing, qui effleure tous les sujets, qui prend et étudie l'homme et la femme depuis leur naissance à la vie sexuelle jusqu'au déclin de leur virilité et de leurs facultés, sera lu avec un vif intérêt aussi bien par les médecins que par les personnes .qu'intéressent les problèmes sociaux.

Ce petit ouvrage contient des documents statistiques et littéraires très bien dressés, et possède une allure que la nationalité de son auteur rend particulièrement piquante.

(Le Scalpel.)

# La Mort réelle et la Mort apparente

**Nouveaux procédés de diagnostic et traitement de la mort apparente**

### Par le D' S. ICARD

1 vol. in-12, avec gravures, cartonné à l'anglaise................... **4 fr.**

(Ouvrage récompensé par l'Institut.)

M. Icard passe d'abord en revue tous les signes de la mort connus jusqu'ici; il en discute la valeur et l'importance. Puis il expose ses recherches personnelles et décrit une nouvelle méthode dont il est l'auteur; il en démontre la certitude par des preuves expérimentales et cliniques et en fait l'application au diagnostic des principaux états de mort apparente.

## Envoi franco contre mandat-poste.

L'ouvrage se termine par l'étude de la mort apparente et par l'exposé des lois et des mesures administratives qui, chez les différents peuples et plus spécialement en France, président aux inhumations.

# L'Éducation rationnelle de la Volonté

## Son Emploi thérapeutique

Par le D' Paul-Émile LÉVY, ancien interne des hôpitaux.

Préface de M. le Professeur BERNHEIM, de Nancy.

1 vol. in-12, cartonné à l'anglaise, 3ª édition........................... **4 fr.**

L'auteur s'est proposé de montrer qu'il nous est possible de préserver de bien des atteintes notre être moral et physique et, s'il arrive quelque mal à l'un ou à l'autre, de tirer de notre propre fonds soulagement ou guérison.

Il s'agit en somme d'une éducation de la volonté, mais en spécifiant que celle-ci doit et peut agir sur les maux de notre corps comme sur ceux de notre esprit; la thérapeutique du corps par l'esprit ou thérapeutique psychique, appuyée sur l'auto-suggestion, peut rendre les plus grands services.

Les applications pratiques de ces procédés sont nombreuses, et M. P.-E. Lévy présente d'intéressantes observations de guérison, par cette méthode, de l'habitude de fumer, de l'insomnie, de troubles divers (par exemple somnolence, défaillances), de douleurs, de troubles oculaires, circulatoires, respiratoires, digestifs, sexuels, etc.

# Éléments d'Anatomie

## et de Physiologie génitales et obstétricales

PRÉCÉDÉS DE LA *Description sommaire du corps humain*

### Par le D' A. POZZI

Professeur à l'École de médecine de Reims, ancien interne des hôpitaux de Paris.

1 vol. in-12, avec 219 gravures dans le texte, cartonné à l'anglaise.. **4 fr.**

M. Adrien Pozzi a condensé dans ce volume les matières de l'examen qui doit être subi à la fin de la première année d'études des sages-femmes. Il donne d'abord la description sommaire du corps humain, en dehors des

## Envoi franco contre mandat-poste.

organes génitaux de la femme, puis l'anatomie génitale de la femme et en particulier les recherches de Farabeuf, Pinard et Varnier sur le bassin obstétrical. Enfin, il présente l'histoire du produit de la conception jusqu'au moment où, se libérant des attaches maternelles, celui-ci va vivre d'une existence indépendante.

---

# Manuel théorique et pratique
# d'Accouchements

### Par *le même*.

1 vol. in-12, avec 138 grav. dans le texte, cart. à l'anglaise, 3e édit...  **4 fr.**

Ce livre s'adresse aux praticiens, aux étudiants en médecine et aux sages-femmes. Ses principales divisions comprennent : *la symptomatologie et la physiologie générale de l'accouchement, l'étude clinique et pratique de la grossesse et de l'accouchement, une étude clinique des différentes présentations, en particulier la pathologie de la grossesse, la dystocie, les complications de l'accouchement et de la délivrance, la grossesse extra-utérine, les interventions obstétricales, la pathologie des suites de couches, les soins à donner à l'enfant, la pathologie du nouveau-né.*

Il répond, en outre, aux programmes des examens des sages-femmes et, avec *l'anatomie et la physiologie génitales et obstétricales*, du même auteur, correspond à l'enseignement complet des Maternités.

---

# Les Maladies de l'urèthre et de la vessie
# chez la Femme

### Par le D' KOLISCHER

#### Traduit de l'allemand

#### Par le D' BEUTTNER, privat-docent à l'Université de Genève.

1 vol. in-12, avec gravures, cartonné à l'anglaise.................. **4 fr.**

Ce petit volume est la mise en lumière des théories de Schauta, qui voua dans sa clinique de Vienne une attention particulière aux maladies des organes urinaires de la femme. L'auteur débute par les règles générales de l'examen de l'urèthre et de la vessie, puis il étudie les diverses maladies de ces régions. Incontinence, énurésis, urèthrite, rétrécissement, calculs uréthraux, — catarrhe, œdème, inflammation, cystites gonorrhéique et tuberculeuse, calculs vésicaux, hémorroïdes, hernies, pneumaturies, ruptures, sont successivement examinées par le Docteur Kolischer, qui expose des procédés de traitement encore peu connus.

---

## Envoi franco contre mandat-poste.

# Cours de Médecine opératoire

## de la Faculté de Médecine de Paris

### Par M. le professeur Félix TERRIER
Membre de l'Académie de médecine, Chirurgien de la Pitié

## Petit Manuel

# d'Antisepsie et d'Asepsie chirurgicales

En collaboration avec M. PÉRAIRE, ancien interne des hôpitaux de Paris.

1 vol. in-12, cartonné à l'anglaise, avec gravures.................. **3 fr.**

L'ouvrage est divisé en quatre parties : I. Méthode antiseptique telle que l'a formulée Lister, et modifications apportées à cette méthode. — II. Asepsie. — III. Méthode mixte. — IV. Application des principes antiseptiques et aseptiques à chaque région en particulier.

# Petit Manuel d'Anesthésie chirurgicale

### Par *les mêmes.*

1 vol. in-12, avec 37 gravures dans le texte, cartonné à l'anglaise.. **3 fr.**

# L'Opération du Trépan

### Par *les mêmes.*

1 vol. in-12, cartonné à l'anglaise, avec 222 gravures............... **4 fr.**

TABLE DES MATIÈRES : I. Histoire de la trépanation depuis les temps préhistoriques. — II. Description des circonvolutions et des localisations cérébrales et étude de la topographie cranio-cérébrale. — III. Manuel opératoire et description des instruments actuellement employés; opérations nouvelles destinées à remplacer, jusqu'à un certain point, l'opération du trépan, ou à la compléter. — IV. Indications et contre-indications de l'opération du trépan.

# Chirurgie de la face

En collaboration avec MM. GUILLEMAIN, chirurgien des hôpitaux,

et MALHERBE, ancien interne des hôpitaux de Paris.

1 vol. in-12, avec 214 gravures dans le texte, cartonné à l'anglaise... **4 fr.**

Les différents chapitres traitent successivement de la chirurgie des maxillaires, des lèvres, des joues, de la bouche et du pharynx, du nez, des fosses nasales et de leurs annexes les sinus de la face.

# Envoi franco contre mandat-poste.

# Chirurgie du cou

### Par *les mêmes*.

1 vol. in-12, avec 101 gravures dans le texte, cartonné à l'anglaise... **4 fr.**

TABLE DES MATIÈRES : I. *Chirurgie des voies aériennes :* laryngoscopie, cathétérisme et dilatation des voies aériennes, traitement endo-laryngé et extra-laryngé des polypes et tumeurs du larynx, laryngotomies, laryngectomies, trachéotomie. — II. *Chirurgie du corps thyroïde :* thyroïdectomie, exothyropexie, indications thérapeutiques du goitre. — III. *Chirurgie de l'œsophage.* — IV. *Chirurgie des vaisseaux, des ganglions lymphatiques des muscles et nerfs du cou :* ligature des artères, anévrismes, torticolis, etc.

---

# Chirurgie de la plèvre et du poumon

### En collaboration avec **M. E. REYMOND**, ancien interne des hôpitaux de Paris.

1 vol. in-12, avec 67 gravures dans le texte, cartonné à l'anglaise... **4 fr.**

Les auteurs ont reproduit les leçons professées par M. Terrier à la Faculté de médecine de Paris. Ces leçons intéressent à la fois les médecins et les chirurgiens, certaines opérations sur la plèvre étant restées dans le domaine de la médecine.

Les différents chapitres sont consacrés à *la thoracocentèse*, à *la pleurésie purulente* et à *la pleurotomie*, à *la thoracoplastie*, à *la chirurgie de la plèvre pulmonaire*, aux *interventions pour les plaies du poumon*, à *la pneumotomie*, à *la pneumectomie*.

---

# Chirurgie du cœur et du péricarde

### Par *les mêmes*.

1 vol. in-12, cartonné à l'anglaise, avec 70 gravures dans le texte... **3 fr.**

Les auteurs débutent par les généralités relatives à la *chirurgie du péricarde*; puis ils donnent le manuel opératoire de la chirurgie du péricarde, les indications et les complications de la thoracocentèse; ils traitent ensuite de la péricardotomie avec ou sans résection des cartilages costaux, du manuel opératoire, des soins consécutifs et des indications.

Pour la *chirurgie du cœur*, ils étudient successivement le traitement des plaies, les plaies abandonnées à elles-mêmes, leur traitement sans opérations, les sutures du cœur, les interventions sur le cœur en dehors des plaies, etc.

---

## Envoi franco contre mandat-poste.

---

Coulommiers. — Imprimerie PAUL BRODARD. — 722-1901.

9 782014 443059